U0147428

中医必背红宝书

（大字拼音版）

zhōngyī bìbèi hóngbǎoshū

主　编　刘更生
副主编　郭　栋
编　委　张庆祥　张思超　张永臣
宋咏梅　王　欣　艾　莹
张　蕾

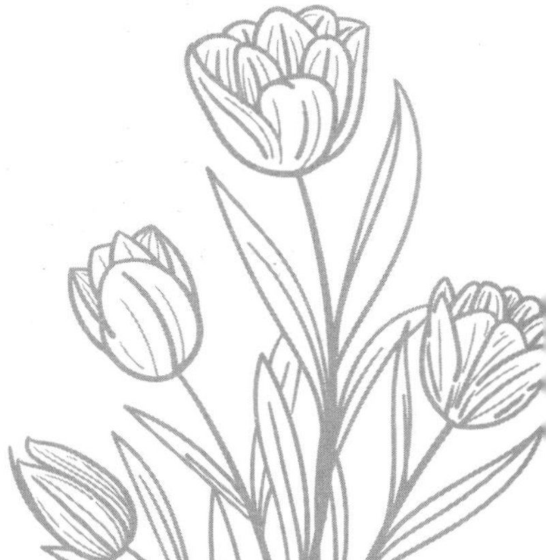

全国百佳图书出版单位
中国中医药出版社
·北　京·

图书在版编目（CIP）数据

中医必背红宝书：大字拼音版/刘更生主编 . —北京：中国中医药出版社，2023. 11

ISBN 978-7-5132-8080-8

Ⅰ.①中… Ⅱ.①刘… Ⅲ.①中医学-基本知识 Ⅳ.①R2

中国国家版本馆 CIP 数据核字（2023）第 043921 号

中国中医药出版社出版

北京经济技术开发区科创十三街 31 号院二区 8 号楼

邮政编码 100176

传真 010-64405721

山东临沂新华印刷物流集团有限责任公司印刷

各地新华书店经销

开本 880×1230 1/32 印张 10.5 字数 326 千字

2023 年 11 月第 1 版 2023 年 11 月第 1 次印刷

书号 ISBN 978-7-5132-8080-8

定价 88.00 元

网址 www.cptcm.com

服务热线 010-64405510

购书热线 010-89535836

维权打假 010-64405753

微信服务号 zgzyycbs

微商城网址 https://kdt.im/LIdUGr

官方微博 http://e.weibo.com/cptcm

天猫旗舰店网址 https://zgzyycbs.tmall.com

如有印装质量问题请与本社出版部联系（010-64405510）

中医的根底

（朱序）

治中国传统学问历来是讲究根底的，而且这根底必须在入门时就牢牢打下。学中医自不例外，入门首先要过的就是背诵这一关，练背功是中医立根底、打基础的不二法门。

背诵的内容不外乎“经”与“用”两方面：“经”是指备受推崇、历久弥新的中医经典著作；“用”是确切实用的中医基本知识。文以载道，中医经典是中医学术和中医思维的载体，只有经典烂熟于心，才能领悟中医之精妙，临证如有源头活水，底气充足，思路灵活，疗效确切。“自古医家出经典”，经典的功夫越深，发展的后劲越大，这是古今医家成才的共同经验。

墨子云：“志不强者，智不达。”背诵是一项颇费工夫的事，而且是别人不能代行的，只有自己去下一番苦工夫，才能得其精髓。诵读只有“吃苦在前”，才能“享受在后”，不能等到理解了再背诵，因为理解是没有止境的。经典的奥义，只有先背下来再去体会才真切。所谓“书读百遍，其义自见”，即是此意。

中医的根底在于背诵经典，近来已成共识。但“背什么、背多少、如何背”却让初入门径者莫衷一是，甚或有些迷茫。山东中医药大学刘更生教授等于2003年即编《中医经典必背》，印行数千册，颇得师生好评。今又在此基础上，集思广益，精心编辑《中医必背红宝书》《中医必背蓝宝书》，内容既有《内》《难》《伤寒》等中医经典，又有中药、方剂、诊法、针灸等歌赋，选择精审，方便实用。名曰“必背”，实亦中医入门之必备。

乐此嘉善之举，故为之序。

朱良春谨识于南通此愚山房
庚寅夜月耄耋九十三

编写说明

背诵经典是学习中医必修的功课，有些内容需要通过反复诵读，做到出口成章。但背什么、背多少、怎么背，则常常使初学者感到困惑。为此，我们曾于2003年编写《中医经典必背》在山东中医药大学内部印行，获得了学生的广泛好评。在此基础上，又结合《名老中医之路》中97名前辈的背诵经验，精选重要内容，于2010年编成《中医必背红宝书》《中医必背蓝宝书》，以供初学者诵读之需。

《中医必背红宝书》精选中医经典中的重要篇章、段落、条文，包括《黄帝内经素问》《灵枢经》《难经》《神农本草经》《伤寒论》《金匮要略》《温热论》《温病条辨》。《中医必背蓝宝书》为中医基本知识，包括总括、中药、方剂、诊法、针灸5个部分，主要选取实用、易记的歌赋。两书出版以来，广受读者欢迎，分别于2016年、2022年修订，形成第2、3版。

诵读的基础，是要掌握准确的读音。但对于初学者来说，难识的古字、特殊的中医读音，还有多音字及古今读音的变异，都是很大的困扰。因此，我们编写了《中医必背红宝书》《中医必背蓝宝书》大字拼音版，为中医初学者诵读提供更大的方便。

一、编写原则与使用方法

1.《黄帝内经素问》《灵枢经》以人民卫生出版社 1963 年排印本为底本，《难经》以 1956 年人民卫生出版社影印《难经集注》为底本，《神农本草经》以 1995 年人民卫生出版社《神农本草经辑注》为底本，《伤寒论》以 2004 年中国中医药出版社新世纪全国高等中医药院校七年制规划教材为底本，《金匮要略》以 1985 年上海科学技术出版社高等医药院校教材《金匮要略讲义》为底本，其余基本上按教材或通行本选录。

2. 所选内容只录原文，不含原书注释，亦不加新的注释。欲详细了解及深入理解各书内容，当阅读原书。

3. 底本中的繁体字改为规范简体字，明显误字及影响初学者阅读的个别文字径改为规范正字，其余文字遵从底本。

4.《黄帝内经素问》《灵枢经》各篇未全选者，于所选部分前冠以“★”。

5. 条文有序号者，均以阿拉伯数字置于正文之前。方歌按方名笔画排序。

6. 背诵内容及次序可根据个人专业、能力加以选择。

二、注音原则

1. 按《中华人民共和国国家通用语言文字法》规定的《汉语拼音方案》注音。

2. 主要依据《现代汉语词典》，参考《王力古汉语字典》，并结合字义、前后文义及语境而注音，不强求还原古音。

3. 按直达本义的原则，凡多音字、古今字、通假字等直接注其表达此处文义的读音。如“和于术数”的“数”，注“shù”音；“脉浮数”的“数”，注“shuò”音；“罢极之本”的“罢”，注“pí”音；“被发缓形”的“被”，古同“披”，注“pī”音。

4. 对于容易引起歧义，本字没有此读音的，我们参考了各文献专家的注解，酌加注释。

对古籍全文注音，看似简单，实则不易。我们虽然对每个字都进行了认真审读，但仍难以保证字字准确。若有错误，望读者批评指正。

山东中医药大学　刘更生

2023 年 3 月

dà yī jīng chéng

大医精诚

sūn sī miǎo

孙思邈

zhāng zhàn yuē fú jīng fāng zhī nán jīng yóu lái shàng yǐ jīn
张湛曰：夫经方之难精，由来尚矣。今
bìng yǒu nèi tóng ér wài yì yì yǒu nèi yì ér wài tóng gù wǔ zàng liù
病有内同而外异，亦有内异而外同，故五脏六
fǔ zhī yíng xū xuè mài yíng wèi zhī tōng sè gù fēi ěr mù zhī suǒ chá
腑之盈虚，血脉荣卫之通塞，固非耳目之所察，
bì xiān zhěn hòu yǐ shěn zhī ér cùn kǒu guān chǐ yǒu fú chén xián jǐn zhī
必先诊候以审之。而寸口关尺有浮沉弦紧之
luàn shù xué liú zhù yǒu gāo xià qiǎn shēn zhī chā jī fū jīn gǔ yǒu hòu
乱，俞穴流注有高下浅深之差，肌肤筋骨有厚
báo gāng róu zhī yì wéi yòng xīn jīng wēi zhě shǐ kě yǔ yán yú zī yǐ
薄刚柔之异，唯用心精微者，始可与言于兹矣。
jīn yǐ zhì jīng zhì wēi zhī shì qiú zhī yú zhì cū zhì qiǎn zhī sī qí bù dài
今以至精至微之事，求之于至粗至浅之思，其不殆
zāi ruò yíng ér yì zhī xū ér sǔn zhī tōng ér chè zhī sè ér yōng
哉！若盈而益之，虚而损之，通而彻之，塞而壅
zhī hán ér lěng zhī rè ér wēn zhī shì zhòng jiā qí jí ér wàng
之，寒而冷之，热而温之，是重加其疾，而望
qí shēng wú jiàn qí sǐ yǐ gù yī fāng bǔ shì yì néng zhī nán jīng
其生，吾见其死矣。故医方卜筮，艺能之难精
zhě yě jì fēi shén shòu hé yǐ dé qí yōu wēi shì yǒu yú zhě dú
者也。既非神授，何以得其幽微。世有愚者，读

fāng sān nián biàn wèi tiān xià wú bìng kě zhì jí zhì bìng sān nián
方三年，便谓天下无病可治；及治病三年，
nǎi zhī tiān xià wú fāng kě yòng gù xué zhě bì xū bó jí yī yuán jīng
乃知天下无方可用。故学者必须博极医源，精
qín bù juàn bù dé dào tīng tú shuō ér yán yī dào yǐ liǎo shēn zì
勤不倦，不得道听途说，而言医道已了，深自
wù zāi
误哉！

fán dà yī zhì bìng bì dāng ān shén dìng zhì wú yù wú qiú xiān
凡大医治病，必当安神定志，无欲无求，先
fā dà cí cè yǐn zhī xīn shì yuàn pǔ jiù hán líng zhī kǔ ruò yǒu jí è lái
发大慈恻隐之心，誓愿普救含灵之苦。若有疾厄来
qiú jiù zhě bù dé wèn qí guì jiàn pín fù zhǎng yòu yán chī yuàn qīn
求救者，不得问其贵贱贫富，长幼妍蚩，怨亲
shàn yǒu huá yí yú zhì pǔ tóng yī děng jiē rú zhì qīn zhī xiǎng
善友，华夷愚智，普同一等，皆如至亲之想。
yì bù dé zhān qián gù hòu zì lǜ jí xiōng hù xī shēn mìng jiàn bǐ
亦不得瞻前顾后，自虑吉凶，护惜身命。见彼
kǔ nǎo ruò jǐ yǒu zhī shēn xīn qī chuàng wù bì xiǎn xī zhòu yè
苦恼，若己有之，深心凄怆。勿避险巇，昼夜
hán shǔ jī kě pí láo yī xīn fù jiù wú zuò gōng fū xíng jì zhī xīn
寒暑，饥渴疲劳，一心赴救，无作功夫形迹之心。
rú cǐ kě wéi cāng shēng dà yī fǎn cǐ zé shì hán líng jù zéi zì gǔ
如此可为苍生大医，反此则是含灵巨贼。自古
míng xián zhì bìng duō yòng shēng mìng yǐ jì wēi jí suī yuē jiàn chù
名贤治病，多用生命以济危急，虽曰贱畜
guì rén zhì yú ài mìng rén chù yī yě sǔn bǐ yì jǐ wù qíng tóng
贵人，至于爱命，人畜一也，损彼益己，物情同
huàn kuàng yú rén hū fú shā shēng qiú shēng qù shēng gèng
患，况于人乎？夫杀生求生，去生更
yuǎn wú jīn cǐ fāng suǒ yǐ bù yòng shēng mìng wéi yào zhě liáng
远。吾今此方，所以不用生命为药者，良
yóu cǐ yě qí méng chóng shuǐ zhì zhī shǔ shì yǒu xiān sǐ zhě zé
由此也。其虻虫、水蛭之属，市有先死者，则

shì ér yòng zhī bú zài cǐ lì zhǐ rú jī luǎn yī wù yǐ qí hùn dùn
市而用之，不在此例。只如鸡卵一物，以其混沌
wèi fēn bì yǒu dà duàn yào jí zhī chù bù dé yǐ yǐn rěn ér yòng zhī
未分，必有大段要急之处，不得已隐忍而用之。
néng bú yòng zhě sī wèi dà zhé yì suǒ bù jí yě qí yǒu huàn chuāng
能不用者，斯为大哲亦所不及也。其有患疮
yí xià lì chòu huì bù kě zhān shì rén suǒ wù jiàn zhě dàn fā cán
痍、下痢，臭秽不可瞻视，人所恶见者，但发惭
kuì qī lián yōu xù zhī yì bù dé qǐ yī niàn dì jiè zhī xīn shì wú
愧、凄怜、忧恤之意，不得起一念蒂芥之心，是吾
zhī zhì yě
之志也。

fú dà yī zhī tǐ yù dé chéng shén nèi shì wàng zhī yǎn rán
夫大医之体，欲得澄神内视，望之俨然；
kuān yù wāng wāng bù jiǎo bù mèi xǐng bìng zhěn jí zhì yì shēn
宽裕汪汪，不皎不昧；省病诊疾，至意深
xīn xiáng chá xíng hòu xiān háo wù shī chǔ pàn zhēn yào wú dé
心；详察形候，纤毫勿失；处判针药，无得
cēn cī suī yuē bìng yí sù jiù yào xū lín shì bù huò wéi dāng shěn
参差。虽曰病宜速救，要须临事不惑。唯当审
dì tán sī bù dé yú xìng mìng zhī shàng shuài ěr zì chěng jùn kuài
谛覃思，不得于性命之上，率尔自逞俊快，
yāo shè míng yù shèn bù rén yǐ yòu dào bìng jiā zòng qǐ luó mǎn
邀射名誉，甚不仁矣。又到病家，纵绮罗满
mù wù zuǒ yòu gù miǎn sī zhú còu ěr wú dé sì yǒu suǒ yú
目，勿左右顾眄；丝竹凑耳，无得似有所娱；
zhēn xiū dié jiàn shí rú wú wèi líng lù jiān chén kàn yǒu ruò wú
珍羞迭荐，食如无味；醽醁兼陈，看有若无。
suǒ yǐ ěr zhě fú yī rén xiàng yú mǎn táng bù lè ér kuàng bìng
所以尔者，夫一人向隅，满堂不乐，而况病
rén kǔ chǔ bù lí sī xū ér yī zhě ān rán huān yú ào rán zì dé
人苦楚，不离斯须，而医者安然欢娱，傲然自得，
zī nǎi rén shén zhī suǒ gòng chǐ zhì rén zhī suǒ bù wèi sī gài yī zhī
兹乃人神之所共耻，至人之所不为。斯盖医之

běn yì yě
本意也。

fú wèi yī zhī fǎ bù dé duō yǔ tiáo xiào tán xuè xuān huá dào
夫为医之法，不得多语调笑，谈谑喧哗，道
shuō shì fēi yì lùn rén wù xuàn yào shēng míng zī huǐ zhū yī zì
说是非，议论人物，炫耀声名，訾毁诸医，自
jīn jǐ dé ǒu rán zhì chài yī bìng zé áng tóu dài miàn ér yǒu zì xǔ
矜己德。偶然治瘥一病，则昂头戴面，而有自许
zhī mào wèi tiān xià wú shuāng cǐ yī rén zhī gāo huāng yě
之貌，谓天下无双，此医人之膏肓也。

lǎo jūn yuē rén xíng yáng dé rén zì bào zhī rén xíng yīn dé
老君曰：人行阳德，人自报之；人行阴德，
guǐ shén bào zhī rén xíng yáng è rén zì bào zhī rén xíng yīn è
鬼神报之。人行阳恶，人自报之；人行阴恶，
guǐ shén hài zhī xún cǐ èr tú yīn yáng bào shī qǐ wū yě zāi suǒ
鬼神害之。寻此二途，阴阳报施，岂诬也哉。所
yǐ yī rén bù dé shì jǐ suǒ cháng zhuān xīn jīng lüè cái wù dàn zuò jiù
以医人不得恃己所长，专心经略财物，但作救
kǔ zhī xīn yú míng yùn dào zhōng zì gǎn duō fú zhě ěr yòu bù dé
苦之心，于冥运道中，自感多福者耳。又不得
yǐ bǐ fù guì chǔ yǐ zhēn guì zhī yào lìng bǐ nán qiú zì xuàn gōng
以彼富贵，处以珍贵之药，令彼难求，自炫功
néng liàng fēi zhōng shù zhī dào zhì cún jiù jì gù yì qǔ suì lùn zhī
能，谅非忠恕之道。志存救济，故亦曲碎论之，
xué zhě bù kě chǐ yán zhī bǐ lǐ yě
学者不可耻言之鄙俚也。

目　录

黄帝内经素问

shàng gǔ tiān zhēn lùn piān dì yī

上古天真论篇第一

xī zài huáng dì shēng ér shén líng ruò ér néng yán
昔在黄帝，生而神灵，弱而能言，
yòu ér xùn qí zhǎng ér dūn mǐn chéng ér dēng tiān nǎi wèn
幼而徇齐，长而敦敏，成而登天。乃问
yú tiān shī yuē yú wén shàng gǔ zhī rén chūn qiū jiē dù bǎi
于天师曰：余闻上古之人，春秋皆度百
suì ér dòng zuò bù shuāi jīn shí zhī rén nián bàn bǎi ér dòng
岁，而动作不衰；今时之人，年半百而动
zuò jiē shuāi zhě shí shì yì yé rén jiāng shī zhī yé
作皆衰者，时世异耶？人将失之耶？

qí bó duì yuē shàng gǔ zhī rén qí zhī dào zhě fǎ yú
岐伯对曰：上古之人，其知道者，法于
yīn yáng hé yú shù shù shí yǐn yǒu jié qǐ jū yǒu cháng
阴阳，和于术数，食饮有节，起居有常，
bú wàng zuò láo gù néng xíng yǔ shén jù ér jìn zhōng qí tiān
不妄作劳，故能形与神俱，而尽终其天
nián dù bǎi suì nǎi qù jīn shí zhī rén bù rán yě yǐ jiǔ wéi
年，度百岁乃去。今时之人不然也，以酒为
jiāng yǐ wàng wéi cháng zuì yǐ rù fáng yǐ yù jié qí jīng
浆，以妄为常，醉以入房，以欲竭其精，
yǐ hào sàn qí zhēn bù zhī chí mǎn bù shí yù shén wù kuài
以耗散其真，不知持满，不时御神，务快
qí xīn nì yú shēng lè qǐ jū wú jié gù bàn bǎi ér
其心，逆于生乐，起居无节，故半百而

shuāi yě
衰也。

fú shàng gǔ shèng rén zhī jiào xià yě jiē wèi zhī xū xié zéi
夫上古圣人之教下也，皆谓之虚邪贼
fēng bì zhī yǒu shí tián dàn xū wú zhēn qì cóng zhī jīng
风，避之有时，恬惔虚无，真气从之，精
shén nèi shǒu bìng ān cóng lái shì yǐ zhì xián ér shǎo yù xīn
神内守，病安从来。是以志闲而少欲，心
ān ér bú jù xíng láo ér bú juàn qì cóng yǐ shùn gè cóng
安而不惧，形劳而不倦，气从以顺，各从
qí yù jiē dé suǒ yuàn gù měi qí shí rèn qí fú lè qí
其欲，皆得所愿。故美其食，任其服，乐其
sú gāo xià bù xiāng mù qí mín gù yuē pǔ shì yǐ shì yù bù
俗，高下不相慕，其民故曰朴。是以嗜欲不
néng láo qí mù yín xié bù néng huò qí xīn yú zhì xián bú xiào
能劳其目，淫邪不能惑其心，愚智贤不肖，
bú jù yú wù gù hé yú dào suǒ yǐ néng nián jiē dù bǎi suì ér
不惧于物，故合于道。所以能年皆度百岁而
dòng zuò bù shuāi zhě yǐ qí dé quán bù wēi yě
动作不衰者，以其德全不危也。

dì yuē rén nián lǎo ér wú zǐ zhě cái lì jìn yé jiāng
帝曰：人年老而无子者，材力尽邪？将
tiān shù rán yě qí bó yuē nǚ zǐ qī suì shèn qì shèng
天数然也？岐伯曰：女子七岁，肾气盛，
chǐ gēng fà zhǎng èr qī ér tiān guǐ zhì rèn mài tōng tài
齿更发长。二七而天癸至，任脉通，太
chōng mài shèng yuè shì yǐ shí xià gù yǒu zǐ sān qī shèn
冲脉盛，月事以时下，故有子。三七，肾
qì píng jūn gù zhēn yá shēng ér zhǎng jí sì qī jīn gǔ
气平均，故真牙生而长极。四七，筋骨

jiān fà zhǎng jí shēn tǐ shèng zhuàng wǔ qī yáng míng
坚，发长极，身体盛壮。五七，阳明

mài shuāi miàn shǐ jiāo fà shǐ duò liù qī sān yáng mài
脉衰，面始焦，发始堕。六七，三阳脉

shuāi yú shàng miàn jiē jiāo fà shǐ bái qī qī rèn mài
衰于上，面皆焦，发始白。七七，任脉

xū tài chōng mài shuāi shǎo tiān guǐ jié dì dào bù tōng
虚，太冲脉衰少，天癸竭，地道不通，

gù xíng huài ér wú zǐ yě zhàng fū bā suì shèn qì shí fà
故形坏而无子也。丈夫八岁，肾气实，发

zhǎng chǐ gēng èr bā shèn qì shèng tiān guǐ zhì jīng qì
长齿更。二八，肾气盛，天癸至，精气

yì xiè yīn yáng hé gù néng yǒu zǐ sān bā shèn qì píng
溢泻，阴阳和，故能有子。三八，肾气平

jūn jīn gǔ jìng qiáng gù zhēn yá shēng ér zhǎng jí sì bā
均，筋骨劲强，故真牙生而长极。四八，

jīn gǔ lóng shèng jī ròu mǎn zhuàng wǔ bā shèn qì shuāi
筋骨隆盛，肌肉满壮。五八，肾气衰，

fà duò chǐ gǎo liù bā yáng qì shuāi jié yú shàng miàn jiāo
发堕齿槁。六八，阳气衰竭于上，面焦，

fà bìn bān bái qī bā gān qì shuāi jīn bù néng dòng tiān
发鬓颁白。七八，肝气衰，筋不能动，天

guǐ jié jīng shǎo shèn zàng shuāi xíng tǐ jiē jí bā bā
癸竭，精少，肾脏衰，形体皆极。八八，

zé chǐ fà qù shèn zhě zhǔ shuǐ shòu wǔ zàng liù fǔ zhī jīng ér
则齿发去。肾者主水，受五脏六腑之精而

cáng zhī gù wǔ zàng shèng nǎi néng xiè jīn wǔ zàng jiē
藏之，故五脏盛，乃能泻。今五脏皆

shuāi jīn gǔ xiè duò tiān guǐ jìn yǐ gù fà bìn bái shēn tǐ
衰，筋骨解堕，天癸尽矣。故发鬓白，身体

zhòng xíng bù bú zhèng ér wú zǐ ěr
重，行步不正，而无子耳。

dì yuē yǒu qí nián yǐ lǎo ér yǒu zǐ zhě hé yě qí bó
帝曰：有其年已老而有子者何也？岐伯
yuē cǐ qí tiān shòu guò dù qì mài cháng tōng ér shèn qì
曰：此其天寿过度，气脉常通，而肾气
yǒu yú yě cǐ suī yǒu zǐ nán bú guò jìn bā bā nǚ bú guò
有余也。此虽有子，男不过尽八八，女不过
jìn qī qī ér tiān dì zhī jīng qì jiē jié yǐ
尽七七，而天地之精气皆竭矣。

dì yuē fú dào zhě nián jiē bǎi shù néng yǒu zǐ hū qí
帝曰：夫道者年皆百数，能有子乎？岐
bó yuē fú dào zhě néng què lǎo ér quán xíng shēn nián suī shòu
伯曰：夫道者能却老而全形，身年虽寿，
néng shēng zǐ yě
能生子也。

huáng dì yuē yú wén shàng gǔ yǒu zhēn rén zhě tí qiè
黄帝曰：余闻上古有真人者，提挈
tiān dì bǎ wò yīn yáng hū xī jīng qì dú lì shǒu shén
天地，把握阴阳，呼吸精气，独立守神，
jī ròu ruò yī gù néng shòu bì tiān dì wú yǒu zhōng shí cǐ
肌肉若一，故能寿敝天地，无有终时，此
qí dào shēng zhōng gǔ zhī shí yǒu zhì rén zhě chún dé quán
其道生。中古之时，有至人者，淳德全
dào hé yú yīn yáng tiáo yú sì shí qù shì lí sú jī jīng
道，和于阴阳，调于四时，去世离俗，积精
quán shén yóu xíng tiān dì zhī jiān shì tīng bā dá zhī wài cǐ
全神，游行天地之间，视听八达之外，此
gài yì qí shòu mìng ér qiáng zhě yě yì guī yú zhēn rén qí cì
盖益其寿命而强者也，亦归于真人。其次

yǒu shèng rén zhě chǔ tiān dì zhī hé cóng bā fēng zhī lǐ shì
有圣人者，处天地之和，从八风之理，适
shì yù yú shì sú zhī jiān wú huì chēn zhī xīn xíng bú yù lí yú
嗜欲于世俗之间，无恚嗔之心，行不欲离于
shì bèi fú zhāng jǔ bú yù guān yú sú wài bù láo xíng yú
世，被服章，举不欲观于俗，外不劳形于
shì nèi wú sī xiǎng zhī huàn yǐ tián yú wéi wù yǐ zì dé
事，内无思想之患，以恬愉为务，以自得
wéi gōng xíng tǐ bú bì jīng shén bú sàn yì kě yǐ bǎi shù
为功，形体不敝，精神不散，亦可以百数。
qí cì yǒu xián rén zhě fǎ zé tiān dì xiàng sì rì yuè biàn
其次有贤人者，法则天地，象似日月，辨
liè xīng chén nì cóng yīn yáng fēn bié sì shí jiāng cóng shàng
列星辰，逆从阴阳，分别四时，将从上
gǔ hé tóng yú dào yì kě shǐ yì shòu ér yǒu jí shí
古合同于道，亦可使益寿而有极时。

sì qì tiáo shén dà lùn piān dì èr

四气调神大论篇第二

chūn sān yuè cǐ wèi fā chén tiān dì jù shēng wàn wù
春三月，此谓发陈，天地俱生，万物
yǐ róng yè wò zǎo qǐ guǎng bù yú tíng pī fà huǎn xíng
以荣，夜卧早起，广步于庭，被发缓形，
yǐ shǐ zhì shēng shēng ér wù shā yǔ ér wù duó shǎng ér
以使志生，生而勿杀，予而勿夺，赏而
wù fá cǐ chūn qì zhī yìng yǎng shēng zhī dào yě nì zhī zé
勿罚。此春气之应，养生之道也。逆之则

shāng gān xià wéi hán biàn fèng zhǎng zhě shǎo
伤肝，夏为寒变，奉长者少。

xià sān yuè cǐ wèi fán xiù tiān dì qì jiāo wàn wù huá
夏三月，此谓蕃秀，天地气交，万物华
shí yè wò zǎo qǐ wú yàn yú rì shǐ zhì wú nù shǐ huá
实，夜卧早起，无厌于日，使志无怒，使华
yīng chéng xiù shǐ qì dé xiè ruò suǒ ài zài wài cǐ xià qì zhī
英成秀，使气得泄，若所爱在外。此夏气之
yìng yǎng zhǎng zhī dào yě nì zhī zé shāng xīn qiū wéi jiē
应，养长之道也。逆之则伤心，秋为痎
nüè fèng shōu zhě shǎo dōng zhì zhòng bìng
疟，奉收者少，冬至重病。

qiū sān yuè cǐ wèi róng píng tiān qì yǐ jí dì qì yǐ
秋三月，此谓容平，天气以急，地气以
míng zǎo wò zǎo qǐ yǔ jī jù xīng shǐ zhì ān níng yǐ
明，早卧早起，与鸡俱兴，使志安宁，以
huǎn qiū xíng shōu liǎn shén qì shǐ qiū qì píng wú wài qí
缓秋刑，收敛神气，使秋气平，无外其
zhì shǐ fèi qì qīng cǐ qiū qì zhī yìng yǎng shōu zhī dào yě
志，使肺气清。此秋气之应，养收之道也。
nì zhī zé shāng fèi dōng wéi sūn xiè fèng cáng zhě shǎo
逆之则伤肺，冬为飧泄，奉藏者少。

dōng sān yuè cǐ wèi bì cáng shuǐ bīng dì chè wú rǎo hū
冬三月，此谓闭藏，水冰地坼，无扰乎
yáng zǎo wò wǎn qǐ bì dài rì guāng shǐ zhì ruò fú ruò nì
阳，早卧晚起，必待日光，使志若伏若匿，
ruò yǒu sī yì ruò yǐ yǒu dé qù hán jiù wēn wú xiè pí fū
若有私意，若已有得，去寒就温，无泄皮肤，
shǐ qì qì duó cǐ dōng qì zhī yìng yǎng cáng zhī dào yě nì
使气亟夺。此冬气之应，养藏之道也。逆

zhī zé shāng shèn chūn wéi wěi jué fèng shēng zhě shǎo
之则伤肾，春为痿厥，奉生者少。

tiān qì qīng jìng guāng míng zhě yě cáng dé bù zhǐ gù
天气，清净光明者也，藏德不止，故
bú xià yě tiān míng zé rì yuè bù míng xié hài kǒng qiào yáng
不下也。天明则日月不明，邪害空窍，阳
qì zhě bì sè dì qì zhě mào míng yún wù bù jīng zé shàng
气者闭塞，地气者冒明，云雾不精，则上
yìng bái lù bú xià jiāo tōng bù biǎo wàn wù mìng gù bú yì
应白露不下。交通不表，万物命故不施①，
bú yì zé míng mù duō sǐ è qì bù fā fēng yǔ bù jié bái
不施则名木多死。恶气不发，风雨不节，白
lù bú xià zé yù gǎo bù róng zéi fēng shuò zhì bào yǔ shuò
露不下，则菀槁不荣。贼风数至，暴雨数
qǐ tiān dì sì shí bù xiāng bǎo yǔ dào xiāng shī zé wèi yāng
起，天地四时不相保，与道相失，则未央
jué miè wéi shèng rén cóng zhī gù shēn wú qí bìng wàn wù
绝灭。唯圣人从之，故身无奇病，万物
bù shī shēng qì bù jié
不失，生气不竭。

nì chūn qì zé shào yáng bù shēng gān qì nèi biàn nì
逆春气，则少阳不生，肝气内变。逆
xià qì zé tài yáng bù zhǎng xīn qì nèi dòng nì qiū qì
夏气，则太阳不长，心气内洞。逆秋气，
zé tài yīn bù shōu fèi qì jiāo mǎn nì dōng qì zé shào yīn
则太阴不收，肺气焦满。逆冬气，则少阴
bù cáng shèn qì dú chén
不藏，肾气独沉。

fú sì shí yīn yáng zhě wàn wù zhī gēn běn yě suǒ yǐ
夫四时阴阳者，万物之根本也。所以

---

① 施（yì）：延及。《诗·大雅·皇矣》曰："施于孙子。"

shèng rén chūn xià yǎng yáng qiū dōng yǎng yīn yǐ cóng qí gēn
圣人春夏养阳，秋冬养阴，以从其根，
gù yǔ wàn wù chén fú yú shēng zhǎng zhī mén nì qí gēn zé
故与万物沉浮于生长之门。逆其根，则
fá qí běn huài qí zhēn yǐ
伐其本，坏其真矣。

gù yīn yáng sì shí zhě wàn wù zhī zhōng shǐ yě sǐ shēng
故阴阳四时者，万物之终始也，死生
zhī běn yě nì zhī zé zāi hài shēng cóng zhī zé kē jí bù qǐ
之本也，逆之则灾害生，从之则苛疾不起，
shì wèi dé dào dào zhě shèng rén xíng zhī yú zhě pèi zhī
是谓得道。道者，圣人行之，愚者佩之。
cóng yīn yáng zé shēng nì zhī zé sǐ cóng zhī zé zhì nì zhī
从阴阳则生，逆之则死，从之则治，逆之
zé luàn fǎn shùn wéi nì shì wèi nèi gé
则乱。反顺为逆，是谓内格。

shì gù shèng rén bú zhì yǐ bìng zhì wèi bìng bú zhì yǐ luàn
是故圣人不治已病治未病，不治已乱
zhì wèi luàn cǐ zhī wèi yě fú bìng yǐ chéng ér hòu yào zhī
治未乱，此之谓也。夫病已成而后药之，
luàn yǐ chéng ér hòu zhì zhī pì yóu kě ér chuān jǐng dòu ér
乱已成而后治之，譬犹渴而穿井，斗而
zhù zhuī bú yì wǎn hū
铸锥，不亦晚乎！

shēng qì tōng tiān lùn piān dì sān
生气通天论篇第三

huáng dì yuē fú zì gǔ tōng tiān zhě shēng zhī běn běn
黄帝曰：夫自古通天者，生之本，本

yú yīn yáng tiān dì zhī jiān liù hé zhī nèi qí qì jiǔ zhōu jiǔ
于阴阳。天地之间，六合之内，其气九州九
qiào wǔ zàng shí èr jié jiē tōng hū tiān qì qí shēng wǔ
窍、五脏、十二节，皆通乎天气。其生五，
qí qì sān shuò fàn cǐ zhě zé xié qì shāng rén cǐ shòu mìng
其气三，数犯此者，则邪气伤人，此寿命
zhī běn yě
之本也。

cāng tiān zhī qì qīng jìng zé zhì yì zhì shùn zhī zé yáng
苍天之气，清净则志意治，顺之则阳
qì gù suī yǒu zéi xié fú néng hài yě cǐ yīn shí zhī xù
气固，虽有贼邪，弗能害也，此因时之序。
gù shèng rén chuán jīng shén fú tiān qì ér tōng shén míng
故圣人传精神，服天气，而通神明。
shī zhī zé nèi bì jiǔ qiào wài yōng jī ròu wèi qì sàn jiě cǐ
失之则内闭九窍，外壅肌肉，卫气散解，此
wèi zì shāng qì zhī xuē yě
谓自伤，气之削也。

yáng qì zhě ruò tiān yǔ rì shī qí suǒ zé zhé shòu ér bù
阳气者若天与日，失其所则折寿而不
zhāng gù tiān yùn dāng yǐ rì guāng míng shì gù yáng yīn ér
彰，故天运当以日光明。是故阳因而
shàng wèi wài zhě yě yīn yú hán yù rú yùn shū qǐ jū rú
上，卫外者也。因于寒，欲如运枢，起居如
jīng shén qì nǎi fú yīn yú shǔ hàn fán zé chuǎn hē
惊，神气乃浮。因于暑，汗，烦则喘喝，
jìng zé duō yán tǐ ruò fán tàn hàn chū ér sàn yīn yú shī
静则多言，体若燔炭，汗出而散。因于湿，
shǒu rú guǒ shī rè bù rǎng dà jīn ruǎn duǎn xiǎo jīn chí
首如裹，湿热不攘，大筋软短，小筋弛

chánɡ ruǎn duǎn wéi jū chí chánɡ wéi wěi yīn yú qì wéi
长，软短为拘，弛长为痿。因于气，为
zhǒnɡ sì wéi xiānɡ dài yánɡ qì nǎi jié
肿，四维相代，阳气乃竭。

yánɡ qì zhě fán láo zé zhānɡ jīnɡ jué bì jī yú xià
阳气者，烦劳则张，精绝，辟积于夏，
shǐ rén jiān jué mù mánɡ bù kě yǐ shì ěr bì bù kě yǐ tīnɡ
使人煎厥。目盲不可以视，耳闭不可以听，
kuì kuì hū ruò huài dū ɡǔ ɡǔ hū bù kě zhǐ
溃溃乎若坏都，汩汩乎不可止。

yánɡ qì zhě dà nù zé xínɡ qì jué ér xuè yù yú shànɡ
阳气者，大怒则形气绝，而血菀于上，
shǐ rén bó jué yǒu shānɡ yú jīn zònɡ qí ruò bù rónɡ hàn
使人薄厥。有伤于筋，纵，其若不容，汗
chū piān jǔ shǐ rén piān kū hàn chū jiàn shī nǎi shēnɡ cuó fèi
出偏沮，使人偏枯。汗出见湿，乃生痤疿。
ɡāo liánɡ zhī biàn zú shēnɡ dà dīnɡ shòu rú chí xū láo hàn
高梁之变，足生大丁，受如持虚。劳汗
dānɡ fēnɡ hán bó wéi zhā yù nǎi cuó
当风，寒薄为皶，郁乃痤。

yánɡ qì zhě jīnɡ zé yǎnɡ shén róu zé yǎnɡ jīn kāi hé
阳气者，精则养神，柔则养筋。开阖
bù dé hán qì cónɡ zhī nǎi shēnɡ dà lóu xiàn mài wéi lòu
不得，寒气从之，乃生大偻。陷脉为瘘，
liú lián ròu còu shù qì huà bó chuán wéi shàn wèi jí wéi jīnɡ
留连肉腠，俞气化薄，传为善畏，及为惊
hài yínɡ qì bù cónɡ nì yú ròu lǐ nǎi shēnɡ yōnɡ zhǒnɡ
骇。营气不从，逆于肉理，乃生痈肿。
pò hàn wèi jìn xínɡ ruò ér qì shuò xué shù yǐ bì fā wéi
魄汗未尽，形弱而气烁，穴俞以闭，发为

fēng nüè gù fēng zhě bǎi bìng zhī shǐ yě qīng jìng zé ròu còu
风疟。故风者，百病之始也，清静则肉腠
bì jù suī yǒu dà fēng kē dú fú zhī néng hài cǐ yīn shí zhī
闭拒，虽有大风苛毒，弗之能害，此因时之
xù yě
序也。

gù bìng jiǔ zé chuán huà shàng xià bú bìng liáng yī fú
故病久则传化，上下不并，良医弗
wéi gù yáng xù jī bìng sǐ ér yáng qì dāng gé gé zhě dāng
为。故阳畜积病死，而阳气当隔，隔者当
xiè bù jí zhèng zhì cū nǎi bài zhī
泻，不亟正治，粗乃败之。

gù yáng qì zhě yí rì ér zhǔ wài píng dàn rén qì shēng
故阳气者，一日而主外，平旦人气生，
rì zhōng ér yáng qì lóng rì xī ér yáng qì yǐ xū qì mén
日中而阳气隆，日西而阳气已虚，气门
nǎi bì shì gù mù ér shōu jù wú rǎo jīn gǔ wú jiàn wù lù
乃闭。是故暮而收拒，无扰筋骨，无见雾露，
fǎn cǐ sān shí xíng nǎi kùn bó
反此三时，形乃困薄。

qí bó yuē yīn zhě cáng jīng ér qǐ jí yě yáng zhě
岐伯曰：阴者，藏精而起亟也；阳者，
wèi wài ér wéi gù yě yīn bú shèng qí yáng zé mài liú bó jí
卫外而为固也。阴不胜其阳，则脉流薄疾，
bìng nǎi kuáng yáng bú shèng qí yīn zé wǔ zàng qì zhēng
并乃狂。阳不胜其阴，则五脏气争，
jiǔ qiào bù tōng shì yǐ shèng rén chén yīn yáng jīn mài hé tóng
九窍不通。是以圣人陈阴阳，筋脉和同，
gǔ suǐ jiān gù qì xuè jiē cóng rú shì zé nèi wài tiáo hé xié
骨髓坚固，气血皆从。如是则内外调和，邪

bù néng hài ěr mù cōng míng qì lì rú gù
不能害，耳目聪明，气立如故。

fēng kè yín qì jīng nǎi wáng xié shāng gān yě yīn ér
风客淫气，精乃亡，邪伤肝也。因而
bǎo shí jīn mài héng xiè cháng pì wéi zhì yīn ér dà yǐn
饱食，筋脉横解，肠澼为痔。因而大饮，
zé qì nì yīn ér qiáng lì shèn qì nǎi shāng gāo gǔ
则气逆。因而强力，肾气乃伤，高骨
nǎi huài
乃坏。

fán yīn yáng zhī yào yáng mì nǎi gù liǎng zhě bù hé ruò
凡阴阳之要，阳密乃固，两者不和，若
chūn wú qiū ruò dōng wú xià yīn ér hé zhī shì wèi shèng
春无秋，若冬无夏，因而和之，是谓圣
dù gù yáng qiáng bù néng mì yīn qì nǎi jué yīn píng yáng
度。故阳强不能密，阴气乃绝，阴平阳
mì jīng shén nǎi zhì yīn yáng lí jué jīng qì nǎi jué
秘，精神乃治，阴阳离决，精气乃绝。

yīn yú lòu fēng nǎi shēng hán rè shì yǐ chūn shāng yú
因于露风，乃生寒热。是以春伤于
fēng xié qì liú lián nǎi wéi dòng xiè xià shāng yú shǔ qiū
风，邪气留连，乃为洞泄。夏伤于暑，秋
wéi jiē nüè qiū shāng yú shī shàng nì ér ké fā wéi wěi
为痎疟。秋伤于湿，上逆而咳，发为痿
jué dōng shāng yú hán chūn bì wēn bìng sì shí zhī qì
厥。冬伤于寒，春必温病。四时之气，
gēng shāng wǔ zàng
更伤五脏。

yīn zhī suǒ shēng běn zài wǔ wèi yīn zhī wǔ gōng shāng
阴之所生，本在五味，阴之五宫，伤

zài wǔ wèi shì gù wèi guò yú suān gān qì yǐ jīn pí qì nǎi
在五味。是故味过于酸，肝气以津，脾气乃
jué wèi guò yú xián dà gǔ qì láo duǎn jī xīn qì yì
绝；味过于咸，大骨气劳，短肌，心气抑；
wèi guò yú gān xīn qì chuǎn mǎn sè hēi shèn qì bù héng
味过于甘，心气喘满，色黑，肾气不衡；
wèi guò yú kǔ pí qì bù rú wèi qì nǎi hòu wèi guò yú xīn
味过于苦，脾气不濡，胃气乃厚；味过于辛，
jīn mài jǔ chí jīng shén nǎi yāng shì gù jǐn hé wǔ wèi gǔ
筋脉沮弛，精神乃央。是故谨和五味，骨
zhèng jīn róu qì xuè yǐ liú còu lǐ yǐ mì rú shì zé gǔ qì
正筋柔，气血以流，腠理以密，如是则骨气
yǐ jīng jǐn dào rú fǎ cháng yǒu tiān mìng
以精，谨道如法，长有天命。

jīn guì zhēn yán lùn piān dì sì
金匮真言论篇第四

gù chūn shàn bìng qiú nǜ zhòng xià shàn bìng xiōng xié
★故春善病鼽衄，仲夏善病胸胁，
cháng xià shàn bìng dòng xiè hán zhōng qiū shàn bìng fēng nüè
长夏善病洞泄寒中，秋善病风疟，
dōng shàn bìng bì jué gù dōng bú àn qiāo chūn bù qiú nǜ
冬善病痹厥。故冬不按跻，春不鼽衄，
chūn bú bìng jǐng xiàng zhòng xià bú bìng xiōng xié cháng xià bú bìng
春不病颈项，仲夏不病胸胁，长夏不病
dòng xiè hán zhōng qiū bú bìng fēng nüè dōng bú bìng bì jué
洞泄寒中，秋不病风疟，冬不病痹厥，

sūn xiè ér hàn chū yě
飧泄，而汗出也。

fú jīng zhě shēn zhī běn yě gù cáng yú jīng zhě chūn
夫精者，身之本也。故藏于精者，春
bú bìng wēn xià shǔ hàn bù chū zhě qiū chéng fēng nüè cǐ
不病温。夏暑汗不出者，秋成风疟。此
píng rén mài fǎ yě
平人脉法也。

gù yuē yīn zhōng yǒu yīn yáng zhōng yǒu yáng píng dàn
故曰：阴中有阴，阳中有阳。平旦
zhì rì zhōng tiān zhī yáng yáng zhōng zhī yáng yě rì zhōng
至日中，天之阳，阳中之阳也；日中
zhì huáng hūn tiān zhī yáng yáng zhōng zhī yīn yě hé yè zhì
至黄昏，天之阳，阳中之阴也；合夜至
jī míng tiān zhī yīn yīn zhōng zhī yīn yě jī míng zhì píng
鸡鸣，天之阴，阴中之阴也；鸡鸣至平
dàn tiān zhī yīn yīn zhōng zhī yáng yě gù rén yì yìng zhī
旦，天之阴，阴中之阳也。故人亦应之。
fú yán rén zhī yīn yáng zé wài wéi yáng nèi wéi yīn yán rén
夫言人之阴阳，则外为阳，内为阴。言人
shēn zhī yīn yáng zé bèi wéi yáng fù wéi yīn yán rén shēn zhī
身之阴阳，则背为阳，腹为阴。言人身之
zàng fǔ zhōng yīn yáng zé zàng zhě wéi yīn fǔ zhě wéi yáng
脏腑中阴阳，则脏者为阴，腑者为阳。
gān xīn pí fèi shèn wǔ zàng jiē wéi yīn dǎn wèi dà cháng xiǎo cháng
肝心脾肺肾五脏皆为阴，胆胃大肠小肠
páng guāng sān jiāo liù fǔ jiē wéi yáng
膀胱三焦六腑皆为阳。

gù bèi wéi yáng yáng zhōng zhī yáng xīn yě bèi wéi
★故背为阳，阳中之阳，心也；背为

yáng yáng zhōng zhī yīn fèi yě fù wéi yīn yīn zhōng zhī
阳，阳中之阴，肺也；腹为阴，阴中之
yīn shèn yě fù wéi yīn yīn zhōng zhī yáng gān yě fù
阴，肾也；腹为阴，阴中之阳，肝也；腹
wéi yīn yīn zhōng zhī zhì yīn pí yě cǐ jiē yīn yáng biǎo lǐ
为阴，阴中之至阴，脾也。此皆阴阳表里
nèi wài cí xióng xiāng shū yìng yě gù yǐ yìng tiān zhī yīn yáng yě
内外雌雄相输应也，故以应天之阴阳也。

yīn yáng yìng xiàng dà lùn piān dì wǔ
阴阳应象大论篇第五

huáng dì yuē yīn yáng zhě tiān dì zhī dào yě wàn wù
黄帝曰：阴阳者，天地之道也，万物
zhī gāng jì biàn huà zhī fù mǔ shēng shā zhī běn shǐ shén
之纲纪，变化之父母，生杀之本始，神
míng zhī fǔ yě zhì bìng bì qiú yú běn
明之府也，治病必求于本。

gù jī yáng wéi tiān jī yīn wéi dì yīn jìng yáng zào
故积阳为天，积阴为地。阴静阳躁，
yáng shēng yīn zhǎng yáng shā yīn cáng yáng huà qì yīn chéng
阳生阴长，阳杀阴藏。阳化气，阴成
xíng hán jí shēng rè rè jí shēng hán hán qì shēng zhuó
形。寒极生热，热极生寒。寒气生浊，
rè qì shēng qīng qīng qì zài xià zé shēng sūn xiè zhuó qì
热气生清。清气在下，则生飧泄；浊气
zài shàng zé shēng chēn zhàng cǐ yīn yáng fǎn zuò bìng zhī
在上，则生䐜胀。此阴阳反作，病之

nì cóng yě
逆从也。

gù qīng yáng wéi tiān zhuó yīn wéi dì dì qì shàng wéi
故清阳为天，浊阴为地；地气上为

yún tiān qì xià wéi yǔ yǔ chū dì qì yún chū tiān qì gù
云，天气下为雨；雨出地气，云出天气。故

qīng yáng chū shàng qiào zhuó yīn chū xià qiào qīng yáng fā còu
清阳出上窍，浊阴出下窍；清阳发腠

lǐ zhuó yīn zǒu wǔ zàng qīng yáng shí sì zhī zhuó yīn guī
理，浊阴走五脏；清阳实四肢，浊阴归

liù fǔ
六腑。

shuǐ wéi yīn huǒ wéi yáng yáng wéi qì yīn wéi wèi
水为阴，火为阳，阳为气，阴为味。

wèi guī xíng xíng guī qì qì guī jīng jīng guī huà jīng sì qì
味归形，形归气，气归精，精归化，精食气，

xíng sì wèi huà shēng jīng qì shēng xíng wèi shāng xíng qì
形食味，化生精，气生形。味伤形，气

shāng jīng jīng huà wéi qì qì shāng yú wèi
伤精，精化为气，气伤于味。

yīn wèi chū xià qiào yáng qì chū shàng qiào wèi hòu zhě wéi
阴味出下窍，阳气出上窍。味厚者为

yīn bó wéi yīn zhī yáng qì hòu zhě wéi yáng bó wéi yáng zhī
阴，薄为阴之阳。气厚者为阳，薄为阳之

yīn wèi hòu zé xiè bó zé tōng qì bó zé fā xiè hòu zé
阴。味厚则泄，薄则通。气薄则发泄，厚则

fā rè zhuàng huǒ zhī qì shuāi shào huǒ zhī qì zhuàng
发热。壮火之气衰，少火之气壮。

zhuàng huǒ shí qì qì shí shào huǒ zhuàng huǒ sàn qì shào
壮火食气，气食少火。壮火散气，少

huǒ shēng qì　qì wèi xīn gān fā sàn wéi yáng　suān kǔ yǒng xiè
火生气。气味辛甘发散为阳，酸苦涌泄
wéi yīn
为阴。

yīn shèng zé yáng bìng　yáng shèng zé yīn bìng　yáng shèng
阴胜则阳病，阳胜则阴病。阳胜
zé rè　yīn shèng zé hán　chóng hán zé rè　chóng rè zé hán
则热，阴胜则寒。重寒则热，重热则寒。
hán shāng xíng　rè shāng qì　qì shāng tòng　xíng shāng zhǒng
寒伤形，热伤气。气伤痛，形伤肿。
gù xiān tòng ér hòu zhǒng zhě　qì shāng xíng yě　xiān zhǒng ér
故先痛而后肿者，气伤形也；先肿而
hòu tòng zhě　xíng shāng qì yě
后痛者，形伤气也。

fēng shèng zé dòng　rè shèng zé zhǒng　zào shèng zé
风胜则动，热胜则肿，燥胜则
gān　hán shèng zé fú　shī shèng zé rú xiè
干，寒胜则浮，湿胜则濡泻。

tiān yǒu sì shí wǔ xíng　yǐ shēng zhǎng shōu cáng　yǐ
天有四时五行，以生长收藏，以
shēng hán shǔ zào shī fēng　rén yǒu wǔ zàng　huà wǔ qì　yǐ
生寒暑燥湿风。人有五脏，化五气，以
shēng xǐ nù bēi yōu kǒng　gù xǐ nù shāng qì　hán shǔ shāng
生喜怒悲忧恐。故喜怒伤气，寒暑伤
xíng　bào nù shāng yīn　bào xǐ shāng yáng　jué qì shàng xíng
形。暴怒伤阴，暴喜伤阳。厥气上行，
mǎn mài qù xíng　xǐ nù bù jié　hán shǔ guò dù　shēng nǎi bú
满脉去形。喜怒不节，寒暑过度，生乃不
gù　gù chóng yīn bì yáng　chóng yáng bì yīn
固。故重阴必阳，重阳必阴。

gù yuē dōng shāng yú hán chūn bì wēn bìng chūn
故曰：冬伤于寒，春必温病；春

shāng yú fēng xià shēng sūn xiè xià shāng yú shǔ qiū bì jiē
伤于风，夏生飧泄；夏伤于暑，秋必痎

nüè qiū shāng yú shī dōng shēng ké sòu
疟；秋伤于湿，冬生咳嗽。

dì yuē yú wén shàng gǔ shèng rén lún lǐ rén xíng liè
帝曰：余闻上古圣人，论理人形，列

bié zàng fǔ duān luò jīng mài huì tōng liù hé gè cóng qí
别脏腑，端络经脉，会通六合，各从其

jīng qì xué suǒ fā gè yǒu chù míng xī gǔ shǔ gǔ jiē yǒu
经，气穴所发，各有处名，溪谷属骨，皆有

suǒ qǐ fēn bù nì cóng gè yǒu tiáo lǐ sì shí yīn yáng jìn
所起，分部逆从，各有条理，四时阴阳，尽

yǒu jīng jì wài nèi zhī yìng jiē yǒu biǎo lǐ qí xìn rán hū
有经纪，外内之应，皆有表里，其信然乎？

qí bó duì yuē dōng fāng shēng fēng fēng shēng mù mù
岐伯对曰：东方生风，风生木，木

shēng suān suān shēng gān gān shēng jīn jīn shēng xīn gān
生酸，酸生肝，肝生筋，筋生心，肝

zhǔ mù qí zài tiān wéi xuán zài rén wéi dào zài dì wéi huà
主目。其在天为玄，在人为道，在地为化。

huà shēng wǔ wèi dào shēng zhì xuán shēng shén shén zài tiān
化生五味，道生智，玄生神。神在天

wéi fēng zài dì wéi mù zài tǐ wéi jīn zài zàng wéi gān zài
为风，在地为木，在体为筋，在脏为肝，在

sè wéi cāng zài yīn wéi jué zài shēng wéi hū zài biàn dòng wéi
色为苍，在音为角，在声为呼，在变动为

wò zài qiào wéi mù zài wèi wéi suān zài zhì wéi nù nù
握，在窍为目，在味为酸，在志为怒。怒

shānggān　bēi shèng nù　fēngshāng jīn　zào shèng fēng　suān
伤肝，悲胜怒；风伤筋，燥胜风；酸
shāng jīn　xīn shèngsuān
伤筋，辛胜酸。

nán fāng shēng rè　rè shēng huǒ　huǒ shēng kǔ　kǔ
南方生热，热生火，火生苦，苦
shēng xīn　xīn shēng xuè　xuè shēng pí　xīn zhǔ shé　qí zài
生心，心生血，血生脾，心主舌。其在
tiānwéi rè　zài dì wéi huǒ　zài tǐ wéi mài　zài zàng wéi xīn
天为热，在地为火，在体为脉，在脏为心，
zài sè wéi chì　zài yīn wéi zhǐ　zài shēng wéi xiào　zài biàn dòng
在色为赤，在音为徵，在声为笑，在变动
wéi yōu　zài qiào wéi shé　zài wèi wéi kǔ　zài zhì wéi xǐ　xǐ
为忧，在窍为舌，在味为苦，在志为喜。喜
shāng xīn　kǒng shèng xǐ　rè shāng qì　hán shèng rè　kǔ
伤心，恐胜喜；热伤气，寒胜热；苦
shāng qì　xián shèng kǔ
伤气，咸胜苦。

zhōng yāng shēng shī　shī shēng tǔ　tǔ shēng gān　gān
中央生湿，湿生土，土生甘，甘
shēng pí　pí shēng ròu　ròu shēng fèi　pí zhǔ kǒu　qí zài
生脾，脾生肉，肉生肺，脾主口。其在
tiānwéi shī　zài dì wéi tǔ　zài tǐ wéi ròu　zài zàng wéi pí
天为湿，在地为土，在体为肉，在脏为脾，
zài sè wéi huáng　zài yīn wéi gōng　zài shēng wéi gē　zài biàn
在色为黄，在音为宫，在声为歌，在变
dòng wéi yuě　zài qiào wéi kǒu　zài wèi wéi gān　zài zhì wéi sī
动为哕，在窍为口，在味为甘，在志为思。
sī shāng pí　nù shèng sī　shī shāng ròu　fēng shèng shī
思伤脾，怒胜思；湿伤肉，风胜湿；

gān shāng ròu suān shèng gān
甘伤肉，酸胜甘。

xī fāng shēng zào zào shēng jīn jīn shēng xīn xīn
西方生燥，燥生金，金生辛，辛
shēng fèi fèi shēng pí máo pí máo shēng shèn fèi zhǔ bí
生肺，肺生皮毛，皮毛生肾，肺主鼻。
qí zài tiān wéi zào zài dì wéi jīn zài tǐ wéi pí máo zài zàng
其在天为燥，在地为金，在体为皮毛，在脏
wéi fèi zài sè wéi bái zài yīn wéi shāng zài shēng wéi kū
为肺，在色为白，在音为商，在声为哭，
zài biàn dòng wéi ké zài qiào wéi bí zài wèi wéi xīn zài zhì
在变动为咳，在窍为鼻，在味为辛，在志
wéi yōu yōu shāng fèi xǐ shèng yōu rè shāng pí máo hán
为忧。忧伤肺，喜胜忧；热伤皮毛，寒
shèng rè xīn shāng pí máo kǔ shèng xīn
胜热；辛伤皮毛，苦胜辛。

běi fāng shēng hán hán shēng shuǐ shuǐ shēng xián xián
北方生寒，寒生水，水生咸，咸
shēng shèn shèn shēng gǔ suǐ suǐ shēng gān shèn zhǔ ěr
生肾，肾生骨髓，髓生肝，肾主耳。
qí zài tiān wéi hán zài dì wéi shuǐ zài tǐ wéi gǔ zài zàng wéi
其在天为寒，在地为水，在体为骨，在脏为
shèn zài sè wéi hēi zài yīn wéi yǔ zài shēng wéi shēn zài
肾，在色为黑，在音为羽，在声为呻，在
biàn dòng wéi lì zài qiào wéi ěr zài wèi wéi xián zài zhì wéi
变动为栗，在窍为耳，在味为咸，在志为
kǒng kǒng shāng shèn sī shèng kǒng hán shāng xuè zào
恐。恐伤肾，思胜恐；寒伤血，燥
shèng hán xián shāng xuè gān shèng xián
胜寒；咸伤血，甘胜咸。

gù yuē　tiān dì zhě　wàn wù zhī shàng xià yě　yīn yáng
故曰：天地者，万物之上下也；阴阳
zhě　xuè qì zhī nán nǚ yě　zuǒ yòu zhě　yīn yáng zhī dào lù
者，血气之男女也；左右者，阴阳之道路
yě　shuǐ huǒ zhě　yīn yáng zhī zhēng zhào yě　yīn yáng zhě
也；水火者，阴阳之征兆也；阴阳者，
wàn wù zhī tāi shǐ yě　gù yuē　yīn zài nèi　yáng zhī shǒu
万物之能①始也。故曰：阴在内，阳之守
yě　yáng zài wài　yīn zhī shǐ yě
也；阳在外，阴之使也。

dì yuē　fǎ yīn yáng nài hé　qí bó yuē　yáng shèng zé
帝曰：法阴阳奈何？岐伯曰：阳胜则
shēn rè　còu lǐ bì　chuǎn cū wéi zhī fǔ yǎng　hàn bù chū ér
身热，腠理闭，喘粗为之俯仰，汗不出而
rè　chǐ gān yǐ fán yuān　fù mǎn sǐ　nài dōng bù nài xià
热，齿干以烦冤，腹满死，能冬不能夏。
yīn shèng zé shēn hán hàn chū　shēn cháng qīng　shù lì ér hán
阴胜则身寒汗出，身常清，数栗而寒，
hán zé jué　jué zé fù mǎn sǐ　nài xià bù nài dōng　cǐ yīn
寒则厥，厥则腹满死，能夏不能冬。此阴
yáng gēng shèng zhī biàn　bìng zhī xíng tài　yě
阳更胜之变，病之形能②也。

dì yuē　tiáo cǐ èr zhě nài hé　qí bó yuē　néng zhī qī
帝曰：调此二者奈何？岐伯曰：能知七
sǔn bā yì　zé èr zhě kě tiáo　bù zhī yòng cǐ　zé zǎo shuāi
损八益，则二者可调，不知用此，则早衰
zhī jié yě　nián sì shí　ér yīn qì zì bàn yě　qǐ jū shuāi
之节也。年四十，而阴气自半也，起居衰

---

① 能（tāi）：《札迻》云："能为胎之借字。"
② 能（tài）：通"态"。

yǐ nián wǔ shí tǐ zhòng ěr mù bù cōng míng yǐ nián liù
矣。年五十，体重，耳目不聪明矣。年六
shí yīn wěi qì dà shuāi jiǔ qiào bú lì xià xū shàng shí
十，阴痿，气大衰，九窍不利，下虚上实，
tì qì jù chū yǐ gù yuē zhī zhī zé qiáng bù zhī zé lǎo
涕泣俱出矣。故曰：知之则强，不知则老，
gù tóng chū ér míng yì ěr zhì zhě chá tóng yú zhě chá yì
故同出而名异耳。智者察同，愚者察异，
yú zhě bù zú zhì zhě yǒu yú yǒu yú zé ěr mù cōng míng
愚者不足，智者有余，有余则耳目聪明，
shēn tǐ qīng qiáng lǎo zhě fù zhuàng zhuàng zhě yì zhì shì
身体轻强，老者复壮，壮者益治。是
yǐ shèng rén wéi wú wéi zhī shì lè tián dàn zhī néng cóng yù
以圣人为无为之事，乐恬憺之能，从欲
kuài zhì yú xū wú zhī shǒu gù shòu mìng wú qióng yǔ tiān dì
快志于虚无之守，故寿命无穷，与天地
zhōng cǐ shèng rén zhī zhì shēn yě
终，此圣人之治身也。

tiān bù zú xī běi gù xī běi fāng yīn yě ér rén yòu ěr
天不足西北，故西北方阴也，而人右耳
mù bù rú zuǒ míng yě dì bù mǎn dōng nán gù dōng nán fāng
目不如左明也。地不满东南，故东南方
yáng yě ér rén zuǒ shǒu zú bù rú yòu qiáng yě dì yuē hé
阳也，而人左手足不如右强也。帝曰：何
yǐ rán qí bó yuē dōng fāng yáng yě yáng zhě qí jīng bìng yú
以然？岐伯曰：东方阳也，阳者其精并于
shàng bìng yú shàng zé shàng míng ér xià xū gù shǐ ěr mù
上，并于上则上明而下虚，故使耳目
cōng míng ér shǒu zú bú biàn yě xī fāng yīn yě yīn zhě qí jīng
聪明而手足不便也。西方阴也，阴者其精

bìng yú xià bìng yú xià zé xià shèng ér shàng xū gù qí ěr mù
并于下，并于下则下盛而上虚，故其耳目
bù cōng míng ér shǒu zú biàn yě gù jù gǎn yú xié qí zài
不聪明而手足便也。故俱感于邪，其在
shàng zé yòu shèn zài xià zé zuǒ shèn cǐ tiān dì yīn yáng suǒ
上则右甚，在下则左甚，此天地阴阳所
bù néng quán yě gù xié jū zhī
不能全也，故邪居之。

gù tiān yǒu jīng dì yǒu xíng tiān yǒu bā jì dì yǒu wǔ
故天有精，地有形，天有八纪，地有五
lǐ gù néng wéi wàn wù zhī fù mǔ qīng yáng shàng tiān zhuó
里，故能为万物之父母。清阳上天，浊
yīn guī dì shì gù tiān dì zhī dòng jìng shén míng wéi zhī gāng
阴归地，是故天地之动静，神明为之纲
jì gù néng yǐ shēng zhǎng shōu cáng zhōng ér fù shǐ wéi
纪，故能以生长收藏，终而复始。惟
xián rén shàng pèi tiān yǐ yǎng tóu xià xiàng dì yǐ yǎng zú
贤人上配天以养头，下象地以养足，
zhōng bàng rén shì yǐ yǎng wǔ zàng tiān qì tōng yú fèi dì qì
中傍人事以养五脏。天气通于肺，地气
tōng yú yì fēng qì tōng yú gān léi qì tōng yú xīn gǔ qì
通于嗌，风气通于肝，雷气通于心，谷气
tōng yú pí yǔ qì tōng yú shèn liù jīng wéi chuān cháng wèi
通于脾，雨气通于肾。六经为川，肠胃
wéi hǎi jiǔ qiào wéi shuǐ zhù zhī qì yǐ tiān dì wéi zhī yīn yáng
为海，九窍为水注之气。以天地为之阴阳，
yáng zhī hàn yǐ tiān dì zhī yǔ míng zhī yáng zhī qì yǐ tiān
阳之汗，以天地之雨名之；阳之气，以天
dì zhī jí fēng míng zhī bào qì xiàng léi nì qì xiàng yáng
地之疾风名之。暴气象雷，逆气象阳。

gù zhì bù fǎ tiān zhī jì bú yòng dì zhī lǐ zé zāi hài zhì yǐ
故治不法天之纪，不用地之理，则灾害至矣。

gù xié fēng zhī zhì jí rú fēng yǔ gù shàn zhì zhě zhì pí
故邪风之至，疾如风雨，故善治者治皮
máo qí cì zhì jī fū qí cì zhì jīn mài qí cì zhì liù fǔ
毛，其次治肌肤，其次治筋脉，其次治六腑，
qí cì zhì wǔ zàng zhì wǔ zàng zhě bàn sǐ bàn shēng yě gù
其次治五脏。治五脏者，半死半生也。故
tiān zhī xié qì gǎn zé hài rén wǔ zàng shuǐ gǔ zhī hán rè gǎn
天之邪气，感则害人五脏；水谷之寒热，感
zé hài yú liù fǔ dì zhī shī qì gǎn zé hài pí ròu jīn mài
则害于六腑；地之湿气，感则害皮肉筋脉。

gù shàn yòng zhēn zhě cóng yīn yǐn yáng cóng yáng yǐn yīn
故善用针者，从阴引阳，从阳引阴，
yǐ yòu zhì zuǒ yǐ zuǒ zhì yòu yǐ wǒ zhī bǐ yǐ biǎo zhī lǐ
以右治左，以左治右，以我知彼，以表知里，
yǐ guān guò yǔ bù jí zhī lǐ jiàn wēi dé guò yòng zhī bú dài
以观过与不及之理，见微得过，用之不殆。

shàn zhěn zhě chá sè àn mài xiān bié yīn yáng shěn qīng
善诊者，察色按脉，先别阴阳；审清
zhuó ér zhī bù fen shì chuǎn xī tīng yīn shēng ér zhī suǒ
浊，而知部分；视喘息，听音声，而知所
kǔ guān quán héng guī jǔ ér zhī bìng suǒ zhǔ àn chǐ cùn
苦；观权衡规矩，而知病所主；按尺寸，
guān fú chén huá sè ér zhī bìng suǒ shēng yǐ zhì wú guò yǐ
观浮沉滑涩，而知病所生。以治无过，以
zhěn zé bù shī yǐ
诊则不失矣。

gù yuē bìng zhī shǐ qǐ yě kě cì ér yǐ qí shèng
故曰：病之始起也，可刺而已；其盛，

kě dài shuāi ér yǐ gù yīn qí qīng ér yáng zhī yīn qí zhòng ér
可待衰而已。故因其轻而扬之，因其重而
jiǎn zhī yīn qí shuāi ér zhāng zhī xíng bù zú zhě wēn zhī yǐ
减之，因其衰而彰之。形不足者，温之以
qì jīng bù zú zhě bǔ zhī yǐ wèi qí gāo zhě yīn ér yuè
气；精不足者，补之以味。其高者，因而越
zhī qí xià zhě yǐn ér jié zhī zhōng mǎn zhě xiè zhī yú
之；其下者，引而竭之；中满者，泻之于
nèi qí yǒu xié zhě zì xíng yǐ wéi hàn qí zài pí zhě hàn
内；其有邪者，渍形以为汗；其在皮者，汗
ér fā zhī qí piāo hàn zhě àn ér shōu zhī qí shí zhě sàn
而发之；其慓悍者，按而收之；其实者，散
ér xiè zhī shěn qí yīn yáng yǐ bié róu gāng yáng bìng zhì
而泻之。审其阴阳，以别柔刚，阳病治
yīn yīn bìng zhì yáng dìng qí xuè qì gè shǒu qí xiāng xuè
阴，阴病治阳，定其血气，各守其乡，血
shí yí jué zhī qì xū yí chè yǐn zhī
实宜决之，气虚宜掣引之。

yīn yáng lí hé lùn piān dì liù
阴阳离合论篇第六

yīn yáng zhě shǔ zhī kě shí tuī zhī kě bǎi shǔ zhī
★阴阳者，数之可十，推之可百，数之
kě qiān tuī zhī kě wàn wàn zhī dà bù kě shèng shǔ rán qí
可千，推之可万，万之大不可胜数，然其
yào yī yě
要一也。

sān yáng zhī lí hé yě tài yáng wéi kāi yáng míng wéi
★三阳之离合也，太阳为开，阳明为

hé shào yáng wéi shū
阖，少阳为枢。

sān yīn zhī lí hé yě tài yīn wéi kāi jué yīn wéi hé
★三阴之离合也，太阴为开，厥阴为阖，

shào yīn wéi shū
少阴为枢。

yīn yáng bié lùn piān dì qī

阴阳别论篇第七

èr yáng zhī bìng fā xīn pí yǒu bù dé yǐn qū nǚ zǐ bú
★二阳之病发心脾，有不得隐曲，女子不

yuè qí chuán wéi fēng xiāo qí chuán wéi xī bēn zhě sǐ bú zhì
月；其传为风消，其传为息贲者，死不治。

yīn bó yáng bié wèi zhī yǒu zǐ yīn yáng xū cháng pì sǐ
★阴搏阳别谓之有子，阴阳虚肠澼死，

yáng jiā yú yīn wèi zhī hàn yīn xū yáng bó wèi zhī bēng
阳加于阴谓之汗，阴虚阳搏谓之崩。

líng lán mì diǎn lùn piān dì bā

灵兰秘典论篇第八

huáng dì wèn yuē yuàn wén shí èr zàng zhī xiāng shǐ guì
黄帝问曰：愿闻十二脏之相使，贵

jiàn hé rú qí bó duì yuē xī hū zāi wèn yě qǐng suì yán
贱何如？岐伯对曰：悉乎哉问也，请遂言
zhī xīn zhě jūn zhǔ zhī guān yě shén míng chū yān fèi zhě
之。心者，君主之官也，神明出焉。肺者，
xiāng fù zhī guān zhì jié chū yān gān zhě jiāng jūn zhī guān
相傅之官，治节出焉。肝者，将军之官，
móu lǜ chū yān dǎn zhě zhōng zhèng zhī guān jué duàn chū
谋虑出焉。胆者，中正之官，决断出
yān dàn zhōng zhě chén shǐ zhī guān xǐ lè chū yān pí wèi
焉。膻中者，臣使之官，喜乐出焉。脾胃
zhě cāng lǐn zhī guān wǔ wèi chū yān dà cháng zhě chuán
者，仓廪之官，五味出焉。大肠者，传
dǎo zhī guān biàn huà chū yān xiǎo cháng zhě shòu chéng zhī
道之官，变化出焉。小肠者，受盛之
guān huà wù chū yān shèn zhě zuò qiáng zhī guān jì qiǎo
官，化物出焉。肾者，作强之官，伎巧
chū yān sān jiāo zhě jué dú zhī guān shuǐ dào chū yān páng
出焉。三焦者，决渎之官，水道出焉。膀
guāng zhě zhōu dū zhī guān jīn yè cáng yān qì huà zé néng
胱者，州都之官，津液藏焉，气化则能
chū yǐ
出矣。

fán cǐ shí èr guān zhě bù dé xiāng shī yě gù zhǔ míng
凡此十二官者，不得相失也。故主明
zé xià ān yǐ cǐ yǎng shēng zé shòu mò shì bú dài yǐ wéi
则下安，以此养生则寿，殁世不殆，以为
tiān xià zé dà chāng zhǔ bù míng zé shí èr guān wēi shǐ dào bì
天下则大昌。主不明则十二官危，使道闭
sè ér bù tōng xíng nǎi dà shāng yǐ cǐ yǎng shēng zé yāng
塞而不通，形乃大伤，以此养生则殃，

yǐ wéi tiān xià zhě qí zōng dà wēi jiè zhī jiè zhī
以为天下者，其宗大危，戒之戒之！

zhì dào zài wēi biàn huà wú qióng shú zhī qí yuán jiǒng
至道在微，变化无穷，孰知其原！窘
hū zāi xiāo zhě qú qú shú zhī qí yào mǐn mǐn zhī dàng shú
乎哉，消者瞿瞿，孰知其要！闵闵之当，孰
zhě wéi liáng huǎng hū zhī shù shēng yú háo máo háo máo zhī
者为良！恍惚之数，生于毫氂，毫氂之
shù qǐ yú dù liáng qiān zhī wàn zhī kě yǐ yì dà tuī zhī
数，起于度量，千之万之，可以益大，推之
dà zhī qí xíng nǎi zhì
大之，其形乃制。

huáng dì yuē shàn zāi yú wén jīng guāng zhī dào dà
黄帝曰：善哉，余闻精光之道，大
shèng zhī yè ér xuān míng dà dào fēi zhāi jiè zé jí rì bù
圣之业，而宣明大道，非斋戒择吉日，不
gǎn shòu yě huáng dì nǎi zé jí rì liáng zhào ér cáng líng lán
敢受也。黄帝乃择吉日良兆，而藏灵兰
zhī shì yǐ chuán bǎo yān
之室，以传保焉。

liù jié zàng xiàng lùn piān dì jiǔ
六节藏象论篇第九

huáng dì wèn yuē yú wén tiān yǐ liù liù zhī jié yǐ
★黄帝问曰：余闻天以六六之节，以
chéng yí suì rén yǐ jiǔ jiǔ zhì huì jì rén yì yǒu sān bǎi liù shí
成一岁，人以九九制会，计人亦有三百六十

wǔ jié yǐ wéi tiān dì jiǔ yǐ bù zhī qí suǒ wèi yě qí
五节，以为天地，久矣。不知其所谓也？岐
bó duì yuē zhāo hū zāi wèn yě qǐng suì yán zhī fú liù liù zhī
伯对曰：昭乎哉问也，请遂言之。夫六六之
jié jiǔ jiǔ zhì huì zhě suǒ yǐ zhèng tiān zhī dù qì zhī shù
节、九九制会者，所以正天之度、气之数
yě tiān dù zhě suǒ yǐ zhì rì yuè zhī xíng yě qì shù zhě
也。天度者，所以制日月之行也；气数者，
suǒ yǐ jì huà shēng zhī yòng yě
所以纪化生之用也。

tiān wéi yáng dì wéi yīn rì wéi yáng yuè wéi yīn
天为阳，地为阴；日为阳，月为阴。
xíng yǒu fēn jì zhōu yǒu dào lǐ rì xíng yí dù yuè xíng shí
行有分纪，周有道理，日行一度，月行十
sān dù ér yǒu jī yān gù dà xiǎo yuè sān bǎi liù shí wǔ rì ér
三度而有奇焉，故大小月三百六十五日而
chéng suì jī qì yú ér yíng rùn yǐ lì duān yú shǐ biǎo
成岁，积气余而盈闰矣。立端于始，表
zhèng yú zhōng tuī yú yú zhōng ér tiān dù bì yǐ
正于中，推余于终，而天度毕矣。

wǔ rì wèi zhī hòu sān hòu wèi zhī qì liù qì wèi zhī
★五日谓之候，三候谓之气，六气谓之
shí sì shí wèi zhī suì ér gè cóng qí zhǔ zhì yān
时，四时谓之岁，而各从其主治焉。

chūn shèng zhǎng xià zhǎng xià shèng dōng dōng shèng
★春胜长夏，长夏胜冬，冬胜
xià xià shèng qiū qiū shèng chūn suǒ wèi dé wǔ xíng shí zhī
夏，夏胜秋，秋胜春，所谓得五行时之
shèng gè yǐ qì mìng qí zàng
胜，各以气命其脏。

dì yuē shàn yú wén qì hé ér yǒu xíng yīn biàn yǐ
★帝曰：善。余闻气合而有形，因变以
zhèng míng tiān dì zhī yùn yīn yáng zhī huà qí yú wàn wù
正名。天地之运，阴阳之化，其于万物，
shú shǎo shú duō kě dé wén hū
孰少孰多，可得闻乎？

qí bó yuē xī zāi wèn yě tiān zhì guǎng bù kě duó
岐伯曰：悉哉问也，天至广不可度，
dì zhì dà bù kě liáng dà shén líng wèn qǐng chén qí fāng cǎo
地至大不可量，大神灵问，请陈其方。草
shēng wǔ sè wǔ sè zhī biàn bù kě shèng shì cǎo shēng wǔ
生五色，五色之变，不可胜视，草生五
wèi wǔ wèi zhī měi bù kě shèng jí shì yù bù tóng gè
味，五味之美，不可胜极，嗜欲不同，各
yǒu suǒ tōng
有所通。

tiān sì rén yǐ wǔ qì dì sì rén yǐ wǔ wèi wǔ qì rù
天食人以五气，地食人以五味。五气入
bí cáng yú xīn fèi shàng shǐ wǔ sè xiū míng yīn shēng néng
鼻，藏于心肺，上使五色修明，音声能
zhāng wǔ wèi rù kǒu cáng yú cháng wèi wèi yǒu suǒ cáng
彰。五味入口，藏于肠胃，味有所藏，
yǐ yǎng wǔ qì qì hé ér shēng jīn yè xiāng chéng shén nǎi
以养五气，气和而生，津液相成，神乃
zì shēng
自生。

dì yuē zàng xiàng hé rú qí bó yuē xīn zhě shēng
帝曰：藏象何如？岐伯曰：心者，生
zhī běn shén zhī biàn yě qí huá zài miàn qí chōng zài xuè
之本，神之变也，其华在面，其充在血

mài wéi yáng zhōng zhī tài yáng tōng yú xià qì fèi zhě qì
脉，为阳中之太阳，通于夏气。肺者，气
zhī běn pò zhī chù yě qí huá zài máo qí chōng zài pí
之本，魄之处也，其华在毛，其充在皮，
wéi yáng zhōng zhī tài yīn tōng yú qiū qì shèn zhě zhǔ zhé
为阳中之太阴，通于秋气。肾者，主蛰，
fēng cáng zhī běn jīng zhī chǔ yě qí huá zài fà qí chōng zài
封藏之本，精之处也，其华在发，其充在
gǔ wéi yīn zhōng zhī shào yīn tōng yú dōng qì gān zhě pí
骨，为阴中之少阴，通于冬气。肝者，罢
jí zhī běn hún zhī jū yě qí huá zài zhǎo qí chōng zài jīn
极之本，魂之居也，其华在爪，其充在筋，
yǐ shēng xuè qì qí wèi suān qí sè cāng cǐ wéi yīn zhōng
以生血气，其味酸，其色苍，此为阴中
zhī shào yáng tōng yú chūn qì pí wèi dà cháng xiǎo cháng sān jiāo
之少阳，通于春气。脾胃大肠小肠三焦
páng guāng zhě cāng lǐn zhī běn yíng zhī jū yě míng yuē qì
膀胱者，仓廪之本，营之居也，名曰器，
néng huà zāo pò zhuǎn wèi ér rù chū zhě yě qí huá zài chún sì
能化糟粕，转味而入出者也，其华在唇四
bái qí chōng zài jī qí wèi gān qí sè huáng cǐ zhì yīn zhī
白，其充在肌，其味甘，其色黄，此至阴之
lèi tōng yú tǔ qì fán shí yī zàng qǔ jué yú dǎn yě
类，通于土气。凡十一脏，取决于胆也。

wǔ zàng shēng chéng piān dì shí
五脏生成篇第十

xīn zhī hé mài yě qí róng sè yě qí zhǔ shèn yě
★心之合脉也，其荣色也，其主肾也。

fèi zhī hé pí yě qí róng máo yě qí zhǔ xīn yě gān zhī hé
肺之合皮也，其荣毛也，其主心也。肝之合

jīn yě qí róng zhǎo yě qí zhǔ fèi yě pí zhī hé ròu yě
筋也，其荣爪也，其主肺也。脾之合肉也，

qí róng chún yě qí zhǔ gān yě shèn zhī hé gǔ yě qí róng
其荣唇也，其主肝也。肾之合骨也，其荣

fà yě qí zhǔ pí yě
发也，其主脾也。

shì gù duō shí xián zé mài níng sè ér biàn sè duō shí
是故多食咸，则脉凝泣[1]而变色；多食

kǔ zé pí gǎo ér máo bá duō shí xīn zé jīn jí ér zhǎo
苦，则皮槁而毛拔；多食辛，则筋急而爪

kū duō shí suān zé ròu zhī chú ér chún jiē duō shí gān zé
枯；多食酸，则肉胝胎而唇揭；多食甘，则

gǔ tòng ér fà luò cǐ wǔ wèi zhī suǒ shāng yě gù xīn yù kǔ
骨痛而发落，此五味之所伤也。故心欲苦，

fèi yù xīn gān yù suān pí yù gān shèn yù xián cǐ wǔ
肺欲辛，肝欲酸，脾欲甘，肾欲咸，此五

wèi zhī suǒ hé yě
味之所合也。

wǔ zàng zhī qì gù sè xiàn qīng rú cǎo zī zhě sǐ huáng
五脏之气，故色见青如草兹者死，黄

rú zhǐ shí zhě sǐ hēi rú tái zhě sǐ chì rú pēi xuè zhě sǐ
如枳实者死，黑如炲者死，赤如衃血者死，

bái rú kū gǔ zhě sǐ cǐ wǔ sè zhī xiàn sǐ yě qīng rú cuì yǔ
白如枯骨者死。此五色之见死也。青如翠羽

zhě shēng chì rú jī guān zhě shēng huáng rú xiè fù zhě shēng
者生，赤如鸡冠者生，黄如蟹腹者生，

---

① 泣：即涩。

bái rú shǐ gāo zhě shēng hēi rú wū yǔ zhě shēng cǐ wǔ sè zhī
白如豕膏者生，黑如乌羽者生。此五色之
xiàn shēng yě shēng yú xīn rú yǐ gǎo guǒ zhū shēng yú fèi
见生也。生于心，如以缟裹朱；生于肺，
rú yǐ gǎo guǒ hóng shēng yú gān rú yǐ gǎo guǒ gàn shēng
如以缟裹红；生于肝，如以缟裹绀；生
yú pí rú yǐ gǎo guǒ guā lóu shí shēng yú shèn rú yǐ gǎo
于脾，如以缟裹栝楼实；生于肾，如以缟
guǒ zǐ cǐ wǔ zàng suǒ shēng zhī wài róng yě
裹紫。此五脏所生之外荣也。

zhū mài zhě jiē shǔ yú mù zhū suǐ zhě jiē shǔ yú nǎo
★诸脉者皆属于目，诸髓者皆属于脑，
zhū jīn zhě jiē shǔ yú jié zhū xuè zhě jiē shǔ yú xīn zhū qì zhě
诸筋者皆属于节，诸血者皆属于心，诸气者
jiē shǔ yú fèi cǐ sì zhī bā xī zhī cháo xī yě
皆属于肺。此四肢八溪之朝夕①也。

gù rén wò xuè guī yú gān gān shòu xuè ér néng shì zú
故人卧血归于肝，肝受血而能视，足
shòu xuè ér néng bù zhǎng shòu xuè ér néng wò zhǐ shòu xuè ér
受血而能步，掌受血而能握，指受血而
néng shè wò chū ér fēng chuī zhī xuè níng yú fū zhě wéi bì
能摄。卧出而风吹之，血凝于肤者为痹，
níng yú mài zhě wéi sè níng yú zú zhě wéi jué cǐ sān zhě xuè
凝于脉者为泣，凝于足者为厥。此三者，血
xíng ér bù dé fǎn qí kǒng gù wéi bì jué yě
行而不得反其空，故为痹厥也。

fú mài zhī xiǎo dà huá sè fú chén kě yǐ zhǐ bié wǔ zàng
★夫脉之小大滑涩浮沉，可以指别；五脏

① 朝夕：同“潮汐”。

zhī xiàng kě yǐ lèi tuī wǔ zàng xiāng yīn kě yǐ yì shí wǔ
之象，可以类推；五脏相音，可以意识；五

sè wēi zhěn kě yǐ mù chá néng hé mài sè kě yǐ wàn quán
色微诊，可以目察。能合脉色，可以万全。

wǔ zàng bié lùn piān dì shí yī
五脏别论篇第十一

huáng dì wèn yuē yú wén fāng shì huò yǐ nǎo suǐ wéi
黄帝问曰：余闻方士，或以脑髓为

zàng huò yǐ cháng wèi wéi zàng huò yǐ wéi fǔ gǎn wèn gēng
脏，或以肠胃为脏，或以为腑，敢问更

xiāng fǎn jiē zì wèi shì bù zhī qí dào yuàn wén qí shuō
相反，皆自谓是，不知其道，愿闻其说。

qí bó duì yuē nǎo suǐ gǔ mài dǎn nǚ zǐ
岐伯对曰：脑、髓、骨、脉、胆、女子

bāo cǐ liù zhě dì qì zhī suǒ shēng yě jiē cáng yú yīn ér
胞，此六者，地气之所生也，皆藏于阴而

xiàng yú dì gù cáng ér bú xiè míng yuē qí héng zhī fǔ fú
象于地，故藏而不泻，名曰奇恒之府。夫

wèi dà cháng xiǎo cháng sān jiāo páng guāng cǐ wǔ
胃、大肠、小肠、三焦、膀胱，此五

zhě tiān qì zhī suǒ shēng yě qí qì xiàng tiān gù xiè ér bù
者，天气之所生也，其气象天，故泻而不

cáng cǐ shòu wǔ zàng zhuó qì míng yuē chuán huà zhī fǔ cǐ
藏，此受五脏浊气，名曰传化之府，此

bù néng jiǔ liú shū xiè zhě yě pò mén yì wéi wǔ zàng shǐ
不能久留，输泻者也。魄门亦为五脏使，

shuǐ gǔ bù dé jiǔ cáng suǒ wèi wǔ zàng zhě cáng jīng qì ér bú
水谷不得久藏。所谓五脏者，藏精气而不
xiè yě gù mǎn ér bù néng shí liù fǔ zhě chuán huà wù ér
泻也，故满而不能实。六腑者，传化物而
bù cáng gù shí ér bù néng mǎn yě suǒ yǐ rán zhě shuǐ gǔ
不藏，故实而不能满也。所以然者，水谷
rù kǒu zé wèi shí ér cháng xū shí xià zé cháng shí ér wèi
入口，则胃实而肠虚；食下，则肠实而胃
xū gù yuē shí ér bù mǎn mǎn ér bù shí yě
虚。故曰实而不满，满而不实也。

dì yuē qì kǒu hé yǐ dú wéi wǔ zàng zhǔ qí bó yuē
帝曰：气口何以独为五脏主？岐伯曰：
wèi zhě shuǐ gǔ zhī hǎi liù fǔ zhī dà yuán yě wǔ wèi rù
胃者，水谷之海，六腑之大源也。五味入
kǒu cáng yú wèi yǐ yǎng wǔ zàng qì qì kǒu yì tài yīn yě
口，藏于胃，以养五脏气，气口亦太阴也。
shì yǐ wǔ zàng liù fǔ zhī qì wèi jiē chū yú wèi biàn xiàn yú
是以五脏六腑之气味，皆出于胃，变见于
qì kǒu gù wǔ qì rù bí cáng yú xīn fèi xīn fèi yǒu bìng
气口。故五气入鼻，藏于心肺，心肺有病，
ér bí wéi zhī bú lì yě
而鼻为之不利也。

fán zhì bìng bì chá qí xià shì qí mài guān qí zhì yì
凡治病必察其下，适其脉，观其志意，
yǔ qí bìng yě jū yú guǐ shén zhě bù kě yǔ yán zhì dé wù
与其病也。拘于鬼神者，不可与言至德。恶
yú zhēn shí zhě bù kě yǔ yán zhì qiǎo bìng bù xǔ zhì zhě
于针石者，不可与言至巧。病不许治者，
bìng bì bú zhì zhì zhī wú gōng yǐ
病必不治，治之无功矣。

yì fǎ fāng yí lùn piān dì shí èr
异法方宜论篇第十二

huáng dì wèn yuē　yī zhī zhì bìng yě　yí bìng ér zhì gè
黄帝问曰：医之治病也，一病而治各
bù tóng　jiē yù　hé yě
不同，皆愈，何也？

qí bó duì yuē　dì shì shǐ rán yě　gù dōng fāng zhī yù
岐伯对曰：地势使然也。故东方之域，
tiān dì zhī suǒ shǐ shēng yě　yú yán zhī dì　hǎi bīn bàng shuǐ
天地之所始生也，鱼盐之地，海滨傍水，
qí mín shí yú ér shì xián　jiē ān qí chù　měi qí shí　yú zhě
其民食鱼而嗜咸，皆安其处，美其食，鱼者
shǐ rén rè zhōng　yán zhě shèng xuè　gù qí mín jiē hēi sè shū
使人热中，盐者胜血，故其民皆黑色疏
lǐ　qí bìng jiē wéi yōng yáng　qí zhì yí biān shí　gù biān shí
理，其病皆为痈疡，其治宜砭石。故砭石
zhě　yì cóng dōng fāng lái
者，亦从东方来。

xī fāng zhě　jīn yù zhī yù　shā shí zhī chù　tiān dì zhī
西方者，金玉之域，沙石之处，天地之
suǒ shōu yǐn yě　qí mín líng jū ér duō fēng　shuǐ tǔ gāng qiáng
所收引也，其民陵居而多风，水土刚强，
qí mín bù yī ér hè jiàn　qí mín huá shí ér zhī féi　gù xié bù
其民不衣而褐荐，其民华食而脂肥，故邪不
néng shāng qí xíng tǐ　qí bìng shēng yú nèi　qí zhì yí dú yào
能伤其形体，其病生于内，其治宜毒药。

gù dú yào zhě yì cóng xī fāng lái
故毒药者，亦从西方来。

běi fāng zhě tiān dì suǒ bì cáng zhī yù yě qí dì gāo líng
北方者，天地所闭藏之域也，其地高陵
jū fēng hán bīng liè qí mín lè yě chǔ ér rǔ shí zàng hán
居，风寒冰冽，其民乐野处而乳食，脏寒
shēng mǎn bìng qí zhì yí jiǔ ruò gù jiǔ ruò zhě yì cóng běi
生满病，其治宜灸焫。故灸焫者，亦从北
fāng lái
方来。

nán fāng zhě tiān dì suǒ zhǎng yǎng yáng zhī suǒ shèng chù
南方者，天地所长养，阳之所盛处
yě qí dì xià shuǐ tǔ ruò wù lù zhī suǒ jù yě qí mín
也，其地下，水土弱，雾露之所聚也，其民
shì suān ér shí fǔ gù qí mín jiē zhì lǐ ér chì sè qí bìng
嗜酸而食胕，故其民皆致理而赤色，其病
luán bì qí zhì yí wēi zhēn gù jiǔ zhēn zhě yì cóng nán
挛痹，其治宜微针。故九针者，亦从南
fāng lái
方来。

zhōng yāng zhě qí dì píng yǐ shī tiān dì suǒ yǐ shēng
中央者，其地平以湿，天地所以生
wàn wù yě zhòng qí mín shí zá ér bù láo gù qí bìng duō wěi
万物也众，其民食杂而不劳，故其病多痿
jué hán rè qí zhì yí dǎo yǐn àn qiāo gù dǎo yǐn àn qiāo zhě
厥寒热，其治宜导引按跻。故导引按跻者，
yì cóng zhōng yāng chū yě
亦从中央出也。

gù shèng rén zá hé yǐ zhì gè dé qí suǒ yí gù zhì suǒ
故圣人杂合以治，各得其所宜，故治所

yǐ yì ér bìng jiē yù zhě dé bìng zhī qíng zhī zhì zhī dà
以异而病皆愈者，得病之情，知治之大

tǐ yě
体也。

yí jīng biàn qì lùn piān dì shí sān
移精变气论篇第十三

huáng dì wèn yuē yú wén gǔ zhī zhì bìng wéi qí yí
★黄帝问曰：余闻古之治病，惟其移

jīng biàn qì kě zhù yóu ér yǐ jīn shì zhì bìng dú yào zhì qí
精变气，可祝由而已。今世治病，毒药治其

nèi zhēn shí zhì qí wài huò yù huò bú yù hé yě
内，针石治其外，或愈或不愈，何也？

qí bó duì yuē wǎng gǔ rén jū qín shòu zhī jiān dòng zuò
岐伯对曰：往古人居禽兽之间，动作

yǐ bì hán yīn jū yǐ bì shǔ nèi wú juàn mù zhī lèi wài wú
以避寒，阴居以避暑，内无眷慕之累，外无

shēn huàn zhī xíng cǐ tián dàn zhī shì xié bù néng shēn rù yě
伸宦之形，此恬憺之世，邪不能深入也。

gù dú yào bù néng zhì qí nèi zhēn shí bù néng zhì qí wài gù
故毒药不能治其内，针石不能治其外，故

kě yí jīng zhù yóu ér yǐ dāng jīn zhī shì bù rán yōu huàn yuán
可移精祝由而已。当今之世不然，忧患缘

qí nèi kǔ xíng shāng qí wài yòu shī sì shí zhī cóng nì hán
其内，苦形伤其外，又失四时之从，逆寒

shǔ zhī yí zéi fēng shuò zhì xū xié zhāo xī nèi zhì wǔ zàng
暑之宜，贼风数至，虚邪朝夕，内至五脏

gǔ suǐ wài shāng kǒng qiào jī fū suǒ yǐ xiǎo bìng bì shèn
骨髓，外伤空窍肌肤，所以小病必甚，
dà bìng bì sǐ gù zhù yóu bù néng yǐ yě
大病必死，故祝由不能已也。

shàng gǔ shǐ jiù dài jì lǐ sè mài ér tōng shén míng
★上古使僦贷季，理色脉而通神明，
hé zhī jīn mù shuǐ huǒ tǔ sì shí bā fēng liù hé bù lí qí cháng
合之金木水火土四时八风六合，不离其常，
biàn huà xiāng yí yǐ guān qí miào yǐ zhī qí yào yù zhī qí
变化相移，以观其妙，以知其要，欲知其
yào zé sè mài shì yǐ
要，则色脉是矣。

tāng yè láo lǐ lùn piān dì shí sì

汤液醪醴论篇第十四

dì yuē shàng gǔ shèng rén zuò tāng yè láo lǐ wéi ér
★帝曰：上古圣人作汤液醪醴，为而
bú yòng hé yě qí bó yuē zì gǔ shèng rén zhī zuò tāng yè láo
不用何也？岐伯曰：自古圣人之作汤液醪
lǐ zhě yǐ wéi bèi ěr fú shàng gǔ zuò tāng yè gù wéi ér
醴者，以为备耳，夫上古作汤液，故为而
fú fú yě zhōng gǔ zhī shì dào dé shāo shuāi xié qì shí
弗服也。中古之世，道德稍衰，邪气时
zhì fú zhī wàn quán
至，服之万全。

dì yuē jīn zhī shì bú bì yǐ hé yě qí bó yuē dāng
帝曰：今之世不必已何也？岐伯曰：当

jīn zhī shì bì jì dú yào gōng qí zhōng chán shí zhēn ài zhì qí
今之世，必齐毒药攻其中，镵石针艾治其
wài yě
外也。

dì yuē xíng bì xuè jìn ér gōng bú lì zhě hé qí bó
帝曰：形弊血尽而功不立者何？岐伯
yuē shén bù shǐ yě dì yuē hé wèi shén bù shǐ qí bó
曰：神不使也。帝曰：何谓神不使？岐伯
yuē zhēn shí dào yě jīng shén bú jìn zhì yì bú zhì gù
曰：针石，道也。精神不进，志意不治，故
bìng bù kě yù jīn jīng huài shén qù yíng wèi bù kě fù shōu
病不可愈。今精坏神去，荣[①]卫不可复收。
hé zhě shì yù wú qióng ér yōu huàn bù zhǐ jīng qì chí huài
何者？嗜欲无穷，而忧患不止，精气弛坏，
yíng sè wèi chú gù shén qù zhī ér bìng bú yù yě
营泣卫除，故神去之而病不愈也。

dì yuē fú bìng zhī shǐ shēng yě jí wēi jí jīng bì
帝曰：夫病之始生也，极微极精，必
xiān rù jié yú pí fū jīn liáng gōng jiē chēng yuē bìng chéng
先入结于皮肤。今良工皆称曰：病成
míng yuē nì zé zhēn shí bù néng zhì liáng yào bù néng jí yě
名曰逆，则针石不能治，良药不能及也。
jīn liáng gōng jiē dé qí fǎ shǒu qí shù qīn qi xiōng dì yuǎn
今良工皆得其法，守其数，亲戚兄弟远
jìn yīn shēng rì wén yú ěr wǔ sè rì xiàn yú mù ér bìng bú
近音声日闻于耳，五色日见于目，而病不
yù zhě yì hé xiá bù zǎo hū qí bó yuē bìng wéi běn gōng
愈者，亦何暇不早乎？岐伯曰：病为本，工

---

① 荣：即营。

wéi biāo biāo běn bù dé xié qì bù fú cǐ zhī wèi yě
为标，标本不得，邪气不服，此之谓也。

dì yuē qí yǒu bù cóng háo máo ér shēng wǔ zàng yáng
帝曰：其有不从毫毛而生，五脏阳

yǐ jié yě jīn yè chōng guō qí pò dú jū jīng gū yú nèi
以竭也，津液充郭，其魄独居，精孤于内，

qì hào yú wài xíng bù kě yǔ yī xiāng bǎo cǐ sì jí jí ér
气耗于外，形不可与衣相保，此四极急而

dòng zhōng shì qì jù yú nèi ér xíng yì yú wài zhì zhī nài
动中，是气拒于内，而形施于外，治之奈

hé qí bó yuē píng zhì yú quán héng qù yù chén cuò wēi
何？岐伯曰：平治于权衡，去宛陈莝，微

dòng sì jí wēn yī miù cì qí chù yǐ fù qí xíng kāi guǐ
动四极，温衣，缪刺其处，以复其形。开鬼

mén jié jìng fǔ jīng yǐ shí fú wǔ yáng yǐ bù shū dí wǔ
门，洁净府，精以时服，五阳已布，疏涤五

zàng gù jīng zì shēng xíng zì shèng gǔ ròu xiāng bǎo jù
脏，故精自生，形自盛，骨肉相保，巨

qì nǎi píng dì yuē shàn
气乃平。帝曰：善。

yù bǎn lùn yào piān dì shí wǔ

玉版论要篇第十五

kuí duó zhě duó bìng zhī qiǎn shēn yě qí héng zhě
★揆度者，度病之浅深也。奇恒者，

yán qí bìng yě qǐng yán dào zhī zhì shù wǔ sè mài biàn kuí
言奇病也。请言道之至数，五色脉变，揆

duó qí héng dào zài yú yī shén zhuǎn bù huí huí zé bù
度奇恒，道在于一。神转不回，回则不
zhuàn nǎi shī qí jī zhì shù zhī yào pò jìn yǐ wēi zhù zhī
转，乃失其机。至数之要，迫近以微，著之
yù bǎn mìng yuē hé yù jī
玉版，命曰合玉机。

mài yào jīng wēi lùn piān dì shí qī

脉要精微论篇第十七

huáng dì wèn yuē zhěn fǎ hé rú qí bó duì yuē
★黄帝问曰：诊法何如？岐伯对曰：
zhěn fǎ cháng yǐ píng dàn yīn qì wèi dòng yáng qì wèi sàn
诊法常以平旦，阴气未动，阳气未散，
yǐn shí wèi jìn jīng mài wèi shèng luò mài tiáo yún qì xuè wèi
饮食未进，经脉未盛，络脉调匀，气血未
luàn gù nǎi kě zhěn yǒu guò zhī mài
乱，故乃可诊有过之脉。

qiè mài dòng jìng ér shì jīng míng chá wǔ sè guān wǔ zàng
切脉动静而视精明，察五色，观五脏
yǒu yú bù zú liù fǔ qiáng ruò xíng zhī shèng shuāi yǐ cǐ
有余不足，六腑强弱，形之盛衰，以此
cān wǔ jué sǐ shēng zhī fēn
参伍，决死生之分。

fú mài zhě xuè zhī fǔ yě cháng zé qì zhì duǎn zé
夫脉者，血之府也，长则气治，短则
qì bìng shuò zé fán xīn dà zé bìng jìn shàng shèng zé qì
气病，数则烦心，大则病进，上盛则气

gāo xià shèng zé qì zhàng dài zé qì shuāi xì zé qì shǎo
高，下盛则气胀，代则气衰，细则气少，
sè zé xīn tòng hún hún jí zhì rú yǒng quán bìng jìn ér sè
涩则心痛，浑浑革至如涌泉，病进而色
bì mián mián qí qù rú xián jué sǐ
弊，绵绵其去如弦绝，死。

fú jīng míng wǔ sè zhě qì zhī huá yě chì yù rú bái guǒ
夫精明五色者，气之华也。赤欲如白裹
zhū bú yù rú zhě bái yù rú é yǔ bú yù rú yán qīng yù
朱，不欲如赭；白欲如鹅羽，不欲如盐；青欲
rú cāng bì zhī zé bú yù rú lán huáng yù rú luó guǒ xióng
如苍璧之泽，不欲如蓝；黄欲如罗裹雄
huáng bú yù rú huáng tǔ hēi yù rú zhòng qī sè bú yù rú
黄，不欲如黄土；黑欲如重漆色，不欲如
dì cāng wǔ sè jīng wēi xiàng xiàn yǐ qí shòu bù jiǔ yě fú
地苍。五色精微象见矣，其寿不久也。夫
jīng míng zhě suǒ yǐ shì wàn wù bié bái hēi shěn duǎn cháng
精明者，所以视万物，别白黑，审短长。
yǐ cháng wéi duǎn yǐ bái wéi hēi rú shì zé jīng shuāi yǐ
以长为短，以白为黑，如是则精衰矣。

wǔ zàng zhě zhōng zhī shǒu yě zhōng shèng zàng mǎn
五脏者，中之守也，中盛脏满，
qì shèng shāng kǒng zhě shēng rú cóng shì zhōng yán shì zhōng
气胜伤恐者，声如从室中言，是中
qì zhī shī yě yán ér wēi zhōng rì nǎi fù yán zhě cǐ duó qì
气之湿也。言而微，终日乃复言者，此夺气
yě yī bèi bù liǎn yán yǔ shàn è bú bì qīn shū zhě cǐ
也。衣被不敛，言语善恶，不避亲疏者，此
shén míng zhī luàn yě cāng lǐn bù cáng zhě shì mén hù bú yào
神明之乱也。仓廪不藏者，是门户不要

yě　shuǐ quán bù zhǐ zhě　shì páng guāng bù cáng yě　dé shǒu
也。水泉不止者，是膀胱不藏也。得守
zhě shēng　shī shǒu zhě sǐ
者生，失守者死。

fú wǔ zàng zhě　shēn zhī qiáng yě　tóu zhě jīng míng zhī
夫五脏者，身之强也。头者精明之
fǔ　tóu qīng shì shēn　jīng shén jiāng duó yǐ　bèi zhě xiōng zhōng
府，头倾视深，精神将夺矣。背者胸中
zhī fǔ　bèi qū jiān suí　fǔ jiāng huài yǐ　yāo zhě shèn zhī fǔ
之府，背曲肩随，府将坏矣。腰者肾之府，
zhuǎn yáo bù néng　shèn jiāng bèi yǐ　xī zhě jīn zhī fǔ　qū
转摇不能，肾将惫矣。膝者筋之府，屈
shēn bù néng　xíng zé lóu fǔ　jīn jiāng bèi yǐ　gǔ zhě suǐ zhī
伸不能，行则偻附①，筋将惫矣。骨者髓之
fǔ　bù néng jiǔ lì　xíng zé zhèn diào　gǔ jiāng bèi yǐ　dé
府，不能久立，行则振掉，骨将惫矣。得
qiáng zé shēng　shī qiáng zé sǐ
强则生，失强则死。

wàn wù zhī wài　liù hé zhī nèi　tiān dì zhī biàn　yīn
★万物之外，六合之内，天地之变，阴
yáng zhī yìng　bǐ chūn zhī nuǎn　wéi xià zhī shǔ　bǐ qiū zhī fèn
阳之应。彼春之暖，为夏之暑；彼秋之忿，
wéi dōng zhī nù　sì biàn zhī dòng　mài yǔ zhī shàng xià　yǐ
为冬之怒。四变之动，脉与之上下，以
chūn yìng zhōng guī　xià yìng zhōng jǔ　qiū yìng zhōng héng　dōng
春应中规，夏应中矩，秋应中衡，冬
yìng zhōng quán　shì gù dōng zhì sì shí wǔ rì　yáng qì wēi
应中权。是故冬至四十五日，阳气微

---

① 附：即俯。

shàng yīn qì wēi xià xià zhì sì shí wǔ rì yīn qì wēi shàng
上，阴气微下；夏至四十五日，阴气微上，
yáng qì wēi xià
阳气微下。

shì gù chí mài yǒu dào xū jìng wéi bǎo chūn rì fú
★是故持脉有道，虚静为保。春日浮，
rú yú zhī yóu zài bō xià rì zài fū fàn fàn hū wàn wù yǒu yú
如鱼之游在波；夏日在肤，泛泛乎万物有余；
qiū rì xià fū zhé chóng jiāng qù dōng rì zài gǔ zhé chóng
秋日下肤，蛰虫将去；冬日在骨，蛰虫
zhōu mì jūn zǐ jū shì gù yuē zhī nèi zhě àn ér jì zhī
周密，君子居室。故曰：知内者按而纪之，
zhī wài zhě zhōng ér shǐ zhī
知外者终而始之。

chǐ nèi liǎng páng zé jì xié yě chǐ wài yǐ hòu
★尺内两傍[①]，则季胁也，尺外以候
shèn chǐ lǐ yǐ hòu fù zhōng fù shàng zuǒ wài yǐ hòu gān
肾，尺里以候腹。中附上，左外以候肝，
nèi yǐ hòu gé yòu wài yǐ hòu wèi nèi yǐ hòu pí shàng fù
内以候膈；右外以候胃，内以候脾。上附
shàng yòu wài yǐ hòu fèi nèi yǐ hòu xiōng zhōng zuǒ wài yǐ
上，右外以候肺，内以候胸中；左外以
hòu xīn nèi yǐ hòu dàn zhōng qián yǐ hòu qián hòu yǐ hòu
候心，内以候膻中。前以候前，后以候
hòu shàng jìng shàng zhě xiōng hóu zhōng shì yě xià jìng xià
后。上竟上者，胸喉中事也；下竟下
zhě shào fù yāo gǔ xī jìng zú zhōng shì yě
者，少腹腰股膝胫足中事也。

---

① 傍：同“旁”。

píng rén qì xiàng lùn piān dì shí bā
平人气象论篇第十八

huáng dì wèn yuē píng rén hé rú qí bó duì yuē
★黄帝问曰：平人何如？岐伯对曰：
rén yì hū mài zài dòng yì xī mài yì zài dòng hū xī dìng xī
人一呼脉再动，一吸脉亦再动，呼吸定息
mài wǔ dòng rùn yǐ tài xī mìng yuē píng rén píng rén zhě
脉五动，闰以太息，命曰平人。平人者，
bú bìng yě cháng yǐ bú bìng tiáo bìng rén yī bú bìng gù wéi
不病也。常以不病调病人，医不病，故为
bìng rén píng xī yǐ tiáo zhī wéi fǎ
病人平息以调之为法。

píng rén zhī cháng qì bǐng yú wèi wèi zhě píng rén zhī
★平人之常气禀于胃，胃者平人之
cháng qì yě rén wú wèi qì yuē nì nì zhě sǐ
常气也。人无胃气曰逆，逆者死。

wèi zhī dà luò míng yuē xū lǐ guàn gé luò fèi chū
★胃之大络，名曰虚里，贯膈络肺，出
yú zuǒ rǔ xià qí dòng yìng yī mài zōng qì yě shèng chuǎn
于左乳下，其动应衣，脉宗气也。盛喘
shuò jué zhě zé bìng zài zhōng jié ér héng yǒu jī yǐ jué
数绝者，则病在中；结而横，有积矣；绝
bú zhì yuē sǐ rǔ zhī xià qí dòng yìng yī zōng qì xiè yě
不至曰死。乳之下，其动应衣，宗气泄也。

rén yǐ shuǐ gǔ wéi běn gù rén jué shuǐ gǔ zé sǐ mài
★人以水谷为本，故人绝水谷则死，脉

wú wèi qì yì sǐ suǒ wèi wú wèi qì zhě dàn dé zhēn zàng mài
无胃气亦死。所谓无胃气者，但得真脏脉
bù dé wèi qì yě suǒ wèi mài bù dé wèi qì zhě gān bù xián
不得胃气也。所谓脉不得胃气者，肝不弦
shèn bù shí yě
肾不石也。

yù jī zhēn zàng lùn piān dì shí jiǔ
玉机真脏论篇第十九

qí bó yuē pí mài zhě tǔ yě gū zàng yǐ guàn sì
★岐伯曰：脾脉者土也，孤脏以灌四
páng zhě yě
傍者也。

dì yuē rán zé pí shàn è kě dé jiàn zhī hū qí bó
帝曰：然则脾善恶，可得见之乎？岐伯
yuē shàn zhě bù kě dé jiàn è zhě kě jiàn
曰：善者不可得见，恶者可见。

wǔ zàng shòu qì yú qí suǒ shēng chuán zhī yú qí suǒ
★五脏受气于其所生，传之于其所
shèng qì shè yú qí suǒ shēng sǐ yú qí suǒ bú shèng
胜，气舍于其所生，死于其所不胜。

wǔ zàng xiāng tōng yí jiē yǒu cì wǔ zàng yǒu bìng
★五脏相通，移皆有次，五脏有病，
zé gè chuán qí suǒ shèng bú zhì fǎ sān yuè ruò liù yuè ruò
则各传其所胜。不治，法三月若六月，若
sān rì ruò liù rì chuán wǔ zàng ér dāng sǐ shì shùn chuán suǒ
三日若六日，传五脏而当死，是顺传所

shèng zhī cì gù yuē bié yú yáng zhě zhī bìng cóng lái bié
胜之次。故曰：别于阳者，知病从来；别

yú yīn zhě zhī sǐ shēng zhī qī yán zhī zhì qí suǒ kùn ér sǐ
于阴者，知死生之期。言知至其所困而死。

shì gù fēng zhě bǎi bìng zhī zhǎng yě
★是故风者百病之长也。

rán qí cù fā zhě bú bì zhì yú chuán huò qí chuán
★然其卒发者，不必治于传，或其传

huà yǒu bù yǐ cì bù yǐ cì rù zhě yōu kǒng bēi xǐ nù lìng
化有不以次，不以次入者，忧恐悲喜怒，令

bù dé yǐ qí cì gù lìng rén yǒu dà bìng yǐ
不得以其次，故令人有大病矣。

wǔ zàng zhě jiē bǐng qì yú wèi wèi zhě wǔ zàng zhī
★五脏者皆禀气于胃，胃者五脏之

běn yě
本也。

huáng dì yuē fán zhì bìng chá qí xíng qì sè zé
★黄帝曰：凡治病，察其形气色泽，

mài zhī shèng shuāi bìng zhī xīn gù nǎi zhì zhī wú hòu qí
脉之盛衰，病之新故，乃治之，无后其

shí xíng qì xiāng dé wèi zhī kě zhì sè zé yǐ fú wèi zhī
时。形气相得，谓之可治；色泽以浮，谓之

yì yǐ mài cóng sì shí wèi zhī kě zhì mài ruò yǐ huá shì
易已；脉从四时，谓之可治；脉弱以滑，是

yǒu wèi qì mìng yuē yì zhì qǔ zhī yǐ shí xíng qì xiāng shī
有胃气，命曰易治，取之以时。形气相失，

wèi zhī nán zhì sè yāo bù zé wèi zhī nán yǐ mài shí yǐ jiān
谓之难治；色夭不泽，谓之难已；脉实以坚，

wèi zhī yì shèn mài nì sì shí wéi bù kě zhì bì chá sì
谓之益甚；脉逆四时，为不可治。必察四

nán ér míng gào zhī
难，而明告之。

huáng dì yuē yú wén xū shí yǐ jué sǐ shēng yuàn
★黄帝曰：余闻虚实以决死生，愿
wén qí qíng qí bó yuē wǔ shí sǐ wǔ xū sǐ dì yuē
闻其情。岐伯曰：五实死，五虚死。帝曰：
yuàn wén wǔ shí wǔ xū qí bó yuē mài shèng pí rè fù
愿闻五实五虚。岐伯曰：脉盛，皮热，腹
zhàng qián hòu bù tōng mèn mào cǐ wèi wǔ shí mài xì
胀，前后不通，闷瞀，此谓五实。脉细，
pí hán qì shǎo xiè lì qián hòu yǐn shí bú rù cǐ wèi wǔ
皮寒，气少，泄利前后，饮食不入，此谓五
xū dì yuē qí shí yǒu shēng zhě hé yě qí bó yuē jiāng
虚。帝曰：其时有生者何也？岐伯曰：浆
zhōu rù wèi xiè zhù zhǐ zé xū zhě huó shēn hàn dé hòu lì
粥入胃，泄注止，则虚者活；身汗得后利，
zé shí zhě huó cǐ qí hòu yě
则实者活。此其候也。

sān bù jiǔ hòu lùn piān dì èr shí
三部九候论篇第二十

qí bó yuē tiān dì zhī zhì shù shǐ yú yī zhōng yú
★岐伯曰：天地之至数，始于一，终于
jiǔ yān yī zhě tiān èr zhě dì sān zhě rén yīn ér sān zhī
九焉。一者天，二者地，三者人，因而三之，
sān sān zhě jiǔ yǐ yìng jiǔ yě gù rén yǒu sān bù bù yǒu sān
三三者九，以应九野。故人有三部，部有三

hòu yǐ jué sǐ shēng yǐ chǔ bǎi bìng yǐ tiáo xū shí ér
候，以决死生，以处百病，以调虚实，而
chú xié jí
除邪疾。

dì yuē hé wèi sān bù qí bó yuē yǒu xià bù yǒu
帝曰：何谓三部？岐伯曰：有下部，有
zhōng bù yǒu shàng bù bù gè yǒu sān hòu sān hòu zhě yǒu
中部，有上部，部各有三候，三候者，有
tiān yǒu dì yǒu rén yě bì zhǐ ér dǎo zhī nǎi yǐ wéi zhēn
天有地有人也，必指而导之，乃以为真。
shàng bù tiān liǎng é zhī dòng mài shàng bù dì liǎng jiá zhī
上部天，两额之动脉；上部地，两颊之
dòng mài shàng bù rén ěr qián zhī dòng mài zhōng bù tiān
动脉；上部人，耳前之动脉。中部天，
shǒu tài yīn yě zhōng bù dì shǒu yáng míng yě zhōng bù
手太阴也；中部地，手阳明也；中部
rén shǒu shào yīn yě xià bù tiān zú jué yīn yě xià bù
人，手少阴也。下部天，足厥阴也；下部
dì zú shào yīn yě xià bù rén zú tài yīn yě gù xià bù
地，足少阴也；下部人，足太阴也。故下部
zhī tiān yǐ hòu gān dì yǐ hòu shèn rén yǐ hòu pí wèi zhī qì
之天以候肝，地以候肾，人以候脾胃之气。

jīng mài bié lùn piān dì èr shí yī
经脉别论篇第二十一

huáng dì wèn yuē rén zhī jū chǔ dòng jìng yǒng qiè mài
★黄帝问曰：人之居处动静勇怯，脉

yì wéi zhī biàn hū qí bó duì yuē fán rén zhī jīng kǒng huì láo
亦为之变乎？岐伯对曰：凡人之惊恐恚劳
dòng jìng jiē wéi biàn yě shì yǐ yè xíng zé chuǎn chū yú shèn
动静，皆为变也。是以夜行则喘出于肾，
yín qì bìng fèi yǒu suǒ duò kǒng chuǎn chū yú gān yín qì hài
淫气病肺。有所堕恐，喘出于肝，淫气害
pí yǒu suǒ jīng kǒng chuǎn chū yú fèi yín qì shāng xīn dù
脾。有所惊恐，喘出于肺，淫气伤心。度
shuǐ diē pū chuǎn chū yú shèn yǔ gǔ dāng shì zhī shí yǒng
水跌仆，喘出于肾与骨，当是之时，勇
zhě qì xíng zé yǐ qiè zhě zé zhuó ér wéi bìng yě gù yuē
者气行则已，怯者则着而为病也。故曰：
zhěn bìng zhī dào guān rén yǒng qiè gǔ ròu pí fū néng zhī qí
诊病之道，观人勇怯骨肉皮肤，能知其
qíng yǐ wéi zhěn fǎ yě
情，以为诊法也。

gù yǐn shí bǎo shèn hàn chū yú wèi jīng ér duó jīng hàn
故饮食饱甚，汗出于胃。惊而夺精，汗
chū yú xīn chí zhòng yuǎn xíng hàn chū yú shèn jí zǒu kǒng
出于心。持重远行，汗出于肾。疾走恐
jù hàn chū yú gān yáo tǐ láo kǔ hàn chū yú pí gù chūn
惧，汗出于肝。摇体劳苦，汗出于脾。故春
qiū dōng xià sì shí yīn yáng shēng bìng qǐ yú guò yòng cǐ
秋冬夏，四时阴阳，生病起于过用，此
wéi cháng yě
为常也。

shí qì rù wèi sàn jīng yú gān yín qì yú jīn shí qì rù
食气入胃，散精于肝，淫气于筋。食气入
wèi zhuó qì guī xīn yín jīng yú mài mài qì liú jīng jīng qì
胃，浊气归心，淫精于脉。脉气流经，经气

guī yú fèi fèi cháo bǎi mài shū jīng yú pí máo máo mài hé
归于肺，肺朝百脉，输精于皮毛。毛脉合
jīng xíng qì yú fǔ fǔ jīng shén míng liú yú sì zàng qì
精，行气于腑，腑精神明，留于四脏，气
guī yú quán héng quán héng yǐ píng qì kǒu chéng cùn yǐ jué
归于权衡。权衡以平，气口成寸，以决
sǐ shēng
死生。

yǐn rù yú wèi yóu yì jīng qì shàng shū yú pí pí qì
饮入于胃，游溢精气，上输于脾。脾气
sàn jīng shàng guī yú fèi tōng tiáo shuǐ dào xià shū páng
散精，上归于肺，通调水道，下输膀
guāng shuǐ jīng sì bù wǔ jīng bìng xíng hé yú sì shí wǔ zàng
胱。水精四布，五经并行，合于四时五脏
yīn yáng kuí duó yǐ wéi cháng yě
阴阳，揆度以为常也。

zàng qì fǎ shí lùn piān dì èr shí èr
脏气法时论篇第二十二

gān kǔ jí jí shí gān yǐ huǎn zhī
★肝苦急，急食甘以缓之。

xīn kǔ huǎn jí shí suān yǐ shōu zhī
★心苦缓，急食酸以收之。

pí kǔ shī jí shí kǔ yǐ zào zhī
★脾苦湿，急食苦以燥之。

fèi kǔ qì shàng nì jí shí kǔ yǐ xiè zhī
★肺苦气上逆，急食苦以泄之。

shèn kǔ zào jí shí xīn yǐ rùn zhī kāi còu lǐ zhì
★肾苦燥，急食辛以润之，开腠理，致
jīn yè tōng qì yě
津液，通气也。

gān yù sàn jí shí xīn yǐ sàn zhī yòng xīn bǔ zhī
★肝欲散，急食辛以散之，用辛补之，
suān xiè zhī
酸泻之。

xīn yù ruǎn jí shí xián yǐ ruǎn zhī yòng xián bǔ zhī
★心欲软，急食咸以软之，用咸补之，
gān xiè zhī
甘泻之。

pí yù huǎn jí shí gān yǐ huǎn zhī yòng kǔ xiè zhī
★脾欲缓，急食甘以缓之，用苦泻之，
gān bǔ zhī
甘补之。

fèi yù shōu jí shí suān yǐ shōu zhī yòng suān bǔ
★肺欲收，急食酸以收之，用酸补
zhī xīn xiè zhī
之，辛泻之。

shèn yù jiān jí shí kǔ yǐ jiān zhī yòng kǔ bǔ zhī
★肾欲坚，急食苦以坚之，用苦补之，
xián xiè zhī
咸泻之。

dú yào gōng xié wǔ gǔ wéi yǎng wǔ guǒ wéi zhù wǔ
★毒药攻邪，五谷为养，五果为助，五
chù wéi yì wǔ cài wéi chōng qì wèi hé ér fú zhī yǐ bǔ jīng
畜为益，五菜为充，气味合而服之，以补精
yì qì
益气。

xuān míng wǔ qì piān dì èr shí sān

宣明五气篇第二十三

wǔ wèi suǒ rù suān rù gān xīn rù fèi kǔ rù xīn
五味所入：酸入肝，辛入肺，苦入心，
xián rù shèn gān rù pí shì wèi wǔ rù
咸入肾，甘入脾。是谓五入。

wǔ qì suǒ bìng xīn wéi ài fèi wéi ké gān wéi yǔ
五气所病：心为噫，肺为咳，肝为语，
pí wéi tūn shèn wéi qiàn wéi tì wèi wéi qì nì wéi yuě wéi
脾为吞，肾为欠为嚏，胃为气逆为哕为
kǒng dà cháng xiǎo cháng wéi xiè xià jiāo yì wéi shuǐ páng
恐，大肠小肠为泄，下焦溢为水，膀
guāng bú lì wéi lóng bù yuē wéi yí niào dǎn wéi nù shì wèi
胱不利为癃，不约为遗溺，胆为怒。是谓
wǔ bìng
五病。

wǔ jīng suǒ bìng jīng qì bìng yú xīn zé xǐ bìng yú fèi zé
五精所并：精气并于心则喜，并于肺则
bēi bìng yú gān zé yōu bìng yú pí zé wèi bìng yú shèn zé
悲，并于肝则忧，并于脾则畏，并于肾则
kǒng shì wèi wǔ bìng xū ér xiāng bìng zhě yě
恐。是谓五并，虚而相并者也。

wǔ zàng suǒ wù xīn wù rè fèi wù hán gān wù fēng
五脏所恶：心恶热，肺恶寒，肝恶风，
pí wù shī shèn wù zào shì wèi wǔ wù
脾恶湿，肾恶燥。是谓五恶。

wǔ zàng huà yè　xīn wéi hàn　fèi wéi tì　gān wéi lèi
五脏化液：心为汗，肺为涕，肝为泪，
pí wéi xián　shèn wéi tuò　shì wèi wǔ yè
脾为涎，肾为唾。是谓五液。

wǔ wèi suǒ jìn　xīn zǒu qì　qì bìng wú duō shí xīn　xián
五味所禁：辛走气，气病无多食辛；咸
zǒu xuè　xuè bìng wú duō shí xián　kǔ zǒu gǔ　gǔ bìng wú duō shí
走血，血病无多食咸；苦走骨，骨病无多食
kǔ　gān zǒu ròu　ròu bìng wú duō shí gān　suān zǒu jīn　jīn
苦；甘走肉，肉病无多食甘；酸走筋，筋
bìng wú duō shí suān　shì wèi wǔ jìn　wú lìng duō shí
病无多食酸。是谓五禁，无令多食。

wǔ bìng suǒ fā　yīn bìng fā yú gǔ　yáng bìng fā yú xuè
五病所发：阴病发于骨，阳病发于血，
yīn bìng fā yú ròu　yáng bìng fā yú dōng　yīn bìng fā yú xià
阴病发于肉，阳病发于冬，阴病发于夏。
shì wèi wǔ fā
是谓五发。

wǔ xié suǒ luàn　xié rù yú yáng zé kuáng　xié rù yú yīn
五邪所乱：邪入于阳则狂，邪入于阴
zé bì　bó yáng zé wéi diān jí　bó yīn zé wéi yīn　yáng rù
则痹，搏阳则为巅疾，搏阴则为喑，阳入
zhī yīn zé jìng　yīn chū zhī yáng zé nù　shì wèi wǔ luàn
之阴则静，阴出之阳则怒。是谓五乱。

wǔ xié suǒ jiàn　chūn dé qiū mài　xià dé dōng mài　zhǎng
五邪所见：春得秋脉，夏得冬脉，长
xià dé chūn mài　qiū dé xià mài　dōng dé zhǎng xià mài　míng
夏得春脉，秋得夏脉，冬得长夏脉，名
yuē yīn chū zhī yáng　bìng shàn nù bú zhì　shì wèi wǔ xié　jiē
曰阴出之阳，病善怒不治。是谓五邪。皆

tóng mìng sǐ bú zhì
同命，死不治。

wǔ zàng suǒ cáng xīn cáng shén fèi cáng pò gān cáng
五脏所藏：心藏神，肺藏魄，肝藏
hún pí cáng yì shèn cáng zhì shì wèi wǔ zàng suǒ cáng
魂，脾藏意，肾藏志。是谓五脏所藏。

wǔ zàng suǒ zhǔ xīn zhǔ mài fèi zhǔ pí gān zhǔ jīn
五脏所主：心主脉，肺主皮，肝主筋，
pí zhǔ ròu shèn zhǔ gǔ shì wèi wǔ zhǔ
脾主肉，肾主骨。是谓五主。

wǔ láo suǒ shāng jiǔ shì shāng xiě jiǔ wò shāng qì jiǔ
五劳所伤：久视伤血，久卧伤气，久
zuò shāng ròu jiǔ lì shāng gǔ jiǔ xíng shāng jīn shì wèi wǔ
坐伤肉，久立伤骨，久行伤筋。是谓五
láo suǒ shāng
劳所伤。

wǔ mài yìng xiàng gān mài xián xīn mài gōu pí mài dài
五脉应象：肝脉弦，心脉钩，脾脉代，
fèi mài máo shèn mài shí shì wèi wǔ zàng zhī mài
肺脉毛，肾脉石。是谓五脏之脉。

bǎo mìng quán xíng lùn piān dì èr shí wǔ
宝命全形论篇第二十五

tiān fù dì zài wàn wù xī bèi mò guì yú rén rén yǐ
★天覆地载，万物悉备，莫贵于人，人以
tiān dì zhī qì shēng sì shí zhī fǎ chéng
天地之气生，四时之法成。

fú rén shēng yú dì xuán mìng yú tiān tiān dì hé qì
★夫人生于地，悬命于天，天地合气，
mìng zhī yuē rén rén néng yìng sì shí zhě tiān dì wéi zhī fù mǔ
命之曰人。人能应四时者，天地为之父母。
zhī wàn wù zhě wèi zhī tiān zǐ tiān yǒu yīn yáng rén yǒu shí
知万物者，谓之天子。天有阴阳，人有十
èr jié tiān yǒu hán shǔ rén yǒu xū shí
二节；天有寒暑，人有虚实。

mù dé jīn ér fá huǒ dé shuǐ ér miè tǔ dé mù ér
★木得金而伐，火得水而灭，土得木而
dá jīn dé huǒ ér quē shuǐ dé tǔ ér jué wàn wù jìn rán
达，金得火而缺，水得土而绝，万物尽然，
bù kě shèng jié gù zhēn yǒu xuán bù tiān xià zhě wǔ qián shǒu
不可胜竭。故针有悬布天下者五，黔首
gòng yú shí mò zhī zhī yě yī yuē zhì shén èr yuē zhī yǎng
共余食，莫知之也。一曰治神，二曰知养
shēn sān yuē zhī dú yào wéi zhēn sì yuē zhì biān shí xiǎo dà
身，三曰知毒药为真，四曰制砭石小大，
wǔ yuē zhī fǔ zàng xuè qì zhī zhěn
五曰知腑脏血气之诊。

bā zhèng shén míng lùn piān dì èr shí liù
八正神明论篇第二十六

fán cì zhī fǎ bì hòu rì yuè xīng chén sì shí bā
★凡刺之法，必候日月星辰，四时八
zhèng zhī qì qì dìng nǎi cì zhī shì gù tiān wēn rì míng zé
正之气，气定乃刺之。是故天温日明，则

rén xuè nào yè ér wèi qì fú gù xuè yì xiè qì yì xíng tiān
人血淖液而卫气浮，故血易泻，气易行；天
hán rì yīn zé rén xuè níng sè ér wèi qì chén yuè shǐ shēng
寒日阴，则人血凝泣而卫气沉。月始生，
zé xuè qì shǐ jīng wèi qì shǐ xíng yuè guō mǎn zé xuè qì
则血气始精，卫气始行；月郭满，则血气
shí jī ròu jiān yuè guō kōng zé jī ròu jiǎn jīng luò xū
实，肌肉坚；月郭空，则肌肉减，经络虚，
wèi qì qù xíng dú jū shì yǐ yīn tiān shí ér tiáo xuè qì yě
卫气去，形独居。是以因天时而调血气也。
shì yǐ tiān hán wú cì tiān wēn wú yí yuè shēng wú xiè yuè
是以天寒无刺，天温无疑，月生无泻，月
mǎn wú bǔ yuè guō kōng wú zhì shì wèi dé shí ér tiáo zhī
满无补，月郭空无治，是谓得时而调之。

shàng gōng jiù qí méng yá bì xiān jiàn sān bù jiǔ hòu
★上工救其萌芽，必先见三部九候
zhī qì jìn tiáo bú bài ér jiù zhī gù yuē shàng gōng xià gōng
之气，尽调不败而救之，故曰上工。下工
jiù qí yǐ chéng jiù qí yǐ bài jiù qí yǐ chéng zhě yán bù
救其已成，救其已败。救其已成者，言不
zhī sān bù jiǔ hòu zhī xiāng shī yīn bìng ér bài zhī yě
知三部九候之相失，因病而败之也。

gù yǎng shén zhě bì zhī xíng zhī féi shòu yíng wèi xuè
★故养神者，必知形之肥瘦，荣卫血
qì zhī shèng shuāi xuè qì zhě rén zhī shén bù kě bù
气之盛衰。血气者，人之神，不可不
jǐn yǎng
谨养。

qǐng yán xíng xíng hū xíng mù míng míng wèn qí suǒ
★请言形，形乎形，目冥冥，问其所

bìng suǒ zhī yú jīng huì rán zài qián àn zhī bù dé bù zhī
病，索之于经，慧然在前，按之不得，不知
qí qíng gù yuē xíng
其情，故曰形。

qǐng yán shén shén hū shén ěr bù wén mù míng xīn
★请言神，神乎神，耳不闻，目明心
kāi ér zhì xiān huì rán dú wù kǒu fú néng yán jù shì dú
开而志先，慧然独悟，口弗能言，俱视独
jiàn shì ruò hūn zhāo rán dú míng ruò fēng chuī yún gù
见，适若昏，昭然独明，若风吹云，故
yuē shén
曰神。

tōng píng xū shí lùn piān dì èr shí bā
通评虚实论篇第二十八

xié qì shèng zé shí jīng qì duó zé xū
★邪气盛则实，精气夺则虚。

tài yīn yáng míng lùn piān dì èr shí jiǔ
太阴阳明论篇第二十九

huáng dì wèn yuē tài yīn yáng míng wéi biǎo lǐ pí wèi
黄帝问曰：太阴阳明为表里，脾胃
mài yě shēng bìng ér yì zhě hé yě qí bó duì yuē yīn yáng
脉也，生病而异者何也？岐伯对曰：阴阳

yì wèi gēng xū gēng shí gēng nì gēng cóng huò cóng nèi
异位，更虚更实，更逆更从，或从内，
huò cóng wài suǒ cóng bù tóng gù bìng yì míng yě
或从外，所从不同，故病异名也。

dì yuē yuàn wén qí yì zhuàng yě qí bó yuē yáng
帝曰：愿闻其异状也。岐伯曰：阳
zhě tiān qì yě zhǔ wài yīn zhě dì qì yě zhǔ nèi gù
者，天气也，主外；阴者，地气也，主内。故
yáng dào shí yīn dào xū gù fàn zéi fēng xū xié zhě yáng shòu
阳道实，阴道虚。故犯贼风虚邪者，阳受
zhī shí yǐn bù jié qǐ jū bù shí zhě yīn shòu zhī yáng
之；食饮不节，起居不时者，阴受之。阳
shòu zhī zé rù liù fǔ yīn shòu zhī zé rù wǔ zàng rù liù fǔ
受之则入六腑，阴受之则入五脏。入六腑
zé shēn rè bù shí wò shàng wéi chuǎn hū rù wǔ zàng zé mǎn
则身热不时卧，上为喘呼；入五脏则满
bì sè xià wéi sūn xiè jiǔ wéi cháng pì gù hóu zhǔ tiān qì
闭塞，下为飧泄，久为肠澼。故喉主天气，
yān zhǔ dì qì gù yáng shòu fēng qì yīn shòu shī qì gù yīn
咽主地气。故阳受风气，阴受湿气。故阴
qì cóng zú shàng xíng zhì tóu ér xià xíng xún bì zhì zhǐ duān
气从足上行至头，而下行循臂至指端；
yáng qì cóng shǒu shàng xíng zhì tóu ér xià xíng zhì zú gù yuē
阳气从手上行至头，而下行至足。故曰
yáng bìng zhě shàng xíng jí ér xià yīn bìng zhě xià xíng jí ér
阳病者上行极而下，阴病者下行极而
shàng gù shāng yú fēng zhě shàng xiān shòu zhī shāng yú shī
上。故伤于风者，上先受之；伤于湿
zhě xià xiān shòu zhī
者，下先受之。

dì yuē pí bìng ér sì zhī bú yòng hé yě qí bó yuē
帝曰：脾病而四肢不用何也？岐伯曰：
sì zhī jiē bǐng qì yú wèi ér bù dé zhì jīng bì yīn yú pí
四肢皆禀气于胃，而不得至经，必因于脾，
nǎi dé bǐng yě jīn pí bìng bù néng wéi wèi xíng qí jīn yè sì
乃得禀也。今脾病不能为胃行其津液，四
zhī bù dé bǐng shuǐ gǔ qì qì rì yǐ shuāi mài dào bú lì
肢不得禀水谷气，气日以衰，脉道不利，
jīn gǔ jī ròu jiē wú qì yǐ shēng gù bú yòng yān
筋骨肌肉，皆无气以生，故不用焉。

dì yuē pí bù zhǔ shí hé yě qí bó yuē pí zhě tǔ
帝曰：脾不主时何也？岐伯曰：脾者土
yě zhì zhōng yāng cháng yǐ sì shí zhǎng sì zàng gè shí bā
也，治中央，常以四时长四脏，各十八
rì jì zhì bù dé dú zhǔ yú shí yě pí zàng zhě cháng zhuó wèi
日寄治，不得独主于时也。脾脏者常著胃
tǔ zhī jīng yě tǔ zhě shēng wàn wù ér fǎ tiān dì gù shàng xià
土之精也，土者生万物而法天地，故上下
zhì tóu zú bù dé zhǔ shí yě
至头足，不得主时也。

dì yuē pí yǔ wèi yǐ mó xiāng lián ěr ér néng wéi zhī
帝曰：脾与胃以膜相连耳，而能为之
xíng qí jīn yè hé yě qí bó yuē zú tài yīn zhě sān yīn yě
行其津液何也？岐伯曰：足太阴者三阴也，
qí mài guàn wèi shǔ pí luò yì gù tài yīn wéi zhī xíng qì yú sān
其脉贯胃属脾络嗌，故太阴为之行气于三
yīn yáng míng zhě biǎo yě wǔ zàng liù fǔ zhī hǎi yě yì wéi
阴。阳明者表也，五脏六腑之海也，亦为
zhī xíng qì yú sān yáng zàng fǔ gè yīn qí jīng ér shòu qì yú yáng
之行气于三阳。脏腑各因其经而受气于阳

míng gù wéi wèi xíng qí jīn yè sì zhī bù dé bǐng shuǐ gǔ qì
明，故为胃行其津液。四肢不得禀水谷气，
rì yǐ yì shuāi yīn dào bú lì jīn gǔ jī ròu wú qì yǐ shēng
日以益衰，阴道不利，筋骨肌肉无气以生，
gù bú yòng yān
故不用焉。

yáng míng mài jiě piān dì sān shí
阳明脉解篇第三十

dì yuē shàn bìng shèn zé qì yī ér zǒu dēng gāo
★帝曰：善。病甚则弃衣而走，登高
ér gē huò zhì bù shí shù rì yú yuán shàng wū suǒ shàng
而歌，或至不食数日，逾垣上屋，所上
zhī chù jiē fēi qí sù suǒ néng yě bìng fǎn néng zhě hé yě
之处，皆非其素所能也，病反能者何也？
qí bó yuē sì zhī zhě zhū yáng zhī běn yě yáng shèng zé sì zhī
岐伯曰：四肢者诸阳之本也，阳盛则四肢
shí shí zé néng dēng gāo yě
实，实则能登高也。

dì yuē qí qì yī ér zǒu zhě hé yě qí bó yuē rè
帝曰：其弃衣而走者何也？岐伯曰：热
shèng yú shēn gù qì yī yù zǒu yě
盛于身，故弃衣欲走也。

dì yuē qí wàng yán mà lì bú bì qīn shū ér gē zhě hé
帝曰：其妄言骂詈不避亲疏而歌者何
yě qí bó yuē yáng shèng zé shǐ rén wàng yán mà lì bú bì qīn
也？岐伯曰：阳盛则使人妄言骂詈不避亲

shū ér bú yù shí bú yù shí gù wàng zǒu yě
疏而不欲食，不欲食故妄走也。

rè lùn piān dì sān shí yī
热论篇第三十一

huáng dì wèn yuē jīn fú rè bìng zhě jiē shāng hán zhī
★黄帝问曰：今夫热病者，皆伤寒之
lèi yě huò yù huò sǐ qí sǐ jiē yǐ liù qī rì zhī jiān qí
类也，或愈或死，其死皆以六七日之间，其
yù jiē yǐ shí rì yǐ shàng zhě hé yě bù zhī qí jiě yuàn wén
愈皆以十日以上者何也？不知其解，愿闻
qí gù qí bó duì yuē jù yáng zhě zhū yáng zhī shǔ yě qí
其故。岐伯对曰：巨阳者，诸阳之属也，其
mài lián yú fēng fǔ gù wéi zhū yáng zhǔ qì yě rén zhī shāng yú
脉连于风府，故为诸阳主气也。人之伤于
hán yě zé wéi bìng rè rè suī shèn bù sǐ qí liǎng gǎn yú
寒也，则为病热，热虽甚不死；其两感于
hán ér bìng zhě bì bù miǎn yú sǐ
寒而病者，必不免于死。

dì yuē yuàn wén qí zhuàng qí bó yuē shāng hán yí
帝曰：愿闻其状。岐伯曰：伤寒一
rì jù yáng shòu zhī gù tóu xiàng tòng yāo jǐ jiàng èr rì
日，巨阳受之，故头项痛，腰脊强。二日
yáng míng shòu zhī yáng míng zhǔ ròu qí mài jiā bí luò yú mù
阳明受之，阳明主肉，其脉夹鼻络于目，
gù shēn rè mù téng ér bí gān bù dé wò yě sān rì shào yáng
故身热目疼而鼻干，不得卧也。三日少阳

shòu zhī shào yáng zhǔ dǎn qí mài xún xié luò yú ěr gù xiōng
受之，少阳主胆，其脉循胁络于耳，故胸

xié tòng ér ěr lóng sān yáng jīng luò jiē shòu qí bìng ér wèi rù
胁痛而耳聋。三阳经络皆受其病，而未入

yú zàng zhě gù kě hàn ér yǐ sì rì tài yīn shòu zhī tài yīn
于脏者，故可汗而已。四日太阴受之，太阴

mài bù wèi zhōng luò yú yì gù fù mǎn ér yì gān wǔ rì
脉布胃中，络于嗌，故腹满而嗌干。五日

shào yīn shòu zhī shào yīn mài guàn shèn luò yú fèi xì shé běn
少阴受之，少阴脉贯肾络于肺，系舌本，

gù kǒu zào shé gān ér kě liù rì jué yīn shòu zhī jué yīn mài xún
故口燥舌干而渴。六日厥阴受之，厥阴脉循

yīn qì ér luò yú gān gù fán mǎn ér náng suō sān yīn sān yáng
阴器而络于肝，故烦满而囊缩。三阴三阳，

wǔ zàng liù fǔ jiē shòu bìng yíng wèi bù xíng wǔ zàng bù tōng
五脏六腑皆受病，荣卫不行，五脏不通，

zé sǐ yǐ
则死矣。

qí bù liǎng gǎn yú hán zhě qī rì jù yáng bìng shuāi tóu
其不两感于寒者，七日巨阳病衰，头

tòng shǎo yù bā rì yáng míng bìng shuāi shēn rè shǎo yù
痛少愈；八日阳明病衰，身热少愈；

jiǔ rì shào yáng bìng shuāi ěr lóng wēi wén shí rì tài yīn bìng
九日少阳病衰，耳聋微闻；十日太阴病

shuāi fù jiǎn rú gù zé sī yǐn shí shí yī rì shào yīn bìng
衰，腹减如故，则思饮食；十一日少阴病

shuāi kě zhǐ bù mǎn shé gān yǐ ér tì shí èr rì jué yīn
衰，渴止不满，舌干已而嚏；十二日厥阴

bìng shuāi náng zòng shào fù wēi xià dà qì jiē qù bìng rì
病衰，囊纵少腹微下，大气皆去，病日

yǐ yǐ
已矣。

dì yuē zhì zhī nài hé qí bó yuē zhì zhī gè tōng qí
帝曰：治之奈何？岐伯曰：治之各通其

zàng mài bìng rì shuāi yǐ yǐ qí wèi mǎn sān rì zhě kě hàn
脏脉，病日衰已矣。其未满三日者，可汗

ér yǐ qí mǎn sān rì zhě kě xiè ér yǐ
而已；其满三日者，可泄而已。

dì yuē rè bìng yǐ yù shí yǒu suǒ yí zhě hé yě qí
帝曰：热病已愈，时有所遗者何也？岐

bó yuē zhū yí zhě rè shèn ér qiǎng shí zhī gù yǒu suǒ yí
伯曰：诸遗者，热甚而强食之，故有所遗

yě ruò cǐ zhě jiē bìng yǐ shuāi ér rè yǒu suǒ cáng yīn qí
也。若此者，皆病已衰而热有所藏，因其

gǔ qì xiāng bó liǎng rè xiāng hé gù yǒu suǒ yí yě
谷气相薄，两热相合，故有所遗也。

dì yuē shàn zhì yí nài hé qí bó yuē shì qí xū
帝曰：善。治遗奈何？岐伯曰：视其虚

shí tiáo qí nì cóng kě shǐ bì yǐ yǐ
实，调其逆从，可使必已矣。

dì yuē bìng rè dāng hé jìn zhī qí bó yuē bìng rè
帝曰：病热当何禁之？岐伯曰：病热

shǎo yù shí ròu zé fù duō shí zé yí cǐ qí jìn yě
少愈，食肉则复，多食则遗，此其禁也。

fán bìng shāng hán ér chéng wēn zhě xiān xià zhì rì zhě
★凡病伤寒而成温者，先夏至日者

wéi bìng wēn hòu xià zhì rì zhě wéi bìng shǔ shǔ dāng yǔ hàn jiē
为病温，后夏至日者为病暑，暑当与汗皆

chū wù zhǐ
出，勿止。

píng rè bìng lùn piān dì sān shí sān

评热病论篇第三十三

huáng dì wèn yuē yǒu bìng wēn zhě hàn chū zhé fù rè ér mài zào jí bù wéi hàn shuāi kuáng yán bù néng shí bìng míng wéi hé qí bó duì yuē bìng míng yīn yáng jiāo jiāo zhě sǐ yě

★黄帝问曰：有病温者，汗出辄复热，而脉躁疾不为汗衰，狂言不能食，病名为何？岐伯对曰：病名阴阳交，交者死也。

xié zhī suǒ còu qí qì bì xū yīn xū zhě yáng bì còu zhī

★邪之所凑，其气必虚，阴虚者阳必凑之。

nì tiáo lùn piān dì sān shí sì

逆调论篇第三十四

yíng qì xū zé bù rén wèi qì xū zé bú yòng yíng wèi jù xū zé bù rén qiě bú yòng

★荣气虚则不仁，卫气虚则不用，荣卫俱虚，则不仁且不用。

wèi bù hé zé wò bù ān

★胃不和则卧不安。

shèn zhě shuǐ zàng zhǔ jīn yè zhǔ wò yǔ chuǎn yě
★肾者水脏，主津液，主卧与喘也。

ké lùn piān dì sān shí bā
咳论篇第三十八

huáng dì wèn yuē fèi zhī lìng rén ké hé yě qí bó duì
黄帝问曰：肺之令人咳何也？岐伯对
yuē wǔ zàng liù fǔ jiē lìng rén ké fēi dú fèi yě dì yuē
曰：五脏六腑皆令人咳，非独肺也。帝曰：
yuàn wén qí zhuàng qí bó yuē pí máo zhě fèi zhī hé yě
愿闻其状。岐伯曰：皮毛者，肺之合也，
pí máo xiān shòu xié qì xié qì yǐ cóng qí hé yě qí hán yǐn
皮毛先受邪气，邪气以从其合也。其寒饮
shí rù wèi cóng fèi mài shàng zhì yú fèi zé fèi hán fèi hán zé
食入胃，从肺脉上至于肺则肺寒，肺寒则
wài nèi hé xié yīn ér kè zhī zé wéi fèi ké wǔ zàng gè yǐ
外内合邪，因而客之，则为肺咳。五脏各以
qí shí shòu bìng fēi qí shí gè chuán yǐ yǔ zhī
其时受病，非其时各传以与之。

rén yǔ tiān dì xiāng cān gù wǔ zàng gè yǐ zhì shí gǎn yú
人与天地相参，故五脏各以治时，感于
hán zé shòu bìng wēi zé wéi ké shèn zhě wéi xiè wéi tòng
寒则受病，微则为咳，甚者为泄为痛。
chéng qiū zé fèi xiān shòu xié chéng chūn zé gān xiān shòu zhī
乘秋则肺先受邪，乘春则肝先受之，
chéng xià zé xīn xiān shòu zhī chéng zhì yīn zé pí xiān shòu zhī
乘夏则心先受之，乘至阴则脾先受之，

chéng dōng zé shèn xiān shòu zhī
乘冬则肾先受之。

dì yuē hé yǐ yì zhī qí bó yuē fèi ké zhī zhuàng
帝曰：何以异之？岐伯曰：肺咳之状，
ké ér chuǎn xī yǒu yīn shèn zé tuò xuè xīn ké zhī zhuàng
咳而喘息有音，甚则唾血。心咳之状，
ké zé xīn tòng hóu zhōng jiè jiè rú gěng zhuàng shèn zé yān
咳则心痛，喉中介介如梗状，甚则咽
zhǒng hóu bì gān ké zhī zhuàng ké zé liǎng xié xià tòng shèn
肿喉痹。肝咳之状，咳则两胁下痛，甚
zé bù kě yǐ zhuǎn zhuǎn zé liǎng qū xià mǎn pí ké zhī
则不可以转，转则两胠下满。脾咳之
zhuàng ké zé yòu xié xià tòng yīn yīn yǐn jiān bèi shèn zé bù
状，咳则右胁下痛，阴阴引肩背，甚则不
kě yǐ dòng dòng zé ké jù shèn ké zhī zhuàng ké zé yāo
可以动，动则咳剧。肾咳之状，咳则腰
bèi xiāng yǐn ér tòng shèn zé ké xián
背相引而痛，甚则咳涎。

dì yuē liù fǔ zhī ké nài hé ān suǒ shòu bìng qí bó
帝曰：六腑之咳奈何？安所受病？岐伯
yuē wǔ zàng zhī jiǔ ké nǎi yí yú liù fǔ pí ké bù yǐ
曰：五脏之久咳，乃移于六腑。脾咳不已，
zé wèi shòu zhī wèi ké zhī zhuàng ké ér ǒu ǒu shèn zé
则胃受之，胃咳之状，咳而呕，呕甚则
cháng chóng chū gān ké bù yǐ zé dǎn shòu zhī dǎn ké zhī
长虫出。肝咳不已，则胆受之，胆咳之
zhuàng ké ǒu dǎn zhī fèi ké bù yǐ zé dà cháng shòu zhī
状，咳呕胆汁。肺咳不已，则大肠受之，
dà cháng ké zhuàng ké ér yí shǐ xīn ké bù yǐ zé xiǎo
大肠咳状，咳而遗矢。心咳不已，则小

cháng shòu zhī xiǎo cháng ké zhuàng ké ér shī qì qì yǔ
肠受之，小肠咳状，咳而失气，气与
ké jù shī shèn ké bù yǐ zé páng guāng shòu zhī páng
咳俱失。肾咳不已，则膀胱受之，膀
guāng ké zhuàng ké ér yí niào jiǔ ké bù yǐ zé sān jiāo
胱咳状，咳而遗溺。久咳不已，则三焦
shòu zhī sān jiāo ké zhuàng ké ér fù mǎn bù yù shí yǐn
受之，三焦咳状，咳而腹满，不欲食饮，
cǐ jiē jù yú wèi guān yú fèi shǐ rén duō tì tuò ér miàn fú
此皆聚于胃，关于肺，使人多涕唾而面浮
zhǒng qì nì yě
肿气逆也。

dì yuē zhì zhī nài hé qí bó yuē zhì zàng zhě zhì qí
帝曰：治之奈何？岐伯曰：治脏者治其
shū zhì fǔ zhě zhì qí hé fú zhǒng zhě zhì qí jīng dì
俞，治腑者治其合，浮肿者治其经。帝
yuē shàn
曰：善。

jǔ tòng lùn piān dì sān shí jiǔ
举痛论篇第三十九

shàn yán tiān zhě bì yǒu yàn yú rén shàn yán gǔ zhě
★善言天者，必有验于人；善言古者，
bì yǒu hé yú jīn shàn yán rén zhě bì yǒu yàn yú jǐ rú
必有合于今；善言人者，必有厌于己。如
cǐ zé dào bú huò ér yāo shù jí suǒ wèi míng yě
此，则道不惑而要数极，所谓明也。

dì yuē yuàn wén rén zhī wǔ zàng cù tòng hé qì shǐ
★帝曰：愿闻人之五脏卒痛，何气使
rán qí bó duì yuē jīng mài liú xíng bù zhǐ huán zhōu bù xiū
然？岐伯对曰：经脉流行不止，环周不休，
hán qì rù jīng ér jī chí sè ér bù xíng kè yú mài wài zé xuè
寒气入经而稽迟，泣而不行，客于脉外则血
shǎo kè yú mài zhōng zé qì bù tōng gù cù rán ér tòng
少，客于脉中则气不通，故卒然而痛。

qí bó yuē hán qì kè yú mài wài zé mài hán mài hán
★岐伯曰：寒气客于脉外则脉寒，脉寒
zé suō quán suō quán zé mài chù jí chù jí zé wài yǐn xiǎo luò
则缩蜷，缩蜷则脉绌急，绌急则外引小络，
gù cù rán ér tòng dé jiǒng zé tòng lì zhǐ yīn chóng zhōng yú
故卒然而痛，得炅则痛立止，因重中于
hán zé tòng jiǔ yǐ
寒，则痛久矣。

dì yuē suǒ wèi yán ér kě zhī zhě yě shì ér kě jiàn
★帝曰：所谓言而可知者也，视而可见
nài hé qí bó yuē wǔ zàng liù fǔ gù jìn yǒu bù shì qí wǔ
奈何？岐伯曰：五脏六腑固尽有部，视其五
sè huáng chì wéi rè bái wéi hán qīng hēi wéi tòng cǐ suǒ
色，黄赤为热，白为寒，青黑为痛，此所
wèi shì ér kě jiàn zhě yě
谓视而可见者也。

dì yuē mén ér kě dé nài hé qí bó yuē shì qí
帝曰：扪而可得，奈何？岐伯曰：视其
zhǔ bìng zhī mài jiān ér xuè jí xiàn xià zhě jiē kě mén ér
主病之脉，坚而血及陷下者，皆可扪而
dé yě
得也。

dì yuē shàn yú zhī bǎi bìng shēng yú qì yě nù zé
帝曰：善。余知百病生于气也。怒则
qì shàng xǐ zé qì huǎn bēi zé qì xiāo kǒng zé qì xià
气上，喜则气缓，悲则气消，恐则气下，
hán zé qì shōu jiǒng zé qì xiè jīng zé qì luàn láo zé qì
寒则气收，炅则气泄，惊则气乱，劳则气
hào sī zé qì jié jiǔ qì bù tóng hé bìng zhī shēng
耗，思则气结，九气不同，何病之生？

qí bó yuē nù zé qì nì shèn zé ǒu xuè jí sūn xiè
岐伯曰：怒则气逆，甚则呕血及飧泄，
gù qì shàng yǐ xǐ zé qì hé zhì dá yíng wèi tōng lì gù
故气上矣。喜则气和志达，荣卫通利，故
qì huǎn yǐ bēi zé xīn xì jí fèi bù yè jǔ ér shàng jiāo
气缓矣。悲则心系急，肺布叶举，而上焦
bù tōng yíng wèi bú sàn rè qì zài zhōng gù qì xiāo yǐ
不通，荣卫不散，热气在中，故气消矣。
kǒng zé jīng què què zé shàng jiāo bì bì zé qì huán huán
恐则精却，却则上焦闭，闭则气还，还
zé xià jiāo zhàng gù qì bù xíng yǐ hán zé còu lǐ bì qì
则下焦胀，故气不行矣。寒则腠理闭，气
bù xíng gù qì shōu yǐ jiǒng zé còu lǐ kāi yíng wèi tōng
不行，故气收矣。炅则腠理开，荣卫通，
hàn dà xiè gù qì xiè jīng zé xīn wú suǒ yǐ shén wú suǒ
汗大泄，故气泄。惊则心无所倚，神无所
guī lǜ wú suǒ dìng gù qì luàn yǐ láo zé chuǎn xī hàn chū
归，虑无所定，故气乱矣。劳则喘息汗出，
wài nèi jiē yuè gù qì hào yǐ sī zé xīn yǒu suǒ cún shén yǒu
外内皆越，故气耗矣。思则心有所存，神有
suǒ guī zhèng qì liú ér bù xíng gù qì jié yǐ
所归，正气留而不行，故气结矣。

bì lùn piān dì sì shí sān
痹论篇第四十三

huáng dì wèn yuē bì zhī ān shēng qí bó duì yuē
★黄帝问曰：痹之安生？岐伯对曰：
fēng hán shī sān qì zá zhì hé ér wéi bì yě qí fēng qì shèng
风寒湿三气杂至，合而为痹也。其风气胜
zhě wéi xíng bì hán qì shèng zhě wéi tòng bì shī qì shèng zhě
者为行痹，寒气胜者为痛痹，湿气胜者
wéi zhuó bì yě
为著痹也。

dì yuē qí yǒu wǔ zhě hé yě qí bó yuē yǐ dōng yù
帝曰：其有五者何也？岐伯曰：以冬遇
cǐ zhě wéi gǔ bì yǐ chūn yù cǐ zhě wéi jīn bì yǐ xià yù cǐ
此者为骨痹，以春遇此者为筋痹，以夏遇此
zhě wéi mài bì yǐ zhì yīn yù cǐ zhě wéi jī bì yǐ qiū yù cǐ
者为脉痹，以至阴遇此者为肌痹，以秋遇此
zhě wéi pí bì
者为皮痹。

dì yuē nèi shè wǔ zàng liù fǔ hé qì shǐ rán qí bó
帝曰：内舍五脏六腑，何气使然？岐伯
yuē wǔ zàng jiē yǒu hé bìng jiǔ ér bú qù zhě nèi shè yú qí
曰：五脏皆有合，病久而不去者，内舍于其
hé yě gù gǔ bì bù yǐ fù gǎn yú xié nèi shè yú shèn
合也。故骨痹不已，复感于邪，内舍于肾；
jīn bì bù yǐ fù gǎn yú xié nèi shè yú gān mài bì bù yǐ
筋痹不已，复感于邪，内舍于肝；脉痹不已，

fù gǎn yú xié nèi shè yú xīn jī bì bù yǐ fù gǎn yú xié
复感于邪，内舍于心；肌痹不已，复感于邪，
nèi shè yú pí pí bì bù yǐ fù gǎn yú xié nèi shè yú
内舍于脾；皮痹不已，复感于邪，内舍于
fèi suǒ wèi bì zhě gè yǐ qí shí chóng gǎn yú fēng hán shī zhī
肺。所谓痹者，各以其时重感于风寒湿之
qì yě
气也。

yīn qì zhě jìng zé shén cáng zào zé xiāo wáng yǐn
★阴气者，静则神藏，躁则消亡。饮
shí zì bèi cháng wèi nǎi shāng
食自倍，肠胃乃伤。

dì yuē yíng wèi zhī qì yì lìng rén bì hū qí bó yuē
★帝曰：荣卫之气亦令人痹乎？岐伯曰：
yíng zhě shuǐ gǔ zhī jīng qì yě hé tiáo yú wǔ zàng sǎ chén
荣者，水谷之精气也，和调于五脏，洒陈
yú liù fǔ nǎi néng rù yú mài yě gù xún mài shàng xià guàn
于六腑，乃能入于脉也。故循脉上下，贯
wǔ zàng luò liù fǔ yě wèi zhě shuǐ gǔ zhī hàn qì yě qí
五脏，络六腑也。卫者，水谷之悍气也，其
qì piāo jí huá lì bù néng rù yú mài yě gù xún pí fū zhī
气慓疾滑利，不能入于脉也，故循皮肤之
zhōng fēn ròu zhī jiān xūn yú huāng mó sàn yú xiōng fù nì
中，分肉之间，熏于肓膜，散于胸腹，逆
qí qì zé bìng cóng qí qì zé yù bù yǔ fēng hán shī qì hé
其气则病，从其气则愈，不与风寒湿气合，
gù bù wéi bì
故不为痹。

wěi lùn piān dì sì shí sì
痿论篇第四十四

huáng dì wèn yuē wǔ zàng shǐ rén wěi hé yě qí bó
★黄帝问曰：五脏使人痿何也？岐伯
duì yuē fèi zhǔ shēn zhī pí máo xīn zhǔ shēn zhī xuè mài gān
对曰：肺主身之皮毛，心主身之血脉，肝
zhǔ shēn zhī jīn mó pí zhǔ shēn zhī jī ròu shèn zhǔ shēn zhī
主身之筋膜，脾主身之肌肉，肾主身之
gú suǐ gù fèi rè yè jiāo zé pí máo xū ruò jí bó zhuó
骨髓，故肺热叶焦，则皮毛虚弱急薄，著
zé shēng wěi bì yě xīn qì rè zé xià mài jué ér shàng
则生痿躄也。心气热，则下脉厥而上，
shàng zé xià mài xū xū zé shēng mài wěi shū zhé qiè jìng
上则下脉虚，虚则生脉痿，枢折挈，胫
zòng ér bú rèn dì yě gān qì rè zé dǎn xiè kǒu kǔ jīn mó
纵而不任地也；肝气热，则胆泄口苦筋膜
gān jīn mó gān zé jīn jí ér luán fā wéi jīn wěi pí qì
干，筋膜干则筋急而挛，发为筋痿；脾气
rè zé wèi gān ér kě jī ròu bù rén fā wéi ròu wěi
热，则胃干而渴，肌肉不仁，发为肉痿；
shèn qì rè zé yāo jǐ bù jǔ gǔ kū ér suǐ jiǎn fā wéi
肾气热，则腰脊不举，骨枯而髓减，发为
gǔ wěi
骨痿。

fèi zhě zàng zhī zhǎng yě wéi xīn zhī gài yě
★肺者，脏之长也，为心之盖也。

dì yuē rú fū zǐ yán kě yǐ lùn yán zhì wěi zhě dú
★帝曰：如夫子言可矣，论言治痿者独
qǔ yáng míng hé yě qí bó yuē yáng míng zhě wǔ zàng liù
取阳明，何也？岐伯曰：阳明者，五脏六
fǔ zhī hǎi zhǔ rùn zōng jīn zōng jīn zhǔ shù gǔ ér lì jī guān
腑之海，主润宗筋，宗筋主束骨而利机关
yě chōng mài zhě jīng mài zhī hǎi yě zhǔ shèn guàn xī gǔ
也。冲脉者，经脉之海也，主渗灌溪谷，
yǔ yáng míng hé yú zōng jīn yīn yáng zǒng zōng jīn zhī huì huì
与阳明合于宗筋，阴阳揔宗筋之会，会
yú qì jiē ér yáng míng wéi zhī zhǎng jiē shǔ yú dài mài ér
于气街，而阳明为之长，皆属于带脉，而
luò yú dū mài gù yáng míng xū zé zōng jīn zòng dài mài bù
络于督脉。故阳明虚则宗筋纵，带脉不
yǐn gù zú wěi bú yòng yě
引，故足痿不用也。

dì yuē zhì zhī nài hé qí bó yuē gè bǔ qí xíng ér
帝曰：治之奈何？岐伯曰：各补其荥而
tōng qí shū tiáo qí xū shí hé qí nì shùn jīn mài gǔ ròu
通其俞，调其虚实，和其逆顺，筋脉骨肉，
gè yǐ qí shí shòu yuè zé bìng yǐ yǐ
各以其时受月，则病已矣。

jué lùn piān dì sì shí wǔ
厥论篇第四十五

huáng dì wèn yuē jué zhī hán rè zhě hé yě qí bó duì
★黄帝问曰：厥之寒热者何也？岐伯对

yuē yáng qì shuāi yú xià zé wéi hán jué yīn qì shuāi yú
曰：阳气衰于下，则为寒厥；阴气衰于
xià zé wéi rè jué
下，则为热厥。

qí bìng lùn piān dì sì shí qī
奇病论篇第四十七

huáng dì wèn yuē rén yǒu chóng shēn jiǔ yuè ér yīn
★黄帝问曰：人有重身，九月而喑，
cǐ wéi hé yě qí bó duì yuē bāo zhī luò mài jué yě
此为何也？岐伯对曰：胞之络脉绝也。

dì yuē yǒu bìng kǒu gān zhě bìng míng wéi hé hé yǐ
★帝曰：有病口甘者，病名为何？何以
dé zhī qí bó yuē cǐ wǔ qì zhī yì yě míng yuē pí dān
得之？岐伯曰：此五气之溢也，名曰脾瘅。
fú wǔ wèi rù kǒu cáng yú wèi pí wéi zhī xíng qí jīng qì jīn
夫五味入口，藏于胃，脾为之行其精气，津
yè zài pí gù lìng rén kǒu gān yě cǐ féi měi zhī suǒ fā yě
液在脾，故令人口甘也，此肥美之所发也，
cǐ rén bì shuò shí gān měi ér duō féi yě féi zhě lìng rén nèi rè
此人必数食甘美而多肥也，肥者令人内热，
gān zhě lìng rén zhōng mǎn gù qí qì shàng yì zhuǎn wéi xiāo
甘者令人中满，故其气上溢，转为消
kě zhì zhī yǐ lán chú chén qì yě
渴。治之以兰，除陈气也。

刺禁论篇第五十二

★脏有要害，不可不察，肝生于左，肺藏于右，心部于表，肾治于里，脾为之使，胃为之市。膈肓之上，中有父母，七节之傍，中有小心，从之有福，逆之有咎。

皮部论篇第五十六

★皮者脉之部也，邪客于皮则腠理开，开则邪入客于络脉，络脉满则注于经脉，经脉满则入舍于腑脏也。故皮者有分部，不与而生大病也。

shuǐ rè xué lùn piān dì liù shí yī

水热穴论篇第六十一

huáng dì wèn yuē shào yīn hé yǐ zhǔ shèn shèn hé
★黄帝问曰：少阴何以主肾？肾何
yǐ zhǔ shuǐ qí bó duì yuē shèn zhě zhì yīn yě zhì yīn zhě
以主水？岐伯对曰：肾者至阴也，至阴者
shèng shuǐ yě fèi zhě tài yīn yě shào yīn zhě dōng mài yě gù
盛水也，肺者太阴也，少阴者冬脉也，故
qí běn zài shèn qí mò zài fèi jiē jī shuǐ yě
其本在肾，其末在肺，皆积水也。

dì yuē shèn hé yǐ néng jù shuǐ ér shēng bìng qí bó
帝曰：肾何以能聚水而生病？岐伯
yuē shèn zhě wèi zhī guān yě guān mén bú lì gù jù shuǐ ér
曰：肾者胃之关也，关门不利，故聚水而
cóng qí lèi yě shàng xià yì yú pí fū gù wéi fú zhǒng fú
从其类也。上下溢于皮肤，故为胕肿。胕
zhǒng zhě jù shuǐ ér shēng bìng yě
肿者，聚水而生病也。

tiáo jīng lùn piān dì liù shí èr

调经论篇第六十二

fú xīn cáng shén fèi cáng qì gān cáng xuè pí cáng
★夫心藏神，肺藏气，肝藏血，脾藏

ròu shèn cáng zhì ér cǐ chéng xíng zhì yì tōng nèi lián gǔ
肉，肾藏志，而此成形。志意通，内连骨
suǐ ér chéng shēn xíng wǔ zàng wǔ zàng zhī dào jiē chū yú
髓，而成身形五脏。五脏之道，皆出于
jīng suì yǐ xíng xuè qì xuè qì bù hé bǎi bìng nǎi biàn huà ér
经隧，以行血气，血气不和，百病乃变化而
shēng shì gù shǒu jīng suì yān
生，是故守经隧焉。

shén yǒu yú zé xiào bù xiū shén bù zú zé bēi
★神有余则笑不休，神不足则悲。

qì yǒu yú zé chuǎn ké shàng qì bù zú zé xī lì
★气有余则喘咳上气，不足则息利
shǎo qì
少气。

xuè yǒu yú zé nù bù zú zé kǒng
★血有余则怒，不足则恐。

xíng yǒu yú zé fù zhàng jīng sōu bú lì bù zú zé sì
★形有余则腹胀、泾溲不利，不足则四
zhī bú yòng
肢不用。

zhì yǒu yú zé fù zhàng sūn xiè bù zú zé jué
★志有余则腹胀飧泄，不足则厥。

rén zhī suǒ yǒu zhě xuè yǔ qì ěr
★人之所有者，血与气耳。

xuè zhī yǔ qì bìng zǒu yú shàng zé wéi dà jué jué zé
★血之与气并走于上，则为大厥，厥则
bào sǐ qì fù fǎn zé shēng bù fǎn zé sǐ
暴死，气复反则生，不反则死。

fú yīn yǔ yáng jiē yǒu shù huì yáng zhù yú yīn yīn
★夫阴与阳，皆有俞会，阳注于阴，阴

mǎn zhī wài yīn yáng yún píng yǐ chōng qí xíng jiǔ hòu ruò
满之外，阴阳匀平，以充其形，九候若
yī mìng yuē píng rén fú xié zhī shēng yě huò shēng yú yīn
一，命曰平人。夫邪之生也，或生于阴，
huò shēng yú yáng qí shēng yú yáng zhě dé zhī fēng yǔ hán
或生于阳。其生于阳者，得之风雨寒
shǔ qí shēng yú yīn zhě dé zhī yǐn shí jū chù yīn yáng
暑。其生于阴者，得之饮食居处，阴阳
xǐ nù
喜怒。

yáng xū zé wài hán yīn xū zé nèi rè yáng shèng zé
★阳虚则外寒，阴虚则内热，阳盛则
wài rè yīn shèng zé nèi hán
外热，阴盛则内寒。

tiān yuán jì dà lùn piān dì liù shí liù
天元纪大论篇第六十六

gù wù shēng wèi zhī huà wù jí wèi zhī biàn yīn yáng
★故物生谓之化，物极谓之变，阴阳
bú cè wèi zhī shén shén yòng wú fāng wèi zhī shèng
不测谓之神，神用无方谓之圣。

tài xū liáo kuò zhào jī huà yuán wàn wù zī shǐ wǔ
★太虚寥廓，肇基化元，万物资始，五
yùn zhōng tiān bù qì zhēn líng zǒng tǒng kūn yuán jiǔ xīng xuán
运终天，布气真灵，揔统坤元，九星悬
lǎng qī yào zhōu xuán yuē yīn yuē yáng yuē róu yuē gāng
朗，七曜周旋，曰阴曰阳，曰柔曰刚，

yōu xiǎn jì wèi hán shǔ chí zhāng shēng shēng huà huà pǐn wù
幽显既位，寒暑弛张，生生化化，品物
xián zhāng
咸章。

hán shǔ zào shī fēng huǒ tiān zhī yīn yáng yě sān yīn sān
★寒暑燥湿风火，天之阴阳也，三阴三
yáng shàng fèng zhī mù huǒ tǔ jīn shuǐ huǒ dì zhī yīn yáng yě
阳上奉之。木火土金水火，地之阴阳也，
shēng zhǎng huà shōu cáng xià yìng zhī tiān yǐ yáng shēng yīn
生长化收藏下应之。天以阳生阴
zhǎng dì yǐ yáng shā yīn cáng tiān yǒu yīn yáng dì yì yǒu
长，地以阳杀阴藏。天有阴阳，地亦有
yīn yáng
阴阳。

wǔ yùn xíng dà lùn piān dì liù shí qī
五运行大论篇第六十七

fú yīn yáng zhě shǔ zhī kě shí tuī zhī kě bǎi shǔ
★夫阴阳者，数之可十，推之可百，数
zhī kě qiān tuī zhī kě wàn tiān dì yīn yáng zhě bù yǐ shù
之可千，推之可万。天地阴阳者，不以数
tuī yǐ xiàng zhī wèi yě
推，以象之谓也。

fú hòu zhī suǒ shǐ dào zhī suǒ shēng bù kě bù
★夫候之所始，道之所生，不可不
tōng yě
通也。

fú biàn huà zhī yòng tiān chuí xiàng dì chéng xíng
★夫变化之用，天垂象，地成形，
qī yào wěi xū wǔ xíng lì dì dì zhě suǒ yǐ zài shēng chéng
七曜纬虚，五行丽地。地者，所以载生成
zhī xíng lèi yě xū zhě suǒ yǐ liè yìng tiān zhī jīng qì yě xíng
之形类也。虚者，所以列应天之精气也。形
jīng zhī dòng yóu gēn běn zhī yǔ zhī yè yě yǎng guān qí xiàng
精之动，犹根本之与枝叶也，仰观其象，
suī yuǎn kě zhī yě
虽远可知也。

dì yuē dì zhī wéi xià fǒu hū qí bó yuē dì wèi rén
帝曰：地之为下否乎？岐伯曰：地为人
zhī xià tài xū zhī zhōng zhě yě dì yuē píng hū qí bó
之下，太虚之中者也。帝曰：冯乎？岐伯
yuē dà qì jǔ zhī yě
曰：大气举之也。

qì yǒu yú zé zhì jǐ suǒ shèng ér wǔ suǒ bú shèng
★气有余，则制己所胜而侮所不胜；
qí bù jí zé jǐ suǒ bú shèng wǔ ér chéng zhī jǐ suǒ shèng
其不及，则己所不胜侮而乘之，己所胜
qīng ér wǔ zhī wǔ fǎn shòu xié wǔ ér shòu xié guǎ yú
轻而侮之。侮反受邪，侮而受邪，寡于
wèi yě
畏也。

liù wēi zhǐ dà lùn piān dì liù shí bā
六微旨大论篇第六十八

dì yuē qí yǒu zhì ér zhì yǒu zhì ér bú zhì yǒu zhì
★帝曰：其有至而至，有至而不至，有至

ér tài guò hé yě qí bó yuē zhì ér zhì zhě hé zhì ér
而太过，何也？岐伯曰：至而至者和；至而
bú zhì lái qì bù jí yě wèi zhì ér zhì lái qì yǒu yú yě
不至，来气不及也；未至而至，来气有余也。

kàng zé hài chéng nǎi zhì zhì zé shēng huà wài liè
★亢则害，承乃制，制则生化，外列
shèng shuāi hài zé bài luàn shēng huà dà bìng
盛衰，害则败乱，生化大病。

shàng xià zhī wèi qì jiāo zhī zhōng rén zhī jū yě
★上下之位，气交之中，人之居也。

dì yuē qí shēng jiàng hé rú qí bó yuē qì zhī
★帝曰：其升降何如？岐伯曰：气之
shēng jiàng tiān dì zhī gēng yòng yě dì yuē yuàn wén qí
升降，天地之更用也。帝曰：愿闻其
yòng hé rú qí bó yuē shēng yǐ ér jiàng jiàng zhě wèi tiān
用何如？岐伯曰：升已而降，降者谓天；
jiàng yǐ ér shēng shēng zhě wèi dì tiān qì xià jiàng qì liú
降已而升，升者谓地。天气下降，气流
yú dì dì qì shàng shēng qì téng yú tiān gù gāo xià xiāng
于地；地气上升，气腾于天。故高下相
zhào shēng jiàng xiāng yīn ér biàn zuò yǐ
召，升降相因，而变作矣。

fú wù zhī shēng cóng yú huà wù zhī jí yóu hū biàn
★夫物之生从于化，物之极由乎变，
biàn huà zhī xiāng bó chéng bài zhī suǒ yóu yě
变化之相薄，成败之所由也。

chéng bài yǐ fú shēng hū dòng dòng ér bù yǐ zé
★成败倚伏生乎动，动而不已，则
biàn zuò yǐ
变作矣。

chū rù fèi zé shén jī huà miè shēng jiàng xī zé qì lì
★出入废则神机化灭，升降息则气立
gū wēi gù fēi chū rù zé wú yǐ shēng zhǎng zhuàng lǎo yǐ
孤危。故非出入，则无以生长壮老已；
fēi shēng jiàng zé wú yǐ shēng zhǎng huà shōu cáng shì yǐ
非升降，则无以生长化收藏。是以
shēng jiàng chū rù wú qì bù yǒu gù qì zhě shēng huà zhī yǔ
升降出入，无器不有。故器者生化之宇，
qì sàn zé fēn zhī shēng huà xī yǐ gù wú bù chū rù wú bù
器散则分之，生化息矣。故无不出入，无不
shēng jiàng huà yǒu xiǎo dà qī yǒu jìn yuǎn sì zhě zhī yǒu
升降。化有小大，期有近远，四者之有，
ér guì cháng shǒu fǎn cháng zé zāi hài zhì yǐ
而贵常守，反常则灾害至矣。

qì jiāo biàn dà lùn piān dì liù shí jiǔ
气交变大论篇第六十九

fú dào zhě shàng zhī tiān wén xià zhī dì lǐ zhōng
★夫道者，上知天文，下知地理，中
zhī rén shì kě yǐ cháng jiǔ cǐ zhī wèi yě
知人事，可以长久。此之谓也。

shàn yán tiān zhě bì yìng yú rén shàn yán gǔ zhě bì
★善言天者，必应于人，善言古者，必
yàn yú jīn shàn yán qì zhě bì zhāng yú wù shàn yán yìng
验于今，善言气者，必彰于物，善言应
zhě tóng tiān dì zhī huà shàn yán huà yán biàn zhě tōng shén
者，同天地之化，善言化言变者，通神

míng zhī lǐ fēi fū zǐ shú néng yán zhì dào yú
明之理，非夫子孰能言至道欤！

wǔ cháng zhèng dà lùn piān dì qī shí
五常政大论篇第七十

dì yuē shàn yì zhōu zhī qì shēng huà shòu yāo bù
★帝曰：善。一州之气，生化寿夭不

tóng qí gù hé yě qí bó yuē gāo xià zhī lǐ dì shì shǐ
同，其故何也？岐伯曰：高下之理，地势使

rán yě chóng gāo zé yīn qì zhì zhī wū xià zé yáng qì zhì zhī
然也。崇高则阴气治之，污下则阳气治之，

yáng shèng zhě xiān tiān yīn shèng zhě hòu tiān cǐ dì lǐ zhī
阳胜者先天，阴胜者后天，此地理之

cháng shēng huà zhī dào yě dì yuē qí yǒu shòu yāo hū
常，生化之道也。帝曰：其有寿夭乎？

qí bó yuē gāo zhě qí qì shòu xià zhě qí qì yāo dì zhī xiǎo
岐伯曰：高者其气寿，下者其气夭，地之小

dà yì yě xiǎo zhě xiǎo yì dà zhě dà yì gù zhì bìng zhě
大异也，小者小异，大者大异。故治病者，

bì míng tiān dào dì lǐ yīn yáng gēng shèng qì zhī xiān hòu
必明天道地理，阴阳更胜，气之先后，

rén zhī shòu yāo shēng huà zhī qī nǎi kě yǐ zhī rén zhī xíng
人之寿夭，生化之期，乃可以知人之形

qì yǐ
气矣。

gēn yú zhōng zhě mìng yuē shén jī shén qù zé jī
★根于中者，命曰神机，神去则机

xī gēn yú wài zhě mìng yuē qì lì qì zhǐ zé huà jué gù
息。根于外者，命曰气立，气止则化绝。故
gè yǒu zhì gè yǒu shèng gè yǒu shēng gè yǒu chéng gù
各有制，各有胜，各有生，各有成。故
yuē bù zhī nián zhī suǒ jiā qì zhī tóng yì bù zú yǐ yán
曰：不知年之所加，气之同异，不足以言
shēng huà cǐ zhī wèi yě
生化。此之谓也。

qì shǐ ér shēng huà qì sàn ér yǒu xíng qì bù ér fán
★气始而生化，气散而有形，气布而蕃
yù qì zhōng ér xiàng biàn qí zhì yī yě
育，气终而象变，其致一也。

dì yuē yǒu dú wú dú fú yǒu yuē hū qí bó yuē
★帝曰：有毒无毒，服有约乎？岐伯曰：
bìng yǒu jiǔ xīn fāng yǒu dà xiǎo yǒu dú wú dú gù yí cháng
病有久新，方有大小，有毒无毒，固宜常
zhì yǐ dà dú zhì bìng shí qù qí liù cháng dú zhì bìng
制矣。大毒治病，十去其六，常毒治病，
shí qù qí qī xiǎo dú zhì bìng shí qù qí bā wú dú zhì
十去其七，小毒治病，十去其八，无毒治
bìng shí qù qí jiǔ gǔ ròu guǒ cài shí yǎng jìn zhī wú shǐ
病，十去其九，谷肉果菜，食养尽之，无使
guò zhī shāng qí zhèng yě bú jìn xíng fù rú fǎ bì xiān
过之，伤其正也。不尽，行复如法，必先
suì qì wú fá tiān hé wú shèng shèng wú xū xū ér yí
岁气，无伐天和，无盛盛，无虚虚，而遗
rén yāo yāng wú zhì xié wú shī zhèng jué rén cháng mìng
人夭殃，无致邪，无失正，绝人长命。

六元正纪大论篇第七十一

liù yuán zhèng jì dà lùn piān dì qī shí yī

yòng hán yuǎn hán yòng liáng yuǎn liáng yòng wēn yuǎn wēn yòng rè yuǎn rè shí yí tóng fǎ

★用寒远寒，用凉远凉，用温远温，用热远热，食宜同法。

fā biǎo bù yuǎn rè gōng lǐ bù yuǎn hán

★发表不远热，攻里不远寒。

huáng dì wèn yuē fù rén chóng shēn dú zhī hé rú qí bó yuē yǒu gù wú yǔn yì wú yǔn yě dì yuē yuàn wén qí gù hé wèi yě qí bó yuē dà jī dà jù qí kě fàn yě shuāi qí tài bàn ér zhǐ guò zhě sǐ

★黄帝问曰：妇人重身，毒之何如？岐伯曰：有故无殒，亦无殒也。帝曰：愿闻其故何谓也？岐伯曰：大积大聚，其可犯也，衰其太半而止，过者死。

dì yuē shàn yù zhī shèn zhě zhì zhī nài hé qí bó yuē mù yù dá zhī huǒ yù fā zhī tǔ yù duó zhī jīn yù xiè zhī shuǐ yù zhé zhī rán tiáo qí qì guò zhě zhé zhī yǐ qí wèi yě suǒ wèi xiè zhī

帝曰：善。郁之甚者治之奈何？岐伯曰：木郁达之，火郁发之，土郁夺之，金郁泄之，水郁折之，然调其气，过者折之，以其畏也，所谓泻之。

zhì zhēn yào dà lùn piān dì qī shí sì

至真要大论篇第七十四

dì yuē shàn fú bǎi bìng zhī shēng yě jiē shēng yú
★帝曰：善。夫百病之生也，皆生于
fēng hán shǔ shī zào huǒ yǐ zhī huà zhī biàn yě jīng yán shèng zhě
风寒暑湿燥火，以之化之变也。经言盛者
xiè zhī xū zhě bǔ zhī yú xī yǐ fāng shì ér fāng shì yòng zhī
泻之，虚者补之，余锡以方士，而方士用之
shàng wèi néng shí quán yú yù lìng yào dào bì xíng fú gǔ xiāng
尚未能十全，余欲令要道必行，桴鼓相
yìng yóu bá cì xuě wū gōng qiǎo shén shèng kě dé wén hū
应，犹拔刺雪污，工巧神圣，可得闻乎？
qí bó yuē shěn chá bìng jī wú shī qì yí cǐ zhī wèi yě
岐伯曰：审察病机，无失气宜，此之谓也。
dì yuē yuàn wén bìng jī hé rú qí bó yuē zhū fēng diào
帝曰：愿闻病机何如？岐伯曰：诸风掉
xuàn jiē shǔ yú gān zhū hán shōu yǐn jiē shǔ yú shèn zhū
眩，皆属于肝。诸寒收引，皆属于肾。诸
qì fèn yù jiē shǔ yú fèi zhū shī zhǒng mǎn jiē shǔ yú pí
气膹郁，皆属于肺。诸湿肿满，皆属于脾。
zhū rè mào chì jiē shǔ yú huǒ zhū tòng yǎng chuāng jiē shǔ
诸热瞀瘛，皆属于火。诸痛痒疮，皆属
yú xīn zhū jué gù xiè jiē shǔ yú xià zhū wěi chuǎn ǒu jiē
于心。诸厥固泄，皆属于下。诸痿喘呕，皆
shǔ yú shàng zhū jìn gǔ lì rú sàng shén shǒu jiē shǔ yú
属于上。诸禁鼓栗，如丧神守，皆属于

huǒ zhū jìng xiàng jiàng jiē shǔ yú shī zhū nì chōng shàng
火。诸痉项强，皆属于湿。诸逆冲上，
jiē shǔ yú huǒ zhū zhàng fù dà jiē shǔ yú rè zhū zào kuáng
皆属于火。诸胀腹大，皆属于热。诸躁狂
yuè jiē shǔ yú huǒ zhū bào jiàng zhí jiē shǔ yú fēng zhū
越，皆属于火。诸暴强直，皆属于风。诸
bìng yǒu shēng gǔ zhī rú gǔ jiē shǔ yú rè zhū bìng fú
病有声，鼓之如鼓，皆属于热。诸病胕
zhǒng tòng suān jīng hài jiē shǔ yú huǒ zhū zhuǎn fǎn lì
肿，痛酸惊骇，皆属于火。诸转反戾，
shuǐ yè hún zhuó jiē shǔ yú rè zhū bìng shuǐ yè chéng chè
水液浑浊，皆属于热。诸病水液，澄澈
qīng lěng jiē shǔ yú hán zhū ǒu tù suān bào zhù xià pò jiē
清冷，皆属于寒。诸呕吐酸，暴注下迫，皆
shǔ yú rè gù dà yào yuē jǐn shǒu bìng jī gè sī qí shǔ
属于热。故大要曰：谨守病机，各司其属，
yǒu zhě qiú zhī wú zhě qiú zhī shèng zhě zé zhī xū zhě zé
有者求之，无者求之，盛者责之，虚者责
zhī bì xiān wǔ shèng shū qí xuè qì lìng qí tiáo dá ér
之，必先五胜，疏其血气，令其调达，而
zhì hé píng cǐ zhī wèi yě
致和平。此之谓也。

dì yuē shàn wǔ wèi yīn yáng zhī yòng hé rú qí bó
帝曰：善。五味阴阳之用何如？岐伯
yuē xīn gān fā sàn wéi yáng suān kǔ yǒng xiè wéi yīn xián wèi
曰：辛甘发散为阳，酸苦涌泄为阴，咸味
yǒng xiè wéi yīn dàn wèi shèn xiè wéi yáng liù zhě huò shōu huò
涌泄为阴，淡味渗泄为阳。六者或收或
sàn huò huǎn huò jí huò zào huò rùn huò ruǎn huò jiān yǐ
散，或缓或急，或燥或润，或软或坚，以

suǒ lì ér xíng zhī tiáo qí qì shǐ qí píng yě
所利而行之，调其气使其平也。

dì yuē fēi tiáo qì ér dé zhě zhì zhī nài hé yǒu dú wú
帝曰：非调气而得者，治之奈何？有毒无
dú hé xiān hé hòu yuàn wén qí dào qí bó yuē yǒu dú
毒，何先何后？愿闻其道。岐伯曰：有毒
wú dú suǒ zhì wéi zhǔ shì dà xiǎo wéi zhì yě dì yuē qǐng
无毒，所治为主，适大小为制也。帝曰：请
yán qí zhì qí bó yuē jūn yī chén èr zhì zhī xiǎo yě jūn
言其制。岐伯曰：君一臣二，制之小也；君
yī chén sān zuǒ wǔ zhì zhī zhōng yě jūn yī chén sān zuǒ jiǔ
一臣三佐五，制之中也；君一臣三佐九，
zhì zhī dà yě hán zhě rè zhī rè zhě hán zhī wēi zhě nì zhī
制之大也。寒者热之，热者寒之，微者逆之，
shèn zhě cóng zhī jiān zhě xuē zhī kè zhě chú zhī láo zhě wēn
甚者从之，坚者削之，客者除之，劳者温
zhī jié zhě sàn zhī liú zhě gōng zhī zào zhě rú zhī jí zhě
之，结者散之，留者攻之，燥者濡之，急者
huǎn zhī sàn zhě shōu zhī sǔn zhě wēn zhī yì zhě xíng zhī
缓之，散者收之，损者温之，逸者行之，
jīng zhě píng zhī shàng zhī xià zhī mó zhī yù zhī bó zhī jié
惊者平之，上之下之，摩之浴之，薄之劫
zhī kāi zhī fā zhī shì shì wéi gù
之，开之发之，适事为故。

dì yuē hé wèi nì cóng qí bó yuē nì zhě zhèng zhì
帝曰：何谓逆从？岐伯曰：逆者正治，
cóng zhě fǎn zhì cóng shǎo cóng duō guān qí shì yě dì yuē
从者反治，从少从多，观其事也。帝曰：
fǎn zhì hé wèi qí bó yuē rè yīn hán yòng hán yīn rè yòng
反治何谓？岐伯曰：热因寒用，寒因热用，

sāi yīn sāi yòng tōng yīn tōng yòng bì fú qí suǒ zhǔ ér xiān
塞因塞用，通因通用，必伏其所主，而先
qí suǒ yīn qí shǐ zé tóng qí zhōng zé yì kě shǐ pò jī
其所因，其始则同，其终则异，可使破积，
kě shǐ kuì jiān kě shǐ qì hé kě shǐ bì yǐ
可使溃坚，可使气和，可使必已。

dì yuē shàn qì tiáo ér dé zhě hé rú qí bó yuē
帝曰：善。气调而得者何如？岐伯曰：
nì zhī cóng zhī nì ér cóng zhī cóng ér nì zhī shū qì lìng
逆之从之，逆而从之，从而逆之，疏气令
tiáo zé qí dào yě
调，则其道也。

dì yuē shàn bìng zhī zhōng wài hé rú qí bó yuē
帝曰：善。病之中外何如？岐伯曰：
cóng nèi zhī wài zhě tiáo qí nèi cóng wài zhī nèi zhě zhì qí
从内之外者，调其内；从外之内者，治其
wài cóng nèi zhī wài ér shèng yú wài zhě xiān tiáo qí nèi ér hòu
外；从内之外而盛于外者，先调其内而后
zhì qí wài cóng wài zhī nèi ér shèng yú nèi zhě xiān zhì qí wài
治其外；从外之内而盛于内者，先治其外
ér hòu tiáo qí nèi zhōng wài bù xiāng jí zé zhì zhǔ bìng
而后调其内；中外不相及，则治主病。

dì yuē lùn yán zhì hán yǐ rè zhì rè yǐ hán ér
★帝曰：论言治寒以热，治热以寒，而
fāng shì bù néng fèi shéng mò ér gēng qí dào yě yǒu bìng rè zhě
方士不能废绳墨而更其道也。有病热者
hán zhī ér rè yǒu bìng hán zhě rè zhī ér hán èr zhě jiē zài
寒之而热，有病寒者热之而寒，二者皆在，
xīn bìng fù qǐ nài hé zhì qí bó yuē zhū hán zhī ér rè zhě
新病复起，奈何治？岐伯曰：诸寒之而热者

qǔ zhī yīn rè zhī ér hán zhě qǔ zhī yáng suǒ wèi qiú qí
取之阴，热之而寒者取之阳，所谓求其
shǔ yě
属也。

dì yuē shàn fú hán ér fǎn rè fú rè ér fǎn hán
帝曰：善。服寒而反热，服热而反寒，
qí gù hé yě qí bó yuē zhì qí wàng qì shì yǐ fǎn yě
其故何也？岐伯曰：治其王气，是以反也。
dì yuē bú zhì wàng ér rán zhě hé yě qí bó yuē xī hū zāi
帝曰：不治王而然者何也？岐伯曰：悉乎哉
wèn yě bú zhì wǔ wèi shǔ yě fú wǔ wèi rù wèi gè guī suǒ
问也！不治五味属也。夫五味入胃，各归所
xǐ gù suān xiān rù gān kǔ xiān rù xīn gān xiān rù pí
喜，故酸先入肝，苦先入心，甘先入脾，
xīn xiān rù fèi xián xiān rù shèn jiǔ ér zēng qì wù huà zhī
辛先入肺，咸先入肾，久而增气，物化之
cháng yě qì zēng ér jiǔ yāo zhī yóu yě
常也。气增而久，夭之由也。

dì yuē shàn fāng zhì jūn chén hé wèi yě qí bó yuē
帝曰：善。方制君臣何谓也？岐伯曰：
zhǔ bìng zhī wèi jūn zuǒ jūn zhī wèi chén yìng chén zhī wèi shǐ
主病之谓君，佐君之谓臣，应臣之谓使，
fēi shàng xià sān pǐn zhī wèi yě
非上下三品之谓也。

zhù zhì jiào lùn piān dì qī shí wǔ
著至教论篇第七十五

huáng dì zuò míng táng zhào léi gōng ér wèn zhī yuē
★黄帝坐明堂，召雷公而问之曰：

zǐ zhī yī zhī dào hū léi gōng duì yuē sòng ér wèi néng jiě
子知医之道乎？雷公对曰：诵而未能解，
jiě ér wèi néng bié bié ér wèi néng míng míng ér wèi néng
解而未能别，别而未能明，明而未能
zhāng zú yǐ zhì qún liáo bù zú zhì hóu wáng yuàn dé shòu
彰，足以治群僚，不足治侯王。愿得受
shù tiān zhī dù sì shí yīn yáng hé zhī bié xīng chén yǔ rì yuè
树天之度，四时阴阳合之，别星辰与日月
guāng yǐ zhāng jīng shù hòu shì yì míng shàng tōng shén
光，以彰经术，后世益明，上通神
nóng zhù zhì jiào yí yú èr huáng dì yuē shàn wú shī zhī
农，著至教疑于二皇。帝曰：善。无失之，
cǐ jiē yīn yáng biǎo lǐ shàng xià cí xióng xiāng shū yìng yě ér dào
此皆阴阳表里上下雌雄相输应也，而道
shàng zhī tiān wén xià zhī dì lǐ zhōng zhī rén shì kě yǐ
上知天文，下知地理，中知人事，可以
cháng jiǔ yǐ jiào zhòng shù yì bù yí dài yī dào lùn piān
长久，以教众庶，亦不疑殆，医道论篇，
kě chuán hòu shì kě yǐ wéi bǎo
可传后世，可以为宝。

shū wǔ guò lùn piān dì qī shí qī
疏五过论篇第七十七

fán wèi zhěn bìng zhě bì wèn cháng guì hòu jiàn suī bú
★凡未诊病者，必问尝贵后贱，虽不
zhòng xié bìng cóng nèi shēng míng yuē tuō yíng cháng fù hòu
中邪，病从内生，名曰脱营。尝富后

pín míng yuē shī jīng wǔ qì liú lián bìng yǒu suǒ bìng
贫，名曰失精，五气留连，病有所并。

fán yù zhěn bìng zhě bì wèn yǐn shí jū chù bào lè bào
★凡欲诊病者，必问饮食居处，暴乐暴

kǔ shǐ lè hòu kǔ jiē shāng jīng qì jīng qì jié jué xíng tǐ
苦，始乐后苦，皆伤精气，精气竭绝，形体

huǐ jǔ bào nù shāng yīn bào xǐ shāng yáng jué qì shàng
毁沮。暴怒伤阴，暴喜伤阳，厥气上

xíng mǎn mài qù xíng
行，满脉去形。

灵枢经

jiǔ zhēn shí èr yuán dì yī
九针十二原第一

huáng dì wèn yú qí bó yuē yú zǐ wàn mín yǎng bǎi
黄帝问于岐伯曰：余子万民，养百
xìng ér shōu qí zū shuì yú āi qí bù jǐ ér zhǔ yǒu jí
姓，而收其租税。余哀其不给，而属有疾
bìng yú yù wù shǐ bèi dú yào wú yòng biān shí yù yǐ wēi
病。余欲勿使被毒药，无用砭石，欲以微
zhēn tōng qí jīng mài tiáo qí xuè qì yíng qí nì shùn chū rù zhī
针通其经脉，调其血气，营其逆顺出入之
huì lìng kě chuán yú hòu shì bì míng wéi zhī fǎ lìng zhōng ér
会。令可传于后世，必明为之法。令终而
bú miè jiǔ ér bù jué yì yòng nán wàng wéi zhī jīng jì
不灭，久而不绝，易用难忘，为之经纪。
yì qí zhāng bié qí biǎo lǐ wéi zhī zhōng shǐ lìng gè yǒu
异其章，别其表里，为之终始。令各有
xíng xiān lì zhēn jīng yuàn wén qí qíng qí bó dá yuē chén
形，先立针经。愿闻其情。岐伯答曰：臣
qǐng tuī ér cì zhī lìng yǒu gāng jì shǐ yú yī zhōng yú jiǔ
请推而次之，令有纲纪，始于一，终于九
yān qǐng yán qí dào
焉，请言其道。

xiǎo zhēn zhī yào yì chén ér nán rù cū shǒu xíng
小针之要，易陈而难入，粗守形，
shàng shǒu shén shén hū shén kè zài mén wèi dǔ qí jí
上守神，神乎神，客在门，未睹其疾，

wū zhī qí yuán cì zhī wēi zài sù chí cū shǒu guān shàng
恶知其原？刺之微，在速迟，粗守关，上

shǒu jī jī zhī dòng bù lí qí kǒng kǒng zhōng zhī jī
守机，机之动，不离其空，空中之机，

qīng jìng ér wēi qí lái bù kě féng qí wǎng bù kě zhuī zhī
清静而微，其来不可逢，其往不可追。知

jī zhī dào zhě bù kě guà yǐ fà bù zhī jī dào kòu zhī bù
机之道者，不可挂以发，不知机道，叩之不

fā zhī qí wǎng lái yào yǔ zhī qī cū zhī àn hū miào zāi
发。知其往来，要与之期，粗之暗乎，妙哉

gōng dú yǒu zhī wǎng zhě wéi nì lái zhě wéi shùn míng zhī
工独有之。往者为逆，来者为顺，明知

nì shùn zhèng xíng wú wèn nì ér duó zhī wū dé wú xū
逆顺，正行无问。逆而夺之，恶得无虚？

zhuī ér jì zhī wū dé wú shí yíng zhī suí zhī yǐ yì hè zhī
追而济之，恶得无实？迎之随之，以意和之，

zhēn dào bì yǐ
针道毕矣。

fán yòng zhēn zhě xū zé shí zhī mǎn zé xiè zhī yù
凡用针者，虚则实之，满则泄之，宛

chén zé chú zhī xié shèng zé xū zhī dà yào yuē xú ér jí
陈则除之，邪胜则虚之。大要曰：徐而疾

zé shí jí ér xú zé xū yán shí yǔ xū ruò yǒu ruò wú
则实，疾而徐则虚。言实与虚，若有若无，

chá hòu yǔ xiān ruò cún ruò wáng wéi xū yǔ shí ruò dé ruò
察后与先，若存若亡，为虚与实，若得若

shī xū shí zhī yào jiǔ zhēn zuì miào bǔ xiè zhī shí yǐ
失。虚实之要，九针最妙，补泻之时，以

zhēn wéi zhī xiè yuē bì chí nà zhī fàng ér chū zhī pái yáng
针为之。泻曰必持内之，放而出之，排阳

dé zhēn xié qì dé xiè àn ér yǐn zhēn shì wèi nèi wēn xuè
得针，邪气得泄。按而引针，是谓内温，血
bù dé sàn qì bù dé chū yě bǔ yuē suí zhī suí zhī yì ruò
不得散，气不得出也。补曰随之，随之意若
wàng zhī ruò xíng ruò àn rú wén méng zhǐ rú liú rú huán
妄之，若行若按，如蚊虻止，如留如还，
qù rú xián jué lìng zuǒ zhǔ yòu qí qì gù zhǐ wài mén yǐ
去如弦绝，令左属右，其气故止，外门已
bì zhōng qì nǎi shí bì wú liú xuè jí qǔ zhū zhī chí zhēn
闭，中气乃实，必无留血，急取诛之。持针
zhī dào jiān zhě wéi bǎo zhèng zhǐ zhí cì wú zhēn zuǒ yòu
之道，坚者为宝，正指直刺，无针左右，
shén zài qiū háo zhǔ yì bìng zhě shěn shì xuè mài zhě cì zhī
神在秋毫，属意病者，审视血脉者，刺之
wú dài fāng cì zhī shí bì zài xuán yáng jí yǔ liǎng wèi
无殆。方刺之时，必在悬阳，及与两卫，
shén zhǔ wù qù zhī bìng cún wáng xuè mài zhě zài shù héng
神属勿去，知病存亡。血脉者，在腧横
jū shì zhī dú chéng qiè zhī dú jiān
居，视之独澄，切之独坚。

jiǔ zhēn zhī míng gè bù tóng xíng yī yuē chán zhēn
九针之名，各不同形：一曰镵针，
cháng yí cùn liù fēn èr yuē yuán zhēn cháng yí cùn liù fēn
长一寸六分；二曰员针，长一寸六分；
sān yuē dī zhēn cháng sān cùn bàn sì yuē fēng zhēn cháng yí
三曰鍉针，长三寸半；四曰锋针，长一
cùn liù fēn wǔ yuē pī zhēn cháng sì cùn guǎng èr fēn bàn
寸六分；五曰铍针，长四寸，广二分半；
liù yuē yuán lì zhēn cháng yí cùn liù fēn qī yuē háo zhēn
六曰员利针，长一寸六分；七曰毫针，

cháng sān cùn liù fēn bā yuē cháng zhēn cháng qī cùn jiǔ yuē
长三寸六分；八曰长针，长七寸；九曰
dà zhēn cháng sì cùn chán zhēn zhě tóu dà mò ruì qù xiè
大针，长四寸。镵针者，头大末锐，去泻
yáng qì yuán zhēn zhě zhēn rú luǎn xíng kāi mó fēn jiān bù
阳气。员针者，针如卵形，揩摩分间，不
dé shāng jī ròu yǐ xiè fēn qì dī zhēn zhě fēng rú shǔ sù
得伤肌肉，以泻分气。鍉针者，锋如黍粟
zhī ruì zhǔ àn mài wù xiàn yǐ zhì qí qì fēng zhēn zhě rèn
之锐，主按脉勿陷，以致其气。锋针者，刃
sān yú yǐ fā gù jí pī zhēn zhě mò rú jiàn fēng yǐ qǔ
三隅，以发痼疾。铍针者，末如剑锋，以取
dà nóng yuán lì zhēn zhě dà rú máo qiě yuán qiě ruì
大脓。员利针者，大如氂，且员且锐，
zhōng shēn wēi dà yǐ qǔ bào qì háo zhēn zhě jiān rú wén
中身微大，以取暴气。毫针者，尖如蚊
méng huì jìng yǐ xú wǎng wēi yǐ jiǔ liú zhī ér yǎng yǐ qǔ
虻喙，静以徐往，微以久留之而养，以取
tòng bì cháng zhēn zhě fēng lì shēn báo kě yǐ qǔ yuǎn bì
痛痹。长针者，锋利身薄，可以取远痹。
dà zhēn zhě jiān rú tǐng qí fēng wēi yuán yǐ xiè jī guān zhī
大针者，尖如梃，其锋微员，以泻机关之
shuǐ yě jiǔ zhēn bì yǐ
水也。九针毕矣。

fú qì zhī zài mài yě xié qì zài shàng zhuó qì zài
夫气之在脉也，邪气在上，浊气在
zhōng qīng qì zài xià gù zhēn xiàn mài zé xié qì chū zhēn
中，清气在下。故针陷脉则邪气出，针
zhōng mài zé zhuó qì chū zhēn tài shēn zé xié qì fǎn chén bìng
中脉则浊气出，针太深则邪气反沉，病

yì gù yuē pí ròu jīn mài gè yǒu suǒ chù bìng gè yǒu suǒ
益。故曰：皮肉筋脉，各有所处，病各有所
yí gè bù tóng xíng gè yǐ rèn qí suǒ yí wú shí wú xū
宜，各不同形，各以任其所宜。无实无虚，
sǔn bù zú ér yì yǒu yú shì wèi shèn bìng bìng yì shèn qǔ
损不足而益有余，是谓甚病，病益甚。取
wǔ mài zhě sǐ qǔ sān mài zhě kuāng duó yīn zhě sǐ duó yáng
五脉者死，取三脉者恇；夺阴者死，夺阳
zhě kuáng zhēn hài bì yǐ
者狂。针害毕矣。

cì zhī ér qì bú zhì wú wèn qí shù cì zhī ér qì zhì
刺之而气不至，无问其数；刺之而气至，
nǎi qù zhī wù fù zhēn zhēn gè yǒu suǒ yí gè bù tóng xíng
乃去之，勿复针。针各有所宜，各不同形，
gè rèn qí suǒ wéi cì zhī yào qì zhì ér yǒu xiào xiào zhī
各任其所为。刺之要，气至而有效，效之
xìn ruò fēng zhī chuī yún míng hū ruò jiàn cāng tiān cì zhī dào
信，若风之吹云，明乎若见苍天。刺之道
bì yǐ
毕矣。

huáng dì yuē yuàn wén wǔ zàng liù fǔ suǒ chū zhī chù qí
黄帝曰：愿闻五脏六腑所出之处。岐
bó yuē wǔ zàng wǔ shù wǔ wǔ èr shí wǔ shù liù fǔ liù
伯曰：五脏五腧，五五二十五腧；六腑六
shù liù liù sān shí liù shù jīng mài shí èr luò mài shí wǔ
腧，六六三十六腧。经脉十二，络脉十五，
fán èr shí qī qì yǐ shàng xià suǒ chū wéi jǐng suǒ liū wéi
凡二十七气，以上下。所出为井，所溜为
xíng suǒ zhù wéi shū suǒ xíng wéi jīng suǒ rù wéi hé èr shí
荥，所注为输，所行为经，所入为合，二十

qī qì suǒ xíng jiē zài wǔ shù yě jié zhī jiāo sān bǎi liù shí
七气所行，皆在五腧也。节之交，三百六十
wǔ huì zhī qí yào zhě yì yán ér zhōng bù zhī qí yào liú
五会，知其要者，一言而终，不知其要，流
sàn wú qióng suǒ yán jié zhě shén qì zhī suǒ yóu xíng chū rù
散无穷。所言节者，神气之所游行出入
yě fēi pí ròu jīn gǔ yě
也，非皮肉筋骨也。

dǔ qí sè chá qí mù zhī qí sàn fù yī qí xíng
睹其色，察其目，知其散复；一其形，
tīng qí dòng jìng zhī qí xié zhèng yòu zhǔ tuī zhī zuǒ chí ér
听其动静，知其邪正。右主推之，左持而
yù zhī qì zhì ér qù zhī fán jiāng yòng zhēn bì xiān zhěn
御之，气至而去之。凡将用针，必先诊
mài shì qì zhī jù yì nǎi kě yǐ zhì yě wǔ zàng zhī qì yǐ
脉，视气之剧易，乃可以治也。五脏之气已
jué yú nèi ér yòng zhēn zhě fǎn shí qí wài shì wèi chóng jié
绝于内，而用针者反实其外，是谓重竭，
chóng jié bì sǐ qí sǐ yě jìng zhì zhī zhě zhé fǎn qí qì
重竭必死，其死也静，治之者，辄反其气，
qǔ yè yǔ yīng wǔ zàng zhī qì yǐ jué yú wài ér yòng zhēn zhě
取腋与膺；五脏之气已绝于外，而用针者
fǎn shí qí nèi shì wèi nì jué nì jué zé bì sǐ qí sǐ yě
反实其内，是谓逆厥，逆厥则必死，其死也
zào zhì zhī zhě fǎn qǔ sì mò cì zhī hài zhòng ér bú qù
躁，治之者，反取四末。刺之害中而不去，
zé jīng xiè hài zhòng ér qù zé zhì qì jīng xiè zé bìng yì
则精泄；害中而去，则致气。精泄则病益
shèn ér kuāng zhì qì zé shēng wéi yōng yáng
甚而恇，致气则生为痈疡。

wǔ zàng yǒu liù fǔ liù fǔ yǒu shí èr yuán shí èr yuán
五脏有六腑，六腑有十二原，十二原
chū yú sì guān sì guān zhǔ zhì wǔ zàng wǔ zàng yǒu jí
出于四关，四关主治五脏。五脏有疾，
dāng qǔ zhī shí èr yuán shí èr yuán zhě wǔ zàng zhī suǒ yǐ bǐng
当取之十二原，十二原者，五脏之所以禀
sān bǎi liù shí wǔ jié qì wèi yě wǔ zàng yǒu jí yě yīng chū shí
三百六十五节气味也。五脏有疾也，应出十
èr yuán ér yuán gè yǒu suǒ chū míng zhī qí yuán dǔ qí
二原，而原各有所出，明知其原，睹其
yìng ér zhī wǔ zàng zhī hài yǐ yáng zhōng zhī shào yīn fèi
应，而知五脏之害矣。阳中之少阴，肺
yě qí yuán chū yú tài yuān tài yuān èr yáng zhōng zhī tài
也，其原出于太渊，太渊二。阳中之太
yáng xīn yě qí yuán chū yú dà líng dà líng èr yīn zhōng
阳，心也，其原出于大陵，大陵二。阴中
zhī shào yáng gān yě qí yuán chū yú tài chōng tài chōng
之少阳，肝也，其原出于太冲，太冲
èr yīn zhōng zhī zhì yīn pí yě qí yuán chū yú tài bái tài
二。阴中之至阴，脾也，其原出于太白，太
bái èr yīn zhōng zhī tài yīn shèn yě qí yuán chū yú tài xī
白二。阴中之太阴，肾也，其原出于太溪，
tài xī èr gāo zhī yuán chū yú jiū wěi jiū wěi yī huāng zhī
太溪二。膏之原出于鸠尾，鸠尾一。肓之
yuán chū yú bó yāng bó yāng yī fán cǐ shí èr yuán zhě zhǔ
原出于脖胦，脖胦一。凡此十二原者，主
zhì wǔ zàng liù fǔ zhī yǒu jí zhě yě zhàng qǔ sān yáng sūn xiè
治五脏六腑之有疾者也。胀取三阳，飧泄
qǔ sān yīn
取三阴。

jīn fú wǔ zàng zhī yǒu jí yě pì yóu cì yě yóu wū yě
今夫五脏之有疾也，譬犹刺也，犹污也，
yóu jié yě yóu bì yě cì suī jiǔ yóu kě bá yě wū suī
犹结也，犹闭也。刺虽久，犹可拔也；污虽
jiǔ yóu kě xuě yě jié suī jiǔ yóu kě jiě yě bì suī jiǔ
久，犹可雪也；结虽久，犹可解也；闭虽久，
yóu kě jué yě huò yán jiǔ jí zhī bù kě qǔ zhě fēi qí shuō
犹可决也。或言久疾之不可取者，非其说
yě fú shàn yòng zhēn zhě qǔ qí jí yě yóu bá cì yě
也。夫善用针者，取其疾也，犹拔刺也，
yóu xuě wū yě yóu jiě jié yě yóu jué bì yě jí suī jiǔ
犹雪污也，犹解结也，犹决闭也。疾虽久，
yóu kě bì yě yán bù kě zhì zhě wèi dé qí shù yě
犹可毕也。言不可治者，未得其术也。

cì zhū rè zhě rú yǐ shǒu tàn tāng cì hán qīng zhě rú
刺诸热者，如以手探汤；刺寒清者，如
rén bú yù xíng yīn yǒu yáng jí zhě qǔ zhī xià líng sān lǐ
人不欲行。阴有阳疾者，取之下陵三里，
zhèng wǎng wú dài qì xià nǎi zhǐ bú xià fù shǐ yě jí gāo
正往无殆，气下乃止，不下复始也。疾高
ér nèi zhě qǔ zhī yīn zhī líng quán jí gāo ér wài zhě qǔ zhī
而内者，取之阴之陵泉；疾高而外者，取之
yáng zhī líng quán yě
阳之陵泉也。

běn shū dì èr
本输第二

fèi hé dà cháng dà cháng zhě chuán dǎo zhī fǔ
★肺合大肠，大肠者，传道之腑。

xīn hé xiǎo cháng xiǎo cháng zhě shòu chéng zhī fǔ gān
心合小肠，小肠者，受盛之腑。肝
hé dǎn dǎn zhě zhōng jīng zhī fǔ pí hé wèi wèi zhě
合胆，胆者，中精之腑。脾合胃，胃者，
wǔ gǔ zhī fǔ shèn hé páng guāng páng guāng zhě jīn yè
五谷之腑。肾合膀胱，膀胱者，津液
zhī fǔ yě shào yáng shǔ shèn shèn shàng lián fèi gù jiāng
之腑也。少阳属肾，肾上连肺，故将
liǎng zàng sān jiāo zhě zhōng dú zhī fǔ yě shuǐ dào chū
两脏。三焦者，中渎之腑也，水道出
yān shǔ páng guāng shì gū zhī fǔ yě shì liù fǔ zhī suǒ
焉，属膀胱，是孤之腑也。是六腑之所
yǔ hé zhě
与合者。

xiǎo zhēn jiě dì sān
小针解第三

cū shǒu xíng zhě shǒu cì fǎ yě shàng shǒu shén zhě
★粗守形者，守刺法也。上守神者，
shǒu rén zhī xuè qì yǒu yú bù zú kě bǔ xiè yě shén kè zhě
守人之血气有余不足，可补泻也。神客者，
zhèng xié gòng huì yě shén zhě zhèng qì yě kè zhě xié
正邪共会也。神者，正气也。客者，邪
qì yě
气也。

xié qì zàng fǔ bìng xíng dì sì

邪气脏腑病形第四

zhū yáng zhī huì jiē zài yú miàn

★诸阳之会，皆在于面。

huáng dì yuē xié zhī zhòng rén zàng nài hé qí bó

★黄帝曰：邪之中人脏奈何？岐伯

yuē chóu yōu kǒng jù zé shāng xīn xíng hán hán yǐn zé shāng

曰：愁忧恐惧则伤心，形寒寒饮则伤

fèi yǐ qí liǎng hán xiāng gǎn zhōng wài jiē shāng gù qì nì

肺，以其两寒相感，中外皆伤，故气逆

ér shàng xíng yǒu suǒ duò zhuì è xuè liú nèi ruò yǒu suǒ dà

而上行。有所堕坠，恶血留内，若有所大

nù qì shàng ér bú xià jī yú xié xià zé shāng gān yǒu

怒，气上而不下，积于胁下，则伤肝。有

suǒ jī pú ruò zuì rù fáng hàn chū dāng fēng zé shāng pí

所击仆，若醉入房，汗出当风，则伤脾。

yǒu suǒ yòng lì jǔ zhòng ruò rù fáng guò dù hàn chū yù shuǐ

有所用力举重，若入房过度，汗出浴水，

zé shāng shèn

则伤肾。

shí èr jīng mài sān bǎi liù shí wǔ luò qí xuè qì jiē

★十二经脉，三百六十五络，其血气皆

shàng yú miàn ér zǒu kǒng qiào qí jīng yáng qì shàng zǒu yú mù

上于面而走空窍，其精阳气上走于目

ér wéi jīng qí bié qì zǒu yú ěr ér wéi tīng qí zōng qì shàng

而为睛，其别气走于耳而为听，其宗气上

chū yú bí ér wéi xiù qí zhuó qì chū yú wèi zǒu chún shé ér
出于鼻而为臭，其浊气出于胃，走唇舌而
wéi wèi qí qì zhī jīn yè jiē shàng xūn yú miàn ér pí yòu
为味。其气之津液皆上熏于面，而皮又
hòu qí ròu jiān gù tiān qì shèn hán bù néng shèng zhī yě
厚，其肉坚，故天气甚寒不能胜之也。

běn shén dì bā
本神第八

huáng dì wèn yú qí bó yuē fán cì zhī fǎ xiān bì
★黄帝问于岐伯曰：凡刺之法，先必
běn yú shén xuè mài yíng qì jīng shén cǐ wǔ
本于神。血、脉、营、气、精、神，此五
zàng zhī suǒ cáng yě zhì qí yín yì lí zàng zé jīng shī hún pò
脏之所藏也，至其淫泆离脏则精失，魂魄
fēi yáng zhì yì huǎng luàn zhì lǜ qù shēn zhě hé yīn ér rán
飞扬，志意恍乱，智虑去身者，何因而然
hū tiān zhī zuì yú rén zhī guò hū hé wèi dé qì
乎？天之罪与？人之过乎？何谓德、气、
shēng jīng shén hún pò xīn yì zhì sī zhì
生、精、神、魂、魄、心、意、志、思、智、
lǜ qǐng wèn qí gù
虑？请问其故。

qí bó dá yuē tiān zhī zài wǒ zhě dé yě dì zhī zài wǒ
岐伯答曰：天之在我者德也，地之在我
zhě qì yě dé liú qì bó ér shēng zhě yě gù shēng zhī lái wèi
者气也，德流气薄而生者也。故生之来谓

之精，两精相搏谓之神，随神往来者谓之魂，并精而出入者谓之魄，所以任物者谓之心，心有所忆谓之意，意之所存谓之志，因志而存变谓之思，因思而远慕谓之虑，因虑而处物谓之智。故智者之养生也，必顺四时而适寒暑，和喜怒而安居处，节阴阳而调刚柔，如是则僻邪不至，长生久视。

★肝藏血，血舍魂，肝气虚则恐，实则怒。脾藏营，营舍意，脾气虚则四肢不用，五脏不安，实则腹胀，经溲不利。心藏脉，脉舍神，心气虚则悲，实则笑不休。肺藏气，气舍魄，肺气虚则鼻塞不利，少气，实则喘喝，胸盈仰息。肾藏精，精舍志，肾气虚则厥，实则胀，五脏不安。必审五脏之病形，以知其气之虚实，谨而调之也。

jīng mài dì shí

经脉第十

rén shǐ shēng xiān chéng jīng jīng chéng ér nǎo suǐ
★人始生，先成精，精成而脑髓
shēng gǔ wéi gàn mài wéi yíng jīn wéi gāng ròu wéi qiáng
生，骨为干，脉为营，筋为刚，肉为墙，
pí fū jiān ér máo fà zhǎng gǔ rù yú wèi mài dào yǐ tōng
皮肤坚而毛发长，谷入于胃，脉道以通，
xuè qì nǎi xíng
血气乃行。

jīng mài zhě suǒ yǐ néng jué sǐ shēng chǔ bǎi bìng
★经脉者，所以能决死生，处百病，
tiáo xū shí bù kě bù tōng
调虚实，不可不通。

fèi shǒu tài yīn zhī mài qǐ yú zhōng jiāo xià luò dà
★肺手太阴之脉，起于中焦，下络大
cháng huán xún wèi kǒu shàng gé shǔ fèi cóng fèi xì héng chū
肠，还循胃口，上膈属肺，从肺系横出
yè xià xià xún nào nèi xíng shào yīn xīn zhǔ zhī qián xià zhǒu
腋下，下循臑内，行少阴心主之前，下肘
zhōng xún bì nèi shàng gǔ xià lián rù cùn kǒu shàng yú
中，循臂内上骨下廉，入寸口，上鱼，
xún yú jì chū dà zhǐ zhī duān qí zhī zhě cóng wàn hòu zhí
循鱼际，出大指之端；其支者，从腕后直
chū cì zhǐ nèi lián chū qí duān
出次指内廉，出其端。

shì dòng zé bìng fèi zhàng mǎn péng péng ér chuǎn ké
是动则病肺胀满，膨膨而喘咳，
quē pén zhōng tòng shèn zé jiāo liǎng shǒu ér mào cǐ wéi bì
缺盆中痛，甚则交两手而瞀，此为臂
jué shì zhǔ fèi suǒ shēng bìng zhě ké shàng qì chuǎn kě
厥。是主肺所生病者，咳，上气喘渴，
fán xīn xiōng mǎn nào bì nèi qián lián tòng jué zhǎng zhōng rè
烦心胸满，臑臂内前廉痛厥，掌中热。
qì shèng yǒu yú zé jiān bèi tòng fēng hán hàn chū zhòng fēng
气盛有余，则肩背痛风寒，汗出中风，
xiǎo biàn shuò ér qiàn qì xū zé jiān bèi tòng hán shǎo qì bù zú
小便数而欠。气虚则肩背痛寒，少气不足
yǐ xī niào sè biàn
以息，溺色变。

dà cháng shǒu yáng míng zhī mài qǐ yú dà zhǐ cì zhǐ zhī
★大肠手阳明之脉，起于大指次指之
duān xún zhǐ shàng lián chū hé gǔ liǎng gǔ zhī jiān shàng rù
端，循指上廉，出合谷两骨之间，上入
liǎng jīn zhī zhōng xún bì shàng lián rù zhǒu wài lián shàng
两筋之中，循臂上廉，入肘外廉，上
nào wài qián lián shàng jiān chū yú gǔ zhī qián lián shàng chū
臑外前廉，上肩，出髃骨之前廉，上出
yú zhù gǔ zhī huì shàng xià rù quē pén luò fèi xià gé shǔ
于柱骨之会上，下入缺盆，络肺，下膈，属
dà cháng qí zhī zhě cóng quē pén shàng jǐng guàn jiá rù
大肠。其支者，从缺盆上颈，贯颊，入
xià chǐ zhōng huán chū jiā kǒu jiāo rén zhōng zuǒ zhī yòu yòu
下齿中，还出夹口，交人中，左之右，右
zhī zuǒ shàng jiā bí kǒng
之左，上夹鼻孔。

shì dòng zé bìng chǐ tòng jǐng zhǒng shì zhǔ jīn yè suǒ shēng
是动则病齿痛颈肿。是主津液所生

bìng zhě mù huáng kǒu gān qiú nǜ hóu bì jiān qián nào
病者，目黄口干，鼽衄，喉痹，肩前臑

tòng dà zhǐ cì zhǐ tòng bú yòng qì yǒu yú zé dāng mài suǒ guò
痛，大指次指痛不用。气有余则当脉所过

zhě rè zhǒng xū zé hán lì bú fù
者热肿，虚则寒栗不复。

wèi zú yáng míng zhī mài qǐ yú bí zhī jiāo è zhōng
★胃足阳明之脉，起于鼻之交颏中，

páng nà tài yáng zhī mài xià xún bí wài rù shàng chǐ zhōng
旁纳太阳之脉，下循鼻外，入上齿中，

huán chū jiā kǒu huán chún xià jiāo chéng jiāng què xún yí hòu xià
还出夹口环唇，下交承浆，却循颐后下

lián chū dà yíng xún jiá chē shàng ěr qián guò kè zhǔ rén
廉，出大迎，循颊车，上耳前，过客主人，

xún fà jì zhì é lú qí zhī zhě cóng dà yíng qián xià rén
循发际，至额颅；其支者，从大迎前下人

yíng xún hóu lóng rù quē pén xià gé shǔ wèi luò pí
迎，循喉咙，入缺盆，下膈，属胃，络脾；

qí zhí zhě cóng quē pén xià rǔ nèi lián xià jiā qí rù qì jiē
其直者，从缺盆下乳内廉，下夹脐，入气街

zhōng qí zhī zhě qǐ yú wèi kǒu xià xún fù lǐ xià zhì qì
中；其支者，起于胃口，下循腹里，下至气

jiē zhōng ér hé yǐ xià bì guān dǐ fú tù xià xī bìn
街中而合，以下髀关，抵伏兔，下膝膑

zhōng xià xún jìng wài lián xià zú fū rù zhōng zhǐ nèi jiān
中，下循胫外廉，下足跗，入中指内间；

qí zhī zhě xià lián sān cùn ér bié xià rù zhōng zhǐ wài jiān qí
其支者，下廉三寸而别，下入中指外间；其

zhī zhě bié fū shàng rù dà zhǐ jiān chū qí duān
支者，别跗上，入大指间，出其端。

shì dòng zé bìng sǎ sǎ zhèn hán shàn shēn shuò qiàn yán
是动则病洒洒振寒，善呻数欠，颜

hēi bìng zhì zé wù rén yǔ huǒ wén mù shēng zé tì rán ér jīng
黑，病至则恶人与火，闻木声则惕然而惊，

xīn yù dòng dú bì hù sè yǒu ér chǔ shèn zé yù shàng gāo ér
心欲动，独闭户塞牖而处，甚则欲上高而

gē qì yī ér zǒu bēn xiǎng fù zhàng shì wéi gàn jué shì
歌，弃衣而走，贲响腹胀，是为骭厥。是

zhǔ xuè suǒ shēng bìng zhě kuáng nüè wēn yín hàn chū qiú nǜ
主血所生病者，狂疟温淫汗出，鼽衄，

kǒu wāi chún zhēn jǐng zhǒng hóu bì dà fù shuǐ zhǒng xī bìn
口㖞唇胗，颈肿喉痹，大腹水肿，膝膑

zhǒng tòng xún yīng rǔ qì jiē gǔ fú tù gàn wài
肿痛，循膺、乳、气街、股、伏兔、骭外

lián zú fū shàng jiē tòng zhōng zhǐ bú yòng qì shèng zé
廉、足跗上皆痛，中指不用。气盛则

shēn yǐ qián jiē rè qí yǒu yú yú wèi zé xiāo gǔ shàn jī
身以前皆热，其有余于胃，则消谷善饥，

niào sè huáng qì bù zú zé shēn yǐ qián jiē hán lì wèi zhōng
溺色黄。气不足则身以前皆寒栗，胃中

hán zé zhàng mǎn
寒则胀满。

pí zú tài yīn zhī mài qǐ yú dà zhǐ zhī duān xún zhǐ
★脾足太阴之脉，起于大指之端，循指

nèi cè bái ròu jì guò hé gǔ hòu shàng nèi huái qián lián
内侧白肉际，过核骨后，上内踝前廉，

shàng shuàn nèi xún jìng gǔ hòu jiāo chū jué yīn zhī qián shàng
上腨内，循胫骨后，交出厥阴之前，上

xī gǔ nèi qián lián rù fù shǔ pí luò wèi shàng gé jiā yān
膝股内前廉，入腹属脾络胃，上膈，夹咽，
lián shé běn sàn shé xià qí zhī zhě fù cóng wèi bié shàng
连舌本，散舌下；其支者，复从胃，别上
gé zhù xīn zhōng
膈，注心中。

shì dòng zé bìng shé běn jiàng shí zé ǒu wèi wǎn tòng
是动则病舌本强，食则呕，胃脘痛，
fù zhàng shàn ài dé hòu yǔ qì zé kuài rán rú shuāi shēn tǐ
腹胀善噫，得后与气则快然如衰，身体
jiē zhòng shì zhǔ pí suǒ shēng bìng zhě shé běn tòng tǐ bù
皆重。是主脾所生病者，舌本痛，体不
néng dòng yáo shí bú xià fán xīn xīn xià jí tòng táng jiǎ
能动摇，食不下，烦心，心下急痛，溏瘕
xiè shuǐ bì huáng dǎn bù néng wò qiǎng lì gǔ xī nèi
泄，水闭，黄疸，不能卧，强立股膝内
zhǒng jué zú dà zhǐ bú yòng
肿厥，足大指不用。

xīn shǒu shào yīn zhī mài qǐ yú xīn zhōng chū shǔ xīn
★心手少阴之脉，起于心中，出属心
xì xià gé luò xiǎo cháng qí zhī zhě cóng xīn xì shàng jiā
系，下膈，络小肠；其支者，从心系上夹
yān xì mù xì qí zhí zhě fù cóng xīn xì què shàng fèi
咽，系目系；其直者，复从心系却上肺，
xià chū yè xià xià xún nào nèi hòu lián xíng tài yīn xīn zhǔ zhī
下出腋下，下循臑内后廉，行太阴心主之
hòu xià zhǒu nèi xún bì nèi hòu lián dǐ zhǎng hòu ruì gǔ zhī
后，下肘内，循臂内后廉，抵掌后锐骨之
duān rù zhǎng nèi hòu lián xún xiǎo zhǐ zhī nèi chū qí duān
端，入掌内后廉，循小指之内，出其端。

shì dòng zé bìng yì gān xīn tòng kě ér yù yǐn shì wéi bì
是动则病嗌干心痛，渴而欲饮，是为臂

jué shì zhǔ xīn suǒ shēng bìng zhě mù huáng xié tòng nào bì
厥。是主心所生病者，目黄胁痛，臑臂

nèi hòu lián tòng jué zhǎng zhōng rè tòng
内后廉痛厥，掌中热痛。

xiǎo cháng shǒu tài yáng zhī mài qǐ yú xiǎo zhǐ zhī duān
★小肠手太阳之脉，起于小指之端，

xún shǒu wài cè shàng wàn chū huái zhōng zhí shàng xún bì gǔ
循手外侧上腕，出踝中，直上循臂骨

xià lián chū zhǒu nèi cè liǎng jīn zhī jiān shàng xún nào wài hòu
下廉，出肘内侧两筋之间，上循臑外后

lián chū jiān jiě rào jiān jiǎ jiāo jiān shàng rù quē pén luò
廉，出肩解，绕肩胛，交肩上，入缺盆络

xīn xún yān xià gé dǐ wèi shǔ xiǎo cháng qí zhī zhě
心，循咽，下膈，抵胃属小肠；其支者，

cóng quē pén xún jǐng shàng jiá zhì mù ruì zì què rù ěr zhōng
从缺盆循颈上颊，至目锐眦，却入耳中；

qí zhī zhě bié jiá shàng zhuō dǐ bí zhì mù nèi zì xié luò
其支者，别颊上颇抵鼻，至目内眦，斜络

yú quán
于颧。

shì dòng zé bìng yì tòng hàn zhǒng bù kě yǐ gù jiān sì
是动则病嗌痛颔肿，不可以顾，肩似

bá nào sì zhé shì zhǔ yè suǒ shēng bìng zhě ěr lóng mù
拔，臑似折。是主液所生病者，耳聋目

huáng jiá zhǒng jǐng hàn jiān nào zhǒu bì wài hòu lián tòng
黄颊肿，颈颔肩臑肘臂外后廉痛。

páng guāng zú tài yáng zhī mài qǐ yú mù nèi zì
★膀胱足太阳之脉，起于目内眦，

shàng é jiāo diān qí zhī zhě cóng diān zhì ěr shàng jiǎo qí
上额交巅；其支者，从巅至耳上角；其
zhí zhě cóng diān rù luò nǎo huán chū bié xià xiàng xún jiān bó
直者，从巅入络脑，还出别下项，循肩髆
nèi jiā jǐ dǐ yāo zhōng rù xún lǚ luò shèn shǔ páng
内，夹脊抵腰中，入循膂，络肾，属膀
guāng qí zhī zhě cóng yāo zhōng xià jiā jǐ guàn tún rù guó
胱；其支者，从腰中下夹脊贯臀，入腘
zhōng qí zhī zhě cóng bó nèi zuǒ yòu bié xià guàn jiǎ jiā
中；其支者，从髆内左右，别下贯胛，夹
jǐ nèi guò bì shū xún bì wài cóng hòu lián xià hé guó zhōng
脊内，过髀枢，循髀外从后廉下合腘中，
yǐ xià guàn chuài nèi chū wài huái zhī hòu xún jīng gǔ zhì xiǎo
以下贯踹内，出外踝之后，循京骨，至小
zhǐ wài cè
指外侧。

shì dòng zé bìng chōng tóu tòng mù sì tuō xiàng rú bá
是动则病冲头痛，目似脱，项如拔，
jǐ tòng yāo sì zhé bì bù kě yǐ qū guó rú jié chuài rú
脊痛腰似折，髀不可以曲，腘如结，踹如
liè shì wéi huái jué shì zhǔ jīn suǒ shēng bìng zhě zhì nüè
裂，是为踝厥。是主筋所生病者，痔疟
kuáng diān jí tóu xìn xiàng tòng mù huáng lèi chū qiú nǜ
狂癫疾，头囟项痛，目黄泪出，鼽衄，
xiàng bèi yāo kāo guó chuài jiǎo jiē tòng xiǎo zhǐ bú yòng
项背腰尻腘踹脚皆痛，小指不用。

shèn zú shào yīn zhī mài qǐ yú xiǎo zhǐ zhī xià xié zǒu
★肾足少阴之脉，起于小指之下，斜走
zú xīn chū yú rán gǔ zhī xià xún nèi huái zhī hòu bié rù gēn
足心，出于然谷之下，循内踝之后，别入跟

zhōng yǐ shàng chuài nèi chū guó nèi lián shàng gǔ nèi hòu
中，以上踹内，出腘内廉，上股内后

lián guàn jǐ shǔ shèn luò páng guāng qí zhí zhě cóng
廉，贯脊，属肾，络膀胱；其直者，从

shèn shàng guàn gān gé rù fèi zhōng xún hóu lóng jiā shé
肾上贯肝膈，入肺中，循喉咙，夹舌

běn qí zhī zhě cóng fèi chū luò xīn zhù xiōng zhōng
本；其支者，从肺出络心，注胸中。

shì dòng zé bìng jī bú yù shí miàn rú qī chái ké tuò
是动则病饥不欲食，面如漆柴，咳唾

zé yǒu xuè hē hē ér chuǎn zuò ér yù qǐ mù máng máng rú
则有血，喝喝而喘，坐而欲起，目䀮䀮如

wú suǒ jiàn xīn rú xuán ruò jī zhuàng qì bù zú zé shàn
无所见，心如悬，若饥状，气不足则善

kǒng xīn tì tì rú rén jiāng bǔ zhī shì wéi gǔ jué shì zhǔ
恐，心惕惕如人将捕之，是为骨厥。是主

shèn suǒ shēng bìng zhě kǒu rè shé gān yān zhǒng shàng qì
肾所生病者，口热舌干，咽肿上气，

yì gān jí tòng fán xīn xīn tòng huáng dǎn cháng pì jǐ
嗌干及痛，烦心心痛，黄疸，肠澼，脊

gǔ nèi hòu lián tòng wěi jué shì wò zú xià rè ér tòng
股内后廉痛，痿厥嗜卧，足下热而痛。

xīn zhǔ shǒu jué yīn xīn bāo luò zhī mài qǐ yú xiōng
★心主手厥阴心包络之脉，起于胸

zhōng chū shǔ xīn bāo luò xià gé lì luò sān jiāo qí zhī
中，出属心包络，下膈，历络三焦；其支

zhě xún xiōng chū xié xià yè sān cùn shàng dǐ yè xià xún
者，循胸出胁，下腋三寸，上抵腋，下循

nào nèi xíng tài yīn shào yīn zhī jiān rù zhǒu zhōng xià bì
臑内，行太阴少阴之间，入肘中，下臂，

xíng liǎng jīn zhī jiān rù zhǎng zhōng xún zhōng zhǐ chū qí
行两筋之间，入掌中，循中指，出其
duān qí zhī zhě bié zhǎng zhōng xún xiǎo zhǐ cì zhǐ chū
端；其支者，别掌中，循小指次指出
qí duān
其端。

shì dòng zé bìng shǒu xīn rè bì zhǒu luán jí yè zhǒng
是动则病手心热，臂肘挛急，腋肿，
shèn zé xiōng xié zhī mǎn xīn zhōng dàn dàn dà dòng miàn chì
甚则胸胁支满，心中憺憺大动，面赤
mù huáng xǐ xiào bù xiū shì zhǔ mài suǒ shēng bìng zhě fán
目黄，喜笑不休。是主脉所生病者，烦
xīn xīn tòng zhǎng zhōng rè
心心痛，掌中热。

sān jiāo shǒu shào yáng zhī mài qǐ yú xiǎo zhǐ cì zhǐ zhī
★三焦手少阳之脉，起于小指次指之
duān shàng chū liǎng zhǐ zhī jiān xún shǒu biǎo wàn chū bì wài
端，上出两指之间，循手表腕，出臂外
liǎng gǔ zhī jiān shàng guàn zhǒu xún nào wài shàng jiān ér jiāo
两骨之间，上贯肘，循臑外上肩而交
chū zú shào yáng zhī hòu rù quē pén bù dàn zhōng sàn luò xīn
出足少阳之后，入缺盆，布膻中，散络心
bāo xià gé xún shǔ sān jiāo qí zhī zhě cóng dàn zhōng
包，下膈，循属三焦；其支者，从膻中
shàng chū quē pén shàng xiàng xì ěr hòu zhí shàng chū ěr
上出缺盆，上项，系耳后直上，出耳
shàng jiǎo yǐ qū xià jiá zhì zhuō qí zhī zhě cóng ěr hòu rù
上角，以屈下颊至𩓐；其支者，从耳后入
ěr zhōng chū zǒu ěr qián guò kè zhǔ rén qián jiāo jiá zhì
耳中，出走耳前，过客主人前，交颊，至

mù ruì zì
目锐眦。

shì dòng zé bìng ěr lóng hún hún tūn tūn yì zhǒng hóu bì
是动则病耳聋浑浑焞焞，嗌肿喉痹。
shì zhǔ qì suǒ shēng bìng zhě hàn chū mù ruì zì tòng jiá
是主气所生病者，汗出，目锐眦痛，颊
tòng ěr hòu jiān nào zhǒu bì wài jiē tòng xiǎo zhǐ cì zhǐ
痛，耳后肩臑肘臂外皆痛，小指次指
bú yòng
不用。

dǎn zú shào yáng zhī mài qǐ yú mù ruì zì shàng dǐ
★胆足少阳之脉，起于目锐眦，上抵
tóu jiǎo xià ěr hòu xún jǐng xíng shǒu shào yáng zhī qián zhì jiān
头角，下耳后，循颈行手少阳之前，至肩
shàng què jiāo chū shǒu shào yáng zhī hòu rù quē pén qí zhī
上，却交出手少阳之后，入缺盆；其支
zhě cóng ěr hòu rù ěr zhōng chū zǒu ěr qián zhì mù ruì zì
者，从耳后入耳中，出走耳前，至目锐眦
hòu qí zhī zhě bié ruì zì xià dà yíng hé yú shǒu shào
后；其支者，别锐眦，下大迎，合于手少
yáng dǐ yú zhuō xià jiā jiá chē xià jǐng hé quē pén yǐ xià
阳，抵于䪼，下加颊车，下颈合缺盆，以下
xiōng zhōng guàn gé luò gān shǔ dǎn xún xié lǐ chū qì
胸中，贯膈，络肝，属胆，循胁里，出气
jiē rào máo jì héng rù bì yàn zhōng qí zhí zhě cóng quē
街，绕毛际，横入髀厌中；其直者，从缺
pén xià yè xún xiōng guò jì xié xià hé bì yàn zhōng yǐ
盆下腋，循胸，过季胁，下合髀厌中，以
xià xún bì yáng chū xī wài lián xià wài fǔ gǔ zhī qián zhí xià
下循髀阳，出膝外廉，下外辅骨之前，直下

dǐ jué gǔ zhī duān xià chū wài huái zhī qián xún zú fū shàng
抵绝骨之端，下出外踝之前，循足跗上，
rù xiǎo zhǐ cì zhǐ zhī jiān qí zhī zhě bié fū shàng rù dà zhǐ
入小指次指之间；其支者，别跗上，入大指
zhī jiān xún dà zhǐ qí gǔ nèi chū qí duān huán guàn zhǎo jiǎ
之间，循大指歧骨内出其端，还贯爪甲，
chū sān máo
出三毛。

shì dòng zé bìng kǒu kǔ shàn tài xī xīn xié tòng bú néng
是动则病口苦，善太息，心胁痛不能
zhuǎn cè shèn zé miàn wēi yǒu chén tǐ wú gāo zé zú wài
转侧，甚则面微有尘，体无膏泽，足外
fǎn rè shì wéi yáng jué shì zhǔ gǔ suǒ shēng bìng zhě tóu
反热，是为阳厥。是主骨所生病者，头
tòng hàn tòng mù ruì zì tòng quē pén zhōng zhǒng tòng yè
痛，颔痛，目锐眦痛，缺盆中肿痛，腋
xià zhǒng mǎ dāo xiá yǐng hàn chū zhèn hán nüè xiōng xié
下肿，马刀侠瘿，汗出振寒，疟，胸胁
lèi bì xī wài zhì jìng jué gǔ wài kē qián jí zhū jié jiē tòng xiǎo
肋髀膝外至胫绝骨外髁前及诸节皆痛，小
zhǐ cì zhǐ bú yòng
指次指不用。

gān zú jué yīn zhī mài qǐ yú dà zhǐ cóng máo zhī jì
★肝足厥阴之脉，起于大指丛毛之际，
shàng xún zú fū shàng lián qù nèi huái yí cùn shàng huái bā
上循足跗上廉，去内踝一寸，上踝八
cùn jiāo chū tài yīn zhī hòu shàng guó nèi lián xún gǔ yīn rù
寸，交出太阴之后，上腘内廉，循股阴，入
máo zhōng guò yīn qì dǐ xiǎo fù jiā wèi shǔ gān luò
毛中，过阴器，抵小腹，夹胃，属肝，络

dǎn shàng guàn gé bù xié lèi xún hóu lóng zhī hòu shàng
胆，上贯膈，布胁肋，循喉咙之后，上
rù háng sǎng lián mù xì shàng chū é yǔ dū mài huì yú
入颃颡，连目系，上出额，与督脉会于
diān qí zhī zhě cóng mù xì xià jiá lǐ huán chún nèi qí
巅。其支者，从目系下颊里，环唇内；其
zhī zhě fù cóng gān bié guàn gé shàng zhù fèi
支者，复从肝，别贯膈，上注肺。

shì dòng zé bìng yāo tòng bù kě yǐ fǔ yǎng zhàng fū tuí
是动则病腰痛不可以俯仰，丈夫㿗
shàn fù rén shào fù zhǒng shèn zé yì gān miàn chén tuō
疝，妇人少腹肿，甚则嗌干，面尘脱
sè shì zhǔ gān suǒ shēng bìng zhě xiōng mǎn ǒu nì sūn
色。是主肝所生病者，胸满，呕逆，飧
xiè hú shàn yí niào bì lóng
泄，狐疝，遗溺，闭癃。

jīng mài shí èr zhě fú xíng fēn ròu zhī jiān shēn ér bú
★经脉十二者，伏行分肉之间，深而不
jiàn qí cháng jiàn zhě zú tài yīn guò yú wài huái zhī shàng wú
见；其常见者，足太阴过于外踝之上，无
suǒ yǐn gù yě zhū mài zhī fú ér cháng jiàn zhě jiē luò mài yě
所隐故也。诸脉之浮而常见者，皆络脉也。

shǒu tài yīn zhī bié míng yuē liè quē qǐ yú wàn shàng
★手太阴之别，名曰列缺，起于腕上
fēn jiān bìng tài yīn zhī jīng zhí rù zhǎng zhōng sàn rù yú yú
分间，并太阴之经，直入掌中，散入于鱼
jì qí bìng shí zé shǒu ruì zhǎng rè xū zé qiàn qù xiǎo biàn
际。其病实则手锐掌热，虚则欠故，小便
yí shuò qǔ zhī qù wàn bàn cùn bié zǒu yáng míng yě
遗数。取之去腕半寸，别走阳明也。

shǒu shào yīn zhī bié míng yuē tōng lǐ qù wàn yí cùn
手少阴之别，名曰通里，去腕一寸

bàn bié ér shàng xíng xún jīng rù yú xīn zhōng xì shé běn
半，别而上行，循经入于心中，系舌本，

shǔ mù xì qí shí zé zhī gé xū zé bù néng yán qǔ zhī
属目系。其实则支膈，虚则不能言。取之

zhǎng hòu yí cùn bié zǒu tài yáng yě
掌后一寸，别走太阳也。

shǒu xīn zhǔ zhī bié míng yuē nèi guān qù wàn èr cùn
手心主之别，名曰内关，去腕二寸，

chū yú liǎng jīn zhī jiān xún jīng yǐ shàng xì yú xīn bāo luò xīn
出于两筋之间，循经以上，系于心包，络心

xì shí zé xīn tòng xū zé wéi tóu jiàng qǔ zhī liǎng jīn jiān yě
系。实则心痛，虚则为头强，取之两筋间也。

shǒu tài yáng zhī bié míng yuē zhī zhèng shàng wàn wǔ
手太阳之别，名曰支正，上腕五

cùn nèi zhù shào yīn qí bié zhě shàng zǒu zhǒu luò jiān yú
寸，内注少阴；其别者，上走肘，络肩髃。

shí zé jié chí zhǒu fèi xū zé shēng yóu xiǎo zhě rú zhǐ jiā jiè
实则节弛肘废，虚则生肬，小者如指痂疥，

qǔ zhī suǒ bié yě
取之所别也。

shǒu yáng míng zhī bié míng yuē piān lì qù wàn sān cùn
手阳明之别，名曰偏历，去腕三寸，

bié rù tài yīn qí bié zhě shàng xún bì chéng jiān yú
别入太阴；其别者，上循臂，乘肩髃，

shàng qū jiá piān chǐ qí bié zhě rù ěr hé yú zōng mài shí
上曲颊偏齿；其别者，入耳合于宗脉。实

zé qǔ lóng xū zé chǐ hán bì gé qǔ zhī suǒ bié yě
则龋聋，虚则齿寒痹隔，取之所别也。

shǒu shào yáng zhī bié míng yuē wài guān qù wàn èr cùn
手少阳之别，名曰外关，去腕二寸，
wài rào bì zhù xiōng zhōng hé xīn zhǔ bìng shí zé zhǒu luán
外绕臂，注胸中，合心主。病实则肘挛，
xū zé bù shōu qǔ zhī suǒ bié yě
虚则不收，取之所别也。

zú tài yáng zhī bié míng yuē fēi yáng qù huái qī cùn
足太阳之别，名曰飞阳，去踝七寸，
bié zǒu shào yīn shí zé qiú zhì tóu bèi tòng xū zé qiú nǜ qǔ
别走少阴。实则鼽窒头背痛，虚则鼽衄，取
zhī suǒ bié yě
之所别也。

zú shào yáng zhī bié míng yuē guāng míng qù huái wǔ
足少阳之别，名曰光明，去踝五
cùn bié zǒu jué yīn xià luò zú fū shí zé jué xū zé wěi
寸，别走厥阴，下络足跗。实则厥，虚则痿
bì zuò bù néng qǐ qǔ zhī suǒ bié yě
躄，坐不能起，取之所别也。

zú yáng míng zhī bié míng yuē fēng lóng qù huái bā cùn
足阳明之别，名曰丰隆，去踝八寸，
bié zǒu tài yīn qí bié zhě xún jìng gǔ wài lián shàng luò tóu
别走太阴；其别者，循胫骨外廉，上络头
xiàng hé zhū jīng zhī qì xià luò hóu yì qí bìng qì nì zé hóu
项，合诸经之气，下络喉嗌。其病气逆则喉
bì cuì yīn shí zé kuáng diān xū zé zú bù shōu jìng kū
痹瘁喑，实则狂癫，虚则足不收，胫枯，
qǔ zhī suǒ bié yě
取之所别也。

zú tài yīn zhī bié míng yuē gōng sūn qù běn jié zhī hòu
足太阴之别，名曰公孙，去本节之后

yí cùn bié zǒu yáng míng qí bié zhě rù luò cháng wèi jué
一寸，别走阳明；其别者，入络肠胃。厥
qì shàng nì zé huò luàn shí zé cháng zhōng qiè tòng xū zé gǔ
气上逆则霍乱，实则肠中切痛，虚则鼓
zhàng qǔ zhī suǒ bié yě
胀，取之所别也。

zú shào yīn zhī bié míng yuē dà zhōng dāng huái hòu rào
足少阴之别，名曰大钟，当踝后绕
gēn bié zǒu tài yáng qí bié zhě bìng jīng shàng zǒu yú xīn
跟，别走太阳；其别者，并经上走于心
bāo xià wài guàn yāo jǐ qí bìng qì nì zé fán mèn shí zé
包，下外贯腰脊。其病气逆则烦闷，实则
bì lóng xū zé yāo tòng qǔ zhī suǒ bié zhě yě
闭癃，虚则腰痛，取之所别者也。

zú jué yīn zhī bié míng yuē lí gōu qù nèi huái wǔ cùn
足厥阴之别，名曰蠡沟，去内踝五寸，
bié zǒu shào yáng qí bié zhě jìng jìng shàng gāo jié yú jīng
别走少阳；其别者，径胫上睾，结于茎。
qí bìng qì nì zé gāo zhǒng cù shàn shí zé tǐng zhǎng xū
其病气逆，则睾肿卒疝，实则挺长，虚
zé bào yǎng qǔ zhī suǒ bié yě
则暴痒，取之所别也。

rèn mài zhī bié míng yuē wěi yì xià jiū wěi sàn yú fù
任脉之别，名曰尾翳，下鸠尾，散于腹。
shí zé fù pí tòng xū zé yǎng sāo qǔ zhī suǒ bié yě
实则腹皮痛，虚则痒搔，取之所别也。

dū mài zhī bié míng yuē cháng qiáng jiā lǚ shàng xiàng
督脉之别，名曰长强，夹膂上项，
sàn tóu shàng xià dāng jiān jiǎ zuǒ yòu bié zǒu tài yáng rù
散头上，下当肩胛左右，别走太阳，入

guàn lǚ　shí zé jǐ jiàng　xū zé tóu zhòng　gāo yáo zhī　jiā
贯膂。实则脊强，虚则头重，高摇之，夹
jǐ zhī yǒu guò zhě　qǔ zhī suǒ bié yě
脊之有过者，取之所别也。

pí zhī dà luò　míng yuē dà bāo　chū yuān yè xià sān cùn
脾之大络，名曰大包，出渊腋下三寸，
bù xiōng xié　shí zé shēn jìn tòng　xū zé bǎi jié jìn jiē zòng
布胸胁。实则身尽痛，虚则百节尽皆纵，
cǐ mài ruò luó luò zhī xuè zhě　jiē qǔ zhī pí zhī dà luò mài yě
此脉若罗络之血者，皆取之脾之大络脉也。

fán cǐ shí wǔ luò zhě　shí zé bì jiàn　xū zé bì xià　shì zhī
凡此十五络者，实则必见，虚则必下，视之
bú jiàn　qiú zhī shàng xià　rén jīng bù tóng　luò mài yì suǒ bié yě
不见，求之上下，人经不同，络脉异所别也。

jīng shuǐ dì shí èr
经水第十二

fú jīng shuǐ zhě　shòu shuǐ ér xíng zhī　wǔ zàng zhě
★夫经水者，受水而行之；五脏者，
hé shén qì hún pò ér cáng zhī　liù fǔ zhě　shòu gǔ ér xíng
合神气魂魄而藏之；六腑者，受谷而行
zhī　shòu qì ér yáng zhī　jīng mài zhě　shòu xuè ér yíng zhī
之，受气而扬之；经脉者，受血而营之。

ruò fú bā chǐ zhī shì　pí ròu zài cǐ　wài kě dù liáng
★若夫八尺之士，皮肉在此，外可度量
qiè xún ér dé zhī　qí sǐ kě jiě pōu ér shì zhī　qí zàng zhī jiān
切循而得之，其死可解剖而视之，其脏之坚

cuì fǔ zhī dà xiǎo gǔ zhī duō shǎo mài zhī cháng duǎn xuè
脆，腑之大小，谷之多少，脉之长短，血
zhī qīng zhuó qì zhī duō shǎo shí èr jīng zhī duō xuè shǎo qì
之清浊，气之多少，十二经之多血少气，
yǔ qí shǎo xuè duō qì yǔ qí jiē duō xuè qì yǔ qí jiē shǎo
与其少血多气，与其皆多血气，与其皆少
xuè qì jiē yǒu dà shù
血气，皆有大数。

yíng qì dì shí liù
营气第十六

huáng dì yuē yíng qì zhī dào nà gǔ wéi bǎo gǔ rù
★黄帝曰：营气之道，内谷为宝。谷入
yú wèi nǎi chuán zhī fèi liú yì yú zhōng bù sàn yú wài
于胃，乃传之肺，流溢于中，布散于外，
jīng zhuān zhě xíng yú jīng suì cháng yíng wú yǐ zhōng ér fù
精专者行于经隧，常营无已，终而复
shǐ shì wèi tiān dì zhī jì
始，是谓天地之纪。

mài dù dì shí qī
脉度第十七

wǔ zàng cháng nèi yuè yú shàng qī qiào yě gù fèi qì
★五脏常内阅于上七窍也，故肺气

tōng yú bí fèi hé zé bí néng zhī chòu xiāng yǐ xīn qì tōng yú
通于鼻，肺和则鼻能知臭香矣；心气通于

shé xīn hé zé shé néng zhī wǔ wèi yǐ gān qì tōng yú mù
舌，心和则舌能知五味矣；肝气通于目，

gān hé zé mù néng biàn wǔ sè yǐ pí qì tōng yú kǒu pí hé
肝和则目能辨五色矣；脾气通于口，脾和

zé kǒu néng zhī wǔ gǔ yǐ shèn qì tōng yú ěr shèn hé zé ěr
则口能知五谷矣；肾气通于耳，肾和则耳

néng wén wǔ yīn yǐ wǔ zàng bù hé zé qī qiào bù tōng liù fǔ
能闻五音矣。五脏不和则七窍不通，六腑

bù hé zé liú wéi yōng
不和则留为痈。

yíng wèi shēng huì dì shí bā

营卫生会第十八

huáng dì wèn yú qí bó yuē rén yān shòu qì yīn yáng
★黄帝问于岐伯曰：人焉受气？阴阳

yān huì hé qì wéi yíng hé qì wéi wèi yíng ān cóng shēng
焉会？何气为营？何气为卫？营安从生？

wèi yú yān huì lǎo zhuàng bù tóng qì yīn yáng yì wèi yuàn
卫于焉会？老壮不同气，阴阳异位，愿

wén qí huì
闻其会。

qí bó dá yuē rén shòu qì yú gǔ gǔ rù yú wèi yǐ
岐伯答曰：人受气于谷，谷入于胃，以

chuán yǔ fèi wǔ zàng liù fǔ jiē yǐ shòu qì qí qīng zhě wéi
传与肺，五脏六腑，皆以受气，其清者为

yíng zhuó zhě wéi wèi yíng zài mài zhōng wèi zài mài wài yíng
营，浊者为卫，营在脉中，卫在脉外，营
zhōu bù xiū wǔ shí ér fù dà huì yīn yáng xiāng guàn rú
周不休，五十而复大会。阴阳相贯，如
huán wú duān wèi qì xíng yú yīn èr shí wǔ dù xíng yú yáng èr
环无端。卫气行于阴二十五度，行于阳二
shí wǔ dù fēn wéi zhòu yè gù qì zhì yáng ér qǐ zhì yīn ér
十五度，分为昼夜，故气至阳而起，至阴而
zhǐ gù yuē rì zhōng ér yáng lǒng wéi chóng yáng yè bàn ér
止。故曰：日中而阳陇为重阳，夜半而
yīn lǒng wéi chóng yīn gù tài yīn zhǔ nèi tài yáng zhǔ wài gè
阴陇为重阴。故太阴主内，太阳主外，各
xíng èr shí wǔ dù fēn wéi zhòu yè yè bàn wéi yīn lǒng yè
行二十五度，分为昼夜。夜半为阴陇，夜
bàn hòu ér wéi yīn shuāi píng dàn yīn jìn ér yáng shòu qì yǐ rì
半后而为阴衰，平旦阴尽而阳受气矣。日
zhōng wéi yáng lǒng rì xī ér yáng shuāi rì rù yáng jìn ér yīn
中为阳陇，日西而阳衰，日入阳尽而阴
shòu qì yǐ yè bàn ér dà huì wàn mín jiē wò mìng yuē hé
受气矣。夜半而大会，万民皆卧，命曰合
yīn píng dàn yīn jìn ér yáng shòu qì rú shì wú yǐ yǔ tiān
阴，平旦阴尽而阳受气，如是无已，与天
dì tóng jì
地同纪。

huáng dì yuē lǎo rén zhī bú yè míng zhě hé qì shǐ rán
黄帝曰：老人之不夜瞑者，何气使然？
shào zhuàng zhī rén bù zhòu míng zhě hé qì shǐ rán qí bó dá
少壮之人不昼瞑者，何气使然？岐伯答
yuē zhuàng zhě zhī qì xuè shèng qí jī ròu huá qì dào tōng
曰：壮者之气血盛，其肌肉滑，气道通，

yíng wèi zhī xíng bù shī qí cháng gù zhòu jīng ér yè míng lǎo
荣卫之行，不失其常，故昼精而夜瞑。老
zhě zhī qì xuè shuāi qí jī ròu kū qì dào sè wǔ zàng zhī
者之气血衰，其肌肉枯，气道涩，五脏之
qì xiāng bó qí yíng qì shuāi shǎo ér wèi qì nèi fá gù zhòu
气相搏，其营气衰少而卫气内伐，故昼
bù jīng yè bù míng
不精，夜不瞑。

huáng dì yuē fú xuè zhī yǔ qì yì míng tóng lèi
★黄帝曰：夫血之与气，异名同类，
hé wèi yě qí bó dá yuē yíng wèi zhě jīng qì yě xuè zhě
何谓也？岐伯答曰：营卫者，精气也，血者，
shén qì yě gù xuè zhī yǔ qì yì míng tóng lèi yān gù duó
神气也，故血之与气，异名同类焉。故夺
xuè zhě wú hàn duó hàn zhě wú xuè gù rén shēng yǒu liǎng sǐ ér
血者无汗，夺汗者无血，故人生有两死而
wú liǎng shēng
无两生。

shàng jiāo rú wù zhōng jiāo rú òu xià jiāo rú dú
★上焦如雾，中焦如沤，下焦如渎。

diān kuáng dì èr shí èr
癫狂第二十二

kuáng shǐ shēng xiān zì bēi yě xǐ wàng kǔ nù shàn
★狂始生，先自悲也，喜忘苦怒善
kǒng zhě dé zhī yōu jī
恐者，得之忧饥。

kuáng shǐ fā shǎo wò bù jī zì gāo xián yě zì
★狂始发，少卧不饥，自高贤也，自
biàn zhì yě zì zūn guì yě shàn mà lì rì yè bù xiū
辩智也，自尊贵也，善骂詈，日夜不休。

kuáng yán jīng shàn xiào hào gē yuè wàng xíng bù
★狂言、惊、善笑、好歌乐、妄行不
xiū zhě dé zhī dà kǒng
休者，得之大恐。

kuáng mù wàng jiàn ěr wàng wén shàn hū zhě
★狂，目妄见、耳妄闻、善呼者，
shǎo qì zhī suǒ shēng yě
少气之所生也。

kuáng zhě duō shí shàn jiàn guǐ shén shàn xiào ér bù
★狂者多食，善见鬼神，善笑而不
fā yú wài zhě dé zhī yǒu suǒ dà xǐ
发于外者，得之有所大喜。

kǒu wèn dì èr shí bā
口问第二十八

fú bǎi bìng zhī shǐ shēng yě jiē shēng yú fēng yǔ hán
★夫百病之始生也，皆生于风雨寒
shǔ yīn yáng xǐ nù yǐn shí jū chǔ dà jīng cù kǒng
暑，阴阳喜怒，饮食居处，大惊卒恐。

xīn zhě wǔ zàng liù fǔ zhī zhǔ yě mù zhě zōng mài
★心者，五脏六腑之主也；目者，宗脉
zhī suǒ jù yě shàng yè zhī dào yě kǒu bí zhě qì zhī mén
之所聚也，上液之道也；口鼻者，气之门

hù yě gù bēi āi chóu yōu zé xīn dòng xīn dòng zé wǔ zàng liù
户也。故悲哀愁忧则心动，心动则五脏六

fǔ jiē yáo yáo zé zōng mài gǎn zōng mài gǎn zé yè dào kāi
腑皆摇，摇则宗脉感，宗脉感则液道开，

yè dào kāi gù qì tì chū yān
液道开故泣涕出焉。

gù xié zhī suǒ zài jiē wéi bù zú gù shàng qì bù
★故邪之所在，皆为不足。故上气不

zú nǎo wéi zhī bù mǎn ěr wéi zhī kǔ míng tóu wéi zhī kǔ
足，脑为之不满，耳为之苦鸣，头为之苦

qīng mù wéi zhī xuàn zhōng qì bù zú sōu biàn wéi zhī biàn
倾，目为之眩；中气不足，溲便为之变，

cháng wéi zhī kǔ míng xià qì bù zú zé nǎi wéi wěi jué
肠为之苦鸣；下气不足，则乃为痿厥

xīn mán
心悗。

shī chuán dì èr shí jiǔ
师传第二十九

huáng dì yuē yú wén xiān shī yǒu suǒ xīn cáng fú
★黄帝曰：余闻先师，有所心藏，弗

zhù yú fāng yú yuàn wén ér cáng zhī zé ér xíng zhī shàng
著于方。余愿闻而藏之，则而行之，上

yǐ zhì mín xià yǐ zhì shēn shǐ bǎi xìng wú bìng shàng xià hé
以治民，下以治身，使百姓无病，上下和

qīn dé zé xià liú zǐ sūn wú yōu chuán yú hòu shì wú yǒu
亲，德泽下流，子孙无忧，传于后世，无有

zhōng shí kě dé wén hū qí bó yuē yuǎn hū zāi wèn yě
终时，可得闻乎？岐伯曰：远乎哉问也。

fú zhì mín yǔ zì zhì zhì bǐ yǔ zhì cǐ zhì xiǎo yǔ zhì dà
夫治民与自治，治彼与治此，治小与治大，

zhì guó yǔ zhì jiā wèi yǒu nì ér néng zhì zhī yě fú wéi shùn
治国与治家，未有逆而能治之也，夫惟顺

ér yǐ yǐ shùn zhě fēi dú yīn yáng mài lùn qì zhī nì shùn yě
而已矣。顺者，非独阴阳脉论气之逆顺也，

bǎi xìng rén mín jiē yù shùn qí zhì yě
百姓人民皆欲顺其志也。

huáng dì yuē shùn zhī nài hé qí bó yuē rù guó wèn
黄帝曰：顺之奈何？岐伯曰：入国问

sú rù jiā wèn huì shàng táng wèn lǐ lín bìng rén wèn
俗，入家问讳，上堂问礼，临病人问

suǒ biàn
所便。

rén zhī qíng mò bú wù sǐ ér lè shēng gào zhī yǐ qí
★人之情，莫不恶死而乐生，告之以其

bài yǔ zhī yǐ qí shàn dǎo zhī yǐ qí suǒ biàn kāi zhī yǐ qí
败，语之以其善，导之以其所便，开之以其

suǒ kǔ suī yǒu wú dào zhī rén wū yǒu bù tīng zhě hū
所苦，虽有无道之人，恶有不听者乎？

jué qì dì sān shí
决气第三十

huáng dì yuē yú wén rén yǒu jīng qì jīn yè
黄帝曰：余闻人有精、气、津、液、

xuè mài yú yì yǐ wéi yí qì ěr jīn nǎi biàn wéi liù míng

血、脉，余意以为一气耳，今乃辨为六名，

yú bù zhī qí suǒ yǐ rán qí bó yuē liǎng shén xiāng bó hé

余不知其所以然。岐伯曰：两神相搏，合

ér chéng xíng cháng xiān shēn shēng shì wèi jīng hé wèi qì

而成形，常先身生，是谓精。何谓气？

qí bó yuē shàng jiāo kāi fā xuān wǔ gǔ wèi xūn fū chōng

岐伯曰：上焦开发，宣五谷味，熏肤，充

shēn zé máo ruò wù lù zhī gài shì wèi qì hé wèi jīn

身，泽毛，若雾露之溉，是谓气。何谓津？

qí bó yuē còu lǐ fā xiè hàn chū zhēn zhēn shì wèi jīn hé

岐伯曰：腠理发泄，汗出溱溱，是谓津。何

wèi yè qí bó yuē gǔ rù qì mǎn nào zé zhù yú gǔ gǔ

谓液？岐伯曰：谷入气满，淖泽注于骨，骨

shǔ qū shēn xiè zé bǔ yì nǎo suǐ pí fū rùn zé shì wèi

属屈伸，泄泽，补益脑髓，皮肤润泽，是谓

yè hé wèi xuè qí bó yuē zhōng jiāo shòu qì qǔ zhī biàn

液。何谓血？岐伯曰：中焦受气取汁，变

huà ér chì shì wèi xuè hé wèi mài qí bó yuē yōng è yíng

化而赤，是谓血。何谓脉？岐伯曰：壅遏营

qì lìng wú suǒ bì shì wèi mài

气，令无所避，是谓脉。

huáng dì yuē liù qì zhě yǒu yú bù zú qì zhī duō

黄帝曰：六气者，有余不足，气之多

shǎo nǎo suǐ zhī xū shí xuè mài zhī qīng zhuó hé yǐ zhī zhī

少，脑髓之虚实，血脉之清浊，何以知之？

qí bó yuē jīng tuō zhě ěr lóng qì tuō zhě mù bù míng

岐伯曰：精脱者，耳聋；气脱者，目不明；

jīn tuō zhě còu lǐ kāi hàn dà xiè yè tuō zhě gǔ shǔ qū

津脱者，腠理开，汗大泄；液脱者，骨属屈

shēn bú lì sè yāo nǎo suǐ xiāo jìng suān ěr shuò míng
伸不利，色夭，脑髓消，胫酸，耳数鸣；
xuè tuō zhě sè bái yāo rán bù zé qí mài kōng xū cǐ qí
血脱者，色白，夭然不泽，其脉空虚。此其
hòu yě
候也。

hǎi lùn dì sān shí sān
海论第三十三

rén yǒu suǐ hǎi yǒu xuè hǎi yǒu qì hǎi yǒu shuǐ gǔ
★人有髓海，有血海，有气海，有水谷
zhī hǎi fán cǐ sì zhě yǐ yìng sì hǎi yě
之海，凡此四者，以应四海也。

wèi zhě shuǐ gǔ zhī hǎi qí shū shàng zài qì jiē xià
★胃者，水谷之海，其输上在气街，下
zhì sān lǐ chōng mài zhě wéi shí èr jīng zhī hǎi qí shū shàng
至三里；冲脉者，为十二经之海，其输上
zài yú dà zhù xià chū yú jù xū zhī shàng xià lián dàn zhōng
在于大杼，下出于巨虚之上下廉；膻中
zhě wéi qì zhī hǎi qí shū shàng zài yú zhù gǔ zhī shàng xià
者，为气之海，其输上在于柱骨之上下，
qián zài yú rén yíng nǎo wéi suǐ zhī hǎi qí shū shàng zài yú qí
前在于人迎；脑为髓之海，其输上在于其
gài xià zài fēng fǔ
盖，下在风府。

huáng dì yuē sì hǎi zhī nì shùn nài hé qí bó yuē
★黄帝曰：四海之逆顺奈何？岐伯曰：

qì hǎi yǒu yú zhě　qì mǎn xiōng zhōng　mán xī miàn chì　qì
气海有余者，气满胸中，悗息面赤；气

hǎi bù zú　zé qì shǎo bù zú yǐ yán　xuè hǎi yǒu yú　zé
海不足，则气少不足以言。血海有余，则

cháng xiǎng qí shēn dà　fú rán bù zhī qí suǒ bìng　xuè hǎi bù
常想其身大，怫然不知其所病；血海不

zú　yì cháng xiǎng qí shēn xiǎo　xiá rán bù zhī qí suǒ bìng
足，亦常想其身小，狭然不知其所病。

shuǐ gǔ zhī hǎi yǒu yú　zé fù mǎn　shuǐ gǔ zhī hǎi bù zú　zé
水谷之海有余，则腹满；水谷之海不足，则

jī bú shòu gǔ shí　suǐ hǎi yǒu yú　zé qīng jìng duō lì　zì guò
饥不受谷食。髓海有余，则轻劲多力，自过

qí dù　suǐ hǎi bù zú　zé nǎo zhuàn ěr míng　jìng suān xuàn
其度；髓海不足，则脑转耳鸣，胫酸眩

mào　mù wú suǒ jiàn　xiè dài ān wò
冒，目无所见，懈怠安卧。

zhàng lùn dì sān shí wǔ
胀论第三十五

fú xiōng fù　zàng fǔ zhī guō yě　dàn zhōng zhě　xīn
★夫胸腹，脏腑之郭也。膻中者，心

zhǔ zhī gōng chéng yě　wèi zhě　tài cāng yě　yān hóu xiǎo cháng
主之宫城也。胃者，太仓也。咽喉小肠

zhě　chuán sòng yě　wèi zhī wǔ qiào zhě　lǘ lǐ mén hù yě
者，传送也。胃之五窍者，闾里门户也。

lián quán yù yīng zhě　jīn yè zhī dào yě　gù wǔ zàng liù fǔ zhě
廉泉玉英者，津液之道也。故五脏六腑者，

gè yǒu pàn jiè　qí bìng gè yǒu xíng zhuàng
各有畔界，其病各有形状。

wǔ lóng jīn yè bié dì sān shí liù
五癃津液别第三十六

huáng dì wèn yú qí bó yuē　shuǐ gǔ rù yú kǒu　shū
★黄帝问于岐伯曰：水谷入于口，输
yú cháng wèi　qí yè bié wéi wǔ　tiān hán yī báo zé wéi niào yǔ
于肠胃，其液别为五，天寒衣薄则为溺与
qì　tiān rè yī hòu zé wéi hàn　bēi āi qì bìng zé wéi qì
气，天热衣厚则为汗，悲哀气并则为泣，
zhōng rè wèi huǎn zé wéi tuò
中热胃缓则为唾。

shuǐ gǔ jiē rù yú kǒu　qí wèi yǒu wǔ　gè zhù qí hǎi
★水谷皆入于口，其味有五，各注其海，
jīn yè gè zǒu qí dào　gù sān jiāo chū qì　yǐ wēn jī ròu
津液各走其道。故三焦出气，以温肌肉，
chōng pí fū　wéi qí jīn　qí liú ér bù xíng zhě　wéi yè
充皮肤，为其津；其流而不行者，为液。
tiān shǔ yī hòu zé còu lǐ kāi　gù hàn chū　hán liú yú fēn ròu zhī
天暑衣厚则腠理开，故汗出；寒留于分肉之
jiān　jù mò zé wéi tòng　tiān hán zé còu lǐ bì　qì shī bù
间，聚沫则为痛。天寒则腠理闭，气湿不
xíng　shuǐ xià liú yú páng guāng　zé wéi niào yǔ qì
行，水下留于膀胱，则为溺与气。

wǔ zàng liù fǔ　xīn wéi zhī zhǔ　ěr wéi zhī tīng　mù wéi
五脏六腑，心为之主，耳为之听，目为

zhī hòu fèi wéi zhī xiàng gān wéi zhī jiàng pí wéi zhī wèi
之候，肺为之相，肝为之将，脾为之卫，
shèn wéi zhī zhǔ wài
肾为之主外。

shùn qì yí rì fēn wéi sì shí dì sì shí sì
顺气一日分为四时第四十四

huáng dì yuē fú bǎi bìng zhī suǒ shǐ shēng zhě bì qǐ
★黄帝曰：夫百病之所始生者，必起
yú zào shī hán shǔ fēng yǔ yīn yáng xǐ nù yǐn shí
于燥湿、寒暑、风雨、阴阳、喜怒、饮食、
jū chǔ qì hé ér yǒu xíng dé zàng ér yǒu míng yú zhī qí
居处，气合而有形，得脏而有名，余知其
rán yě fú bǎi bìng zhě duō yǐ dàn huì zhòu ān xī jiā yè
然也。夫百病者，多以旦慧昼安，夕加夜
shèn hé yě qí bó yuē sì shí zhī qì shǐ rán
甚，何也？岐伯曰：四时之气使然。

huáng dì yuē yuàn wén sì shí zhī qì qí bó yuē chūn
黄帝曰：愿闻四时之气。岐伯曰：春
shēng xià zhǎng qiū shōu dōng cáng shì qì zhī cháng yě rén
生夏长，秋收冬藏，是气之常也，人
yì yìng zhī yǐ yí rì fēn wéi sì shí zhāo zé wéi chūn rì
亦应之，以一日分为四时，朝则为春，日
zhōng wéi xià rì rù wéi qiū yè bàn wéi dōng zhāo zé rén qì
中为夏，日入为秋，夜半为冬。朝则人气
shǐ shēng bìng qì shuāi gù dàn huì rì zhōng rén qì zhǎng
始生，病气衰，故旦慧；日中人气长，

zhǎng zé shèng xié gù ān xī zé rén qì shǐ shuāi xié qì shǐ
长则胜邪，故安；夕则人气始衰，邪气始
shēng gù jiā yè bàn rén qì rù zàng xié qì dú jū yú shēn
生，故加；夜半人气入脏，邪气独居于身，
gù shèn yě
故甚也。

běn zàng dì sì shí qī
本脏第四十七

huáng dì wèn yú qí bó yuē rén zhī xuè qì jīng shén zhě
★黄帝问于岐伯曰：人之血气精神者，
suǒ yǐ fèng shēng ér zhōu yú xìng mìng zhě yě jīng mài zhě suǒ
所以奉生而周于性命者也。经脉者，所
yǐ xíng xuè qì ér yíng yīn yáng rú jīn gǔ lì guān jié zhě yě
以行血气而营阴阳，濡筋骨，利关节者也。
wèi qì zhě suǒ yǐ wēn fēn ròu chōng pí fū féi còu lǐ
卫气者，所以温分肉，充皮肤，肥腠理，
sī guān hé zhě yě zhì yì zhě suǒ yǐ yù jīng shén shōu hún
司关合者也。志意者，所以御精神，收魂
pò shì hán wēn hé xǐ nù zhě yě
魄，适寒温，和喜怒者也。

shì gù xuè hé zé jīng mài liú xíng yíng fù yīn yáng jīn gǔ
是故血和则经脉流行，营复阴阳，筋骨
jìng qiáng guān jié qīng lì yǐ wèi qì hé zé fēn ròu xiè lì
劲强，关节清利矣。卫气和则分肉解利，
pí fū tiáo róu còu lǐ zhì mì yǐ zhì yì hé zé jīng shén zhuān
皮肤调柔，腠理致密矣。志意和则精神专

zhí hún pò bú sàn huǐ nù bù qǐ wǔ zàng bú shòu xié yǐ
直，魂魄不散，悔怒不起，五脏不受邪矣。
hán wēn hé zé liù fǔ huà gǔ fēng bì bú zuò jīng mài tōng lì
寒温和则六腑化谷，风痹不作，经脉通利，
zhī jié dé ān yǐ cǐ rén zhī cháng píng yě
肢节得安矣。此人之常平也。

wǔ zàng zhě suǒ yǐ cáng jīng shén xuè qì hún pò zhě yě
五脏者，所以藏精神血气魂魄者也。
liù fǔ zhě suǒ yǐ huà shuǐ gǔ ér xíng jīn yè zhě yě
六腑者，所以化水谷而行津液者也。

huáng dì yuē yuàn wén liù fǔ zhī yìng qí bó dá yuē
★黄帝曰：愿闻六腑之应。岐伯答曰：
fèi hé dà cháng dà cháng zhě pí qí yìng xīn hé xiǎo cháng
肺合大肠，大肠者，皮其应。心合小肠，
xiǎo cháng zhě mài qí yìng gān hé dǎn dǎn zhě jīn qí
小肠者，脉其应。肝合胆，胆者，筋其
yìng pí hé wèi wèi zhě ròu qí yìng shèn hé sān jiāo páng
应。脾合胃，胃者，肉其应。肾合三焦膀
guāng sān jiāo páng guāng zhě còu lǐ háo máo qí yìng
胱，三焦膀胱者，腠理毫毛其应。

wǔ sè dì sì shí jiǔ
五色第四十九

huáng dì yuē tíng zhě shǒu miàn yě què shàng zhě
★黄帝曰：庭者，首面也。阙上者，
yān hóu yě què zhōng zhě fèi yě xià jí zhě xīn yě zhí
咽喉也。阙中者，肺也。下极者，心也。直

xià zhě gān yě gān zuǒ zhě dǎn yě xià zhě pí yě
下者，肝也。肝左者，胆也。下者，脾也。
fāng shàng zhě wèi yě zhōng yāng zhě dà cháng yě jiā dà
方上者，胃也。中央者，大肠也。夹大
cháng zhě shèn yě dāng shèn zhě qí yě miàn wàng yǐ
肠者，肾也。当肾者，脐也。面王以
shàng zhě xiǎo cháng yě miàn wàng yǐ xià zhě páng guāng zǐ
上者，小肠也。面王以下者，膀胱子
chù yě quán zhě jiān yě quán hòu zhě bì yě bì xià
处也。颧者，肩也。颧后者，臂也。臂下
zhě shǒu yě mù nèi zì shàng zhě yīng rǔ yě jiā shéng ér
者，手也。目内眦上者，膺乳也。夹绳而
shàng zhě bèi yě xún yá chē yǐ xià zhě gǔ yě zhōng yāng
上者，背也。循牙车以下者，股也。中央
zhě xī yě xī yǐ xià zhě jìng yě dāng jìng yǐ xià zhě
者，膝也。膝以下者，胫也。当胫以下者，
zú yě jù fēn zhě gǔ lǐ yě jù qū zhě xī bìn yě cǐ
足也。巨分者，股里也。巨屈者，膝膑也。此
wǔ zàng liù fǔ zhī jié zhī bù yě gè yǒu bù fèn yǒu bù fèn
五脏六腑肢节之部也，各有部分。有部分，
yòng yīn hé yáng yòng yáng hé yīn dāng míng bù fèn wàn jǔ
用阴和阳，用阳和阴，当明部分，万举
wàn dàng néng bié zuǒ yòu shì wèi dà dào nán nǚ yì wèi
万当，能别左右，是谓大道，男女异位，
gù yuē yīn yáng shěn chá zé yāo wèi zhī liáng gōng
故曰阴阳，审察泽夭，谓之良工。

chén zhuó wéi nèi fú zé wéi wài huáng chì wéi fēng
沉浊为内，浮泽为外，黄赤为风，
qīng hēi wéi tòng bái wéi hán huáng ér gāo rùn wéi nóng chì
青黑为痛，白为寒，黄而膏润为脓，赤

shèn zhě wéi xuè tòng shèn wéi luán hán shèn wéi pí bù rén
甚者为血，痛甚为挛，寒甚为皮不仁。

wǔ sè gè xiàn qí bù chá qí fú chén yǐ zhī qiǎn shēn chá
五色各见其部，察其浮沉，以知浅深，察

qí zé yāo yǐ guān chéng bài chá qí sàn tuán yǐ zhī yuǎn
其泽夭，以观成败，察其散抟，以知远

jìn shì sè shàng xià yǐ zhī bìng chù jī shén yú xīn yǐ
近，视色上下，以知病处，积神于心，以

zhī wǎng jīn
知往今。

tiān nián dì wǔ shí sì
天年第五十四

huáng dì wèn yú qí bó yuē yuàn wén rén zhī shǐ shēng
★黄帝问于岐伯曰：愿闻人之始生，

hé qì zhù wéi jī hé lì ér wéi shǔn hé shī ér sǐ hé dé
何气筑为基，何立而为楯，何失而死，何得

ér shēng qí bó yuē yǐ mǔ wéi jī yǐ fù wéi shǔn shī
而生？岐伯曰：以母为基，以父为楯，失

shén zhě sǐ dé shén zhě shēng yě
神者死，得神者生也。

huáng dì yuē hé zhě wéi shén qí bó yuē xuè qì yǐ
黄帝曰：何者为神？岐伯曰：血气已

hé yíng wèi yǐ tōng wǔ zàng yǐ chéng shén qì shè xīn
和，荣卫已通，五脏已成，神气舍心，

hún pò bì jù nǎi chéng wéi rén
魂魄毕具，乃成为人。

huáng dì yuē rén zhī shòu bǎi suì ér sǐ hé yǐ zhì
★黄帝曰：人之寿百岁而死，何以致
zhī qí bó yuē shǐ dào suì yǐ cháng jī qiáng gāo yǐ fāng
之？岐伯曰：使道隧以长，基墙高以方，
tōng tiáo yíng wèi sān bù sān lǐ qǐ gǔ gāo ròu mǎn bǎi suì
通调营卫，三部三里起，骨高肉满，百岁
nǎi dé zhōng
乃得终。

rén shēng shí suì wǔ zàng shǐ dìng xuè qì yǐ tōng
★人生十岁，五脏始定，血气已通，
qí qì zài xià gù hào zǒu èr shí suì xuè qì shǐ shèng jī
其气在下，故好走。二十岁，血气始盛，肌
ròu fāng zhǎng gù hào qū sān shí suì wǔ zàng dà dìng jī
肉方长，故好趋。三十岁，五脏大定，肌
ròu jiān gù xuè mài shèng mǎn gù hào bù sì shí suì wǔ
肉坚固，血脉盛满，故好步。四十岁，五
zàng liù fǔ shí èr jīng mài jiē dà shèng yǐ píng dìng còu lǐ shǐ
脏六腑、十二经脉皆大盛以平定，腠理始
shū róng huá tuí luò fà pō bān bái píng shèng bù yáo gù
疏，荣华颓落，发颇斑白，平盛不摇，故
hào zuò wǔ shí suì gān qì shǐ shuāi gān yè shǐ báo dǎn zhī
好坐。五十岁，肝气始衰，肝叶始薄，胆汁
shǐ miè mù shǐ bù míng liù shí suì xīn qì shǐ shuāi kǔ yōu
始灭，目始不明。六十岁，心气始衰，苦忧
bēi xuè qì xiè duò gù hào wò qī shí suì pí qì xū pí
悲，血气懈惰，故好卧。七十岁，脾气虚，皮
fū kū bā shí suì fèi qì shuāi pò lí gù yán shàn wù
肤枯。八十岁，肺气衰，魄离，故言善误。
jiǔ shí suì shèn qì jiāo sì zàng jīng mài kōng xū bǎi suì
九十岁，肾气焦，四脏经脉空虚。百岁，

wǔ zàng jiē xū shén qì jiē qù xíng hái dú jū ér zhōng yǐ
五脏皆虚，神气皆去，形骸独居而终矣。

wǔ wèi dì wǔ shí liù
五味第五十六

huáng dì yuē yuàn wén gǔ qì yǒu wǔ wèi qí rù wǔ
★黄帝曰：愿闻谷气有五味，其入五
zàng fēn bié nài hé bó gāo yuē wèi zhě wǔ zàng liù fǔ zhī
脏，分别奈何？伯高曰：胃者，五脏六腑之
hǎi yě shuǐ gǔ jiē rù yú wèi wǔ zàng liù fǔ jiē bǐng qì yú
海也，水谷皆入于胃，五脏六腑皆禀气于
wèi wǔ wèi gè zǒu qí suǒ xǐ gǔ wèi suān xiān zǒu gān gǔ
胃。五味各走其所喜：谷味酸，先走肝；谷
wèi kǔ xiān zǒu xīn gǔ wèi gān xiān zǒu pí gǔ wèi xīn
味苦，先走心；谷味甘，先走脾；谷味辛，
xiān zǒu fèi gǔ wèi xián xiān zǒu shèn gǔ qì jīn yè yǐ xíng
先走肺；谷味咸，先走肾。谷气津液已行，
yíng wèi dà tōng nǎi huà zāo pò yǐ cì chuán xià
营卫大通，乃化糟粕，以次传下。

huáng dì yuē yíng wèi zhī xíng nài hé bó gāo yuē gǔ
黄帝曰：营卫之行奈何？伯高曰：谷
shǐ rù yú wèi qí jīng wēi zhě xiān chū yú wèi zhī liǎng jiāo yǐ
始入于胃，其精微者，先出于胃之两焦，以
gài wǔ zàng bié chū liǎng háng yíng wèi zhī dào qí dà qì zhī
溉五脏，别出两行，营卫之道。其大气之
tuán ér bù xíng zhě jī yú xiōng zhōng mìng yuē qì hǎi chū
抟而不行者，积于胸中，命曰气海，出

yú fèi xún hóu yān gù hū zé chū xī zé rù tiān dì zhī
于肺，循喉咽，故呼则出，吸则入。天地之
jīng qì qí dà shù cháng chū sān rù yī gù gǔ bú rù bàn rì
精气，其大数常出三入一，故谷不入，半日
zé qì shuāi yí rì zé qì shǎo yǐ
则气衰，一日则气少矣。

dòng shū dì liù shí èr
动输第六十二

wèi wéi wǔ zàng liù fǔ zhī hǎi qí qīng qì shàng zhù yú
★胃为五脏六腑之海，其清气上注于
fèi fèi qì cóng tài yīn ér xíng zhī qí xíng yě yǐ xī wǎng
肺，肺气从太阴而行之，其行也，以息往
lái gù rén yì hū mài zài dòng yì xī mài yì zài dòng hū xī
来，故人一呼脉再动，一吸脉亦再动，呼吸
bù yǐ gù dòng ér bù zhǐ
不已，故动而不止。

chōng mài zhě shí èr jīng zhī hǎi yě
★冲脉者，十二经之海也。

bǎi bìng shǐ shēng dì liù shí liù
百病始生第六十六

huáng dì wèn yú qí bó yuē fú bǎi bìng zhī shǐ shēng
★黄帝问于岐伯曰：夫百病之始生

yě jiē shēng yú fēng yǔ hán shǔ qīng shī xǐ nù xǐ nù bù
也，皆生于风雨寒暑，清湿喜怒。喜怒不

jié zé shāng zàng fēng yǔ zé shāng shàng qīng shī zé shāng
节则伤脏，风雨则伤上，清湿则伤

xià sān bù zhī qì suǒ shāng yì lèi yuàn wén qí huì qí
下。三部之气，所伤异类，愿闻其会。岐

bó yuē sān bù zhī qì gè bù tóng huò qǐ yú yīn huò qǐ yú
伯曰：三部之气各不同，或起于阴，或起于

yáng qǐng yán qí fāng xǐ nù bù jié zé shāng zàng zàng
阳，请言其方。喜怒不节则伤脏，脏

shāng zé bìng qǐ yú yīn yě qīng shī xí xū zé bìng qǐ yú xià
伤则病起于阴也；清湿袭虚，则病起于下；

fēng yǔ xí xū zé bìng qǐ yú shàng shì wèi sān bù zhì yú
风雨袭虚，则病起于上，是谓三部。至于

qí yín yì bù kě shèng shǔ
其淫泆，不可胜数。

huáng dì yuē yú gù bù néng shǔ gù wèn xiān shī yuàn zú
黄帝曰：余固不能数，故问先师，愿卒

wén qí dào qí bó yuē fēng yǔ hán rè bù dé xū xié bù néng
闻其道。岐伯曰：风雨寒热，不得虚邪，不能

dú shāng rén cù rán féng jí fēng bào yǔ ér bú bìng zhě gài wú xū
独伤人。卒然逢疾风暴雨而不病者，盖无虚，

gù xié bù néng dú shāng rén cǐ bì yīn xū xié zhī fēng yǔ qí shēn
故邪不能独伤人，此必因虚邪之风，与其身

xíng liǎng xū xiāng dé nǎi kè qí xíng liǎng shí xiāng féng zhòng
形，两虚相得，乃客其形，两实相逢，众

rén ròu jiān qí zhòng yú xū xié yě yīn yú tiān shí yǔ qí shēn
人肉坚。其中于虚邪也，因于天时，与其身

xíng cān yǐ xū shí dà bìng nǎi chéng qì yǒu dìng shè yīn chù
形，参以虚实，大病乃成，气有定舍，因处

wéi míng shàng xià zhōng wài fēn wéi sān yuán
为名，上下中外，分为三员。

cù rán duō shí yǐn zé cháng mǎn qǐ jū bù jié yòng
★卒然多食饮则肠满，起居不节，用
lì guò dù zé luò mài shāng yáng luò shāng zé xuè wài yì
力过度，则络脉伤。阳络伤则血外溢，
xuè wài yì zé nǜ xuè yīn luò shāng zé xuè nèi yì xuè nèi yì
血外溢则衄血，阴络伤则血内溢，血内溢
zé hòu xuè cháng wèi zhī luò shāng zé xuè yì yú cháng wài
则后血，肠胃之络伤，则血溢于肠外，
cháng wài yǒu hán zhī mò yǔ xuè xiāng tuán zé bìng hé níng jù bù
肠外有寒汁沫与血相抟，则并合凝聚不
dé sàn ér jī chéng yǐ
得散，而积成矣。

yōu huì wú yán dì liù shí jiǔ
忧恚无言第六十九

yān hóu zhě shuǐ gǔ zhī dào yě hóu lóng zhě qì zhī
★咽喉者，水谷之道也。喉咙者，气之
suǒ yǐ shàng xià zhě yě huì yàn zhě yīn shēng zhī hù yě kǒu
所以上下者也。会厌者，音声之户也。口
chún zhě yīn shēng zhī shàn yě shé zhě yīn shēng zhī jī yě
唇者，音声之扇也。舌者，音声之机也。
xuán yōng chuí zhě yīn shēng zhī guān yě háng sǎng zhě fēn qì
悬雍垂者，音声之关也。颃颡者，分气
zhī suǒ xiè yě héng gǔ zhě shén qì suǒ shǐ zhǔ fā shé zhě yě
之所泄也。横骨者，神气所使，主发舌者也。

xié kè dì qī shí yī

邪客第七十一

wǔ gǔ rù yú wèi yě qí zāo pò jīn yè zōng qì
★五谷入于胃也，其糟粕、津液、宗气
fēn wéi sān suì gù zōng qì jī yú xiōng zhōng chū yú hóu lóng
分为三隧。故宗气积于胸中，出于喉咙，
yǐ guàn xīn mài ér xíng hū xī yān yíng qì zhě mì qí jīn
以贯心脉，而行呼吸焉。营气者，泌其津
yè zhù zhī yú mài huà yǐ wéi xuè yǐ róng sì mò nèi zhù
液，注之于脉，化以为血，以荣四末，内注
wǔ zàng liù fǔ yǐ yìng kè shù yān wèi qì zhě chū qí hàn qì
五脏六腑，以应刻数焉。卫气者，出其悍气
zhī piāo jí ér xiān xíng yú sì mò fēn ròu pí fū zhī jiān ér bù xiū
之慓疾，而先行于四末分肉皮肤之间而不休
zhě yě zhòu rì xíng yú yáng yè xíng yú yīn cháng cóng zú
者也。昼日行于阳，夜行于阴，常从足
shào yīn zhī fēn jiān xíng yú wǔ zàng liù fǔ
少阴之分间，行于五脏六腑。

xīn zhě wǔ zàng liù fǔ zhī dà zhǔ yě jīng shén zhī suǒ
★心者，五脏六腑之大主也，精神之所
shè yě qí zàng jiān gù xié fú néng róng yě róng zhī zé xīn
舍也，其脏坚固，邪弗能容也。容之则心
shāng xīn shāng zé shén qù shén qù zé sǐ yǐ gù zhū xié
伤，心伤则神去，神去则死矣。故诸邪
zhī zài yú xīn zhě jiē zài yú xīn zhī bāo luò bāo luò zhě xīn
之在于心者，皆在于心之包络。包络者，心

zhǔ zhī mài yě gù dú wú shù yān
主之脉也，故独无腧焉。

jiǔ zhēn lùn dì qī shí bā
九针论第七十八

wǔ wèi suān rù gān xīn rù fèi kǔ rù xīn gān rù pí xián rù shèn dàn rù wèi shì wèi wǔ wèi
★五味：酸入肝，辛入肺，苦入心，甘入脾，咸入肾，淡入胃。是谓五味。

wǔ láo jiǔ shì shāng xuè jiǔ wò shāng qì jiǔ zuò shāng ròu jiǔ lì shāng gǔ jiǔ xíng shāng jīn cǐ wǔ jiǔ láo suǒ bìng yě
★五劳：久视伤血，久卧伤气，久坐伤肉，久立伤骨，久行伤筋。此五久劳所病也。

wǔ cáng xīn cáng shén fèi cáng pò gān cáng hún pí cáng yì shèn cáng jīng zhì yě
★五藏：心藏神，肺藏魄，肝藏魂，脾藏意，肾藏精志也。

suì lù lùn dì qī shí jiǔ
岁露论第七十九

rén yǔ tiān dì xiāng cān yě yǔ rì yuè xiāng yìng yě
★人与天地相参也，与日月相应也。

chéng nián zhī shuāi féng yuè zhī kōng shī shí zhī hé
★乘年之衰，逢月之空，失时之和，
yīn wéi zéi fēng suǒ shāng shì wèi sān xū gù lùn bù zhī sān xū
因为贼风所伤，是谓三虚。故论不知三虚，
gōng fǎn wéi cū
工反为粗。

dì yuē yuàn wén sān shí shào shī yuē féng nián zhī
★帝曰：愿闻三实。少师曰：逢年之
shèng yù yuè zhī mǎn dé shí zhī hé suī yǒu zéi fēng xié qì
盛，遇月之满，得时之和，虽有贼风邪气，
bù néng wēi zhī yě mìng yuē sān shí
不能危之也。命曰三实。

dà huò lùn dì bā shí
大惑论第八十

wǔ zàng liù fǔ zhī jīng qì jiē shàng zhù yú mù ér wéi
★五脏六腑之精气，皆上注于目而为
zhī jīng jīng zhī kē wéi yǎn gǔ zhī jīng wéi tóng zǐ jīn zhī jīng
之精。精之窠为眼，骨之精为瞳子，筋之精
wéi hēi yǎn xuè zhī jīng wéi luò qí kē qì zhī jīng wéi bái yǎn
为黑眼，血之精为络，其窠气之精为白眼，
jī ròu zhī jīng wéi yuē shù guǒ xié jīn gǔ xuè qì zhī jīng ér yǔ mài
肌肉之精为约束，裹撷筋骨血气之精而与脉
bìng wéi xì shàng shǔ yú nǎo hòu chū yú xiàng zhōng
并为系，上属于脑，后出于项中。

xié qí jīng qí jīng suǒ zhòng bù xiāng bǐ yě zé jīng sàn
★邪其精，其精所中不相比也则精散，

jīng sàn zé shì qí shì qí jiàn liǎng wù mù zhě wǔ zàng liù fǔ
精散则视歧，视歧见两物。目者，五脏六腑
zhī jīng yě yíng wèi hún pò zhī suǒ cháng yíng yě shén qì zhī suǒ
之精也，营卫魂魄之所常营也，神气之所
shēng yě gù shén láo zé hún pò sàn zhì yì luàn shì gù tóng
生也。故神劳则魂魄散，志意乱。是故瞳
zǐ hēi yǎn fǎ yú yīn bái yǎn chì mài fǎ yú yáng yě gù yīn
子黑眼法于阴，白眼赤脉法于阳也，故阴
yáng hé chuán ér jīng míng yě mù zhě xīn shǐ yě xīn zhě
阳合传而精明也。目者，心使也，心者，
shén zhī shè yě gù shén jīng luàn ér bú zhuàn cù rán jiàn fēi
神之舍也，故神精乱而不转，卒然见非
cháng chù jīng shén hún pò sàn bù xiāng dé gù yuē huò yě
常处，精神魂魄，散不相得，故曰惑也。

yōng jū dì bā shí yī
痈疽第八十一

yíng wèi jī liú yú jīng mài zhī zhōng zé xuè sè ér bù
★营卫稽留于经脉之中，则血泣而不
xíng bù xíng zé wèi qì cóng zhī ér bù tōng yōng è ér bù dé
行，不行则卫气从之而不通，壅遏而不得
xíng gù rè dà rè bù zhǐ rè shèng zé ròu fǔ ròu fǔ zé
行，故热。大热不止，热胜则肉腐，肉腐则
wéi nóng
为脓。

难经

yī nàn yuē shí èr jīng jiē yǒu dòng mài dú qǔ cùn kǒu yǐ
一难曰：十二经皆有动脉，独取寸口以
jué wǔ zàng liù fǔ sǐ shēng jí xiōng zhī fǎ hé wèi yě
决五脏六腑死生吉凶之法，何谓也？

rán cùn kǒu zhě mài zhī dà huì shǒu tài yīn zhī mài dòng
然：寸口者，脉之大会，手太阴之脉动
yě rén yì hū mài xíng sān cùn yì xī mài xíng sān cùn hū xī
也。人一呼脉行三寸，一吸脉行三寸，呼吸
dìng xī mài xíng liù cùn rén yí rì yí yè fán yí wàn sān
定息，脉行六寸。人一日一夜，凡一万三
qiān wǔ bǎi xī mài xíng wǔ shí dù zhōu yú shēn lòu shuǐ xià
千五百息，脉行五十度，周于身。漏水下
bǎi kè yíng wèi xíng yáng èr shí wǔ dù xíng yīn yì èr shí wǔ
百刻，荣卫行阳二十五度，行阴亦二十五
dù wéi yì zhōu yě gù wǔ shí dù fù huì yú shǒu tài yīn cùn
度，为一周也，故五十度复会于手太阴。寸
kǒu zhě wǔ zàng liù fǔ zhī suǒ zhōng shǐ gù fǎ qǔ yú cùn
口者，五脏六腑之所终始，故法取于寸
kǒu yě
口也。

èr nàn yuē mài yǒu chǐ cùn hé wèi yě
二难曰：脉有尺寸，何谓也？

rán chǐ cùn zhě mài zhī dà yào huì yě cóng guān zhì chǐ
然：尺寸者，脉之大要会也。从关至尺
shì chǐ nèi yīn zhī suǒ zhì yě cóng guān zhì yú jì shì cùn nèi
是尺内，阴之所治也；从关至鱼际是寸内，
yáng zhī suǒ zhì yě gù fēn cùn wéi chǐ fēn chǐ wéi cùn gù yīn
阳之所治也。故分寸为尺，分尺为寸。故阴
dé chǐ nèi yí cùn yáng dé cùn nèi jiǔ fēn chǐ cùn zhōng shǐ
得尺内一寸，阳得寸内九分。尺寸终始，

yí cùn jiǔ fēn gù yuē chǐ cùn yě
一寸九分，故曰尺寸也。

sān nàn yuē mài yǒu tài guò yǒu bù jí yǒu yīn yáng
三难曰：脉有太过，有不及，有阴阳
xiāng chéng yǒu fù yǒu yì yǒu guān yǒu gé hé wèi yě
相乘，有覆有溢，有关有格，何谓也？

rán guān zhī qián zhě yáng zhī dòng yě mài dāng xiàn jiǔ
然：关之前者，阳之动也，脉当见九
fēn ér fú guò zhě fǎ yuē tài guò jiǎn zhě fǎ yuē bù jí suì
分而浮，过者法曰太过，减者法曰不及。遂
shàng yú wéi yì wéi wài guān nèi gé cǐ yīn chéng zhī mài yě
上鱼为溢，为外关内格，此阴乘之脉也。
guān yǐ hòu zhě yīn zhī dòng yě mài dāng xiàn yí cùn ér chén
关以后者，阴之动也，脉当见一寸而沉，
guò zhě fǎ yuē tài guò jiǎn zhě fǎ yuē bù jí suì rù chǐ wéi fù
过者法曰太过，减者法曰不及。遂入尺为覆，
wéi nèi guān wài gé cǐ yáng chéng zhī mài yě gù yuē fù yì
为内关外格，此阳乘之脉也。故曰覆溢，
shì qí zhēn zàng zhī mài rén bú bìng ér sǐ yě
是其真脏之脉，人不病而死也。

sì nàn yuē mài yǒu yīn yáng zhī fǎ hé wèi yě
四难曰：脉有阴阳之法，何谓也？

rán hū chū xīn yǔ fèi xī rù shèn yǔ gān hū xī zhī
然：呼出心与肺，吸入肾与肝，呼吸之
jiān pí shòu gǔ wèi yě qí mài zài zhōng fú zhě yáng yě
间，脾受谷味也，其脉在中。浮者阳也，
chén zhě yīn yě gù yuē yīn yáng yě
沉者阴也，故曰阴阳也。

xīn fèi jù fú hé yǐ bié zhī rán fú ér dà sǎn zhě
心肺俱浮，何以别之？然：浮而大散者，

xīn yě fú ér duǎn sè zhě fèi yě
心也。浮而短涩者，肺也。

shèn gān jù chén hé yǐ bié zhī rán láo ér cháng zhě
肾肝俱沉，何以别之？然：牢而长者，
gān yě àn zhī rú jǔ zhǐ lái shí zhě shèn yě pí zhě
肝也。按之濡，举指来实者，肾也。脾者
zhōng zhōu gù qí mài zài zhōng shì yīn yáng zhī fǎ yě
中州，故其脉在中。是阴阳之法也。

mài yǒu yì yīn yì yáng yì yīn èr yáng yì yīn sān yáng
脉有一阴一阳，一阴二阳，一阴三阳；
yǒu yì yáng yì yīn yì yáng èr yīn yì yáng sān yīn rú cǐ
有一阳一阴，一阳二阴，一阳三阴。如此
zhī yán cùn kǒu yǒu liù mài jù dòng yé rán cǐ yán zhě fēi
之言，寸口有六脉俱动耶？然：此言者，非
yǒu liù mài jù dòng yě wèi fú chén cháng duǎn huá sè yě fú
有六脉俱动也，谓浮沉长短滑涩也。浮
zhě yáng yě huá zhě yáng yě cháng zhě yáng yě chén zhě yīn
者阳也，滑者阳也，长者阳也；沉者阴
yě duǎn zhě yīn yě sè zhě yīn yě suǒ wèi yì yīn yì yáng
也，短者阴也，涩者阴也。所谓一阴一阳
zhě wèi mài lái chén ér huá yě yì yīn èr yáng zhě wèi mài
者，谓脉来沉而滑也；一阴二阳者，谓脉
lái chén huá ér cháng yě yì yīn sān yáng zhě wèi mài lái fú
来沉滑而长也；一阴三阳者，谓脉来浮
huá ér cháng shí yì chén yě suǒ wèi yì yáng yì yīn zhě wèi
滑而长，时一沉也。所谓一阳一阴者，谓
mài lái fú ér sè yě yì yáng èr yīn zhě wèi mài lái cháng ér
脉来浮而涩也；一阳二阴者，谓脉来长而
chén sè yě yì yáng sān yīn zhě wèi mài lái chén sè ér duǎn
沉涩也；一阳三阴者，谓脉来沉涩而短，

shí yì fú yě gè yǐ qí jīng suǒ zài míng bìng nì shùn yě
时一浮也。各以其经所在，名病逆顺也。

bā nàn yuē cùn kǒu mài píng ér sǐ zhě hé wèi yě
八难曰：寸口脉平而死者，何谓也？

rán zhū shí èr jīng mài zhě jiē xì yú shēng qì zhī yuán
然：诸十二经脉者，皆系于生气之原。
suǒ wèi shēng qì zhī yuán zhě wèi shí èr jīng zhī gēn běn yě wèi
所谓生气之原者，谓十二经之根本也，谓
shèn jiān dòng qì yě cǐ wǔ zàng liù fǔ zhī běn shí èr jīng mài
肾间动气也。此五脏六腑之本，十二经脉
zhī gēn hū xī zhī mén sān jiāo zhī yuán yī míng shǒu xié zhī
之根，呼吸之门，三焦之原，一名守邪之
shén gù qì zhě rén zhī gēn běn yě gēn jué zé jīng yè kū
神。故气者，人之根本也，根绝则茎叶枯
yǐ cùn kǒu mài píng ér sǐ zhě shēng qì dú jué yú nèi yě
矣。寸口脉平而死者，生气独绝于内也。

jiǔ nàn yuē hé yǐ bié zhī zàng fǔ zhī bìng yé
九难曰：何以别知脏腑之病耶？

rán shuò zhě fǔ yě chí zhě zàng yě shuò zé wéi rè
然：数者腑也，迟者脏也。数则为热，
chí zé wéi hán zhū yáng wéi rè zhū yīn wéi hán gù yǐ bié zhī
迟则为寒。诸阳为热，诸阴为寒。故以别知
zàng fǔ zhī bìng yě
脏腑之病也。

èr shí yī nàn yuē jīng yán rén xíng bìng mài bú bìng yuē
二十一难曰：经言人形病脉不病曰
shēng mài bìng xíng bú bìng yuē sǐ hé wèi yě
生，脉病形不病曰死，何谓也？

rán rén xíng bìng mài bú bìng fēi yǒu bú bìng zhě yě wèi
然：人形病脉不病，非有不病者也，谓

xī shù bù yīng mài shù yě　cǐ dà fǎ
息数不应脉数也。此大法。

èr shí èr nàn yuē　jīng yán mài yǒu shì dòng　yǒu suǒ shēng
二十二难曰：经言脉有是动、有所生

bìng　yí mài zhé biàn wéi èr bìng zhě　hé yě
病，一脉辄变为二病者，何也？

rán　jīng yán shì dòng zhě　qì yě　suǒ shēng bìng zhě
然：经言是动者，气也；所生病者，

xuè yě　xié zài qì　qì wéi shì dòng　xié zài xuè　xuè wéi suǒ
血也。邪在气，气为是动；邪在血，血为所

shēng bìng　qì zhǔ xǔ zhī　xuè zhǔ rú zhī　qì liú ér bù xíng
生病。气主呴之，血主濡之。气留而不行

zhě　wéi qì xiān bìng yě　xuè yōng ér bù rú zhě　wéi xuè hòu
者，为气先病也，血壅而不濡者，为血后

bìng yě　gù xiān wéi shì dòng　hòu suǒ shēng bìng yě
病也。故先为是动，后所生病也。

èr shí qī nàn yuē　mài yǒu qí jīng bā mài zhě　bù jū yú
二十七难曰：脉有奇经八脉者，不拘于

shí èr jīng　hé wèi yě
十二经，何谓也？

rán　yǒu yáng wéi　yǒu yīn wéi　yǒu yáng qiāo　yǒu yīn
然：有阳维，有阴维，有阳跻，有阴

qiāo　yǒu chōng　yǒu dū　yǒu rèn　yǒu dài zhī mài　fán cǐ bā
跻，有冲，有督，有任，有带之脉。凡此八

mài zhě　jiē bù jū yú jīng　gù yuē qí jīng bā mài yě
脉者，皆不拘于经，故曰奇经八脉也。

jīng yǒu shí èr　luò yǒu shí wǔ　fán èr shí qī qì　xiāng
经有十二，络有十五，凡二十七气，相

suí shàng xià　hé dú bù jū yú jīng yě
随上下，何独不拘于经也？

rán shèng rén tú shè gōu qú tōng lì shuǐ dào yǐ bèi
然：圣人图设沟渠，通利水道，以备

bù rán tiān yǔ jiàng xià gōu qú yì mǎn dāng cǐ zhī shí
不然。天雨降下，沟渠溢满，当此之时，

pāng pèi wàng xíng shèng rén bù néng fù tú yě cǐ luò mài mǎn
雱霈妄行，圣人不能复图也。此络脉满

yì zhū jīng bù néng fù jū yě
溢，诸经不能复拘也。

èr shí bā nàn yuē qí qí jīng bā mài zhě jì bù jū yú
二十八难曰：其奇经八脉者，既不拘于

shí èr jīng jiē hé qǐ hé jì yě
十二经，皆何起何继也？

rán dū mài zhě qǐ yú xià jí zhī shù bìng yú jǐ lǐ
然：督脉者，起于下极之俞，并于脊里，

shàng zhì fēng fǔ rù yú nǎo
上至风府，入于脑。

rèn mài zhě qǐ yú zhōng jí zhī xià yǐ shàng máo jì
任脉者，起于中极之下，以上毛际，

xún fù lǐ shàng guān yuán zhì hóu yān
循腹里，上关元，至喉咽。

chōng mài zhě qǐ yú qì chōng bìng zú yáng míng zhī jīng
冲脉者，起于气冲，并足阳明之经，

jiá qí shàng xíng zhì xiōng zhōng ér sàn yě
夹脐上行，至胸中而散也。

dài mài zhě qǐ yú jì xié huí shēn yì zhōu
带脉者，起于季胁，回身一周。

yáng qiāo mài zhě qǐ yú gēn zhōng xún wài huái shàng
阳跻脉者，起于跟中，循外踝上

xíng rù fēng chí
行，入风池。

yīn qiāo mài zhě yì qǐ yú gēn zhōng xún nèi huái shàng
阴跻脉者，亦起于跟中，循内踝上

xíng zhì yān hóu jiāo guàn chōng mài
行，至咽喉，交贯冲脉。

yáng wéi yīn wéi zhě wéi luò yú shēn yì xù bù néng
阳维、阴维者，维络于身，溢畜不能

huán liú guàn gài zhū jīng zhě yě gù yáng wéi qǐ yú zhū yáng huì
环流灌溉诸经者也。故阳维起于诸阳会

yě yīn wéi qǐ yú zhū yīn jiāo yě
也，阴维起于诸阴交也。

bǐ yú shèng rén tú shè gōu qú gōu qú mǎn yì liú yú
比于圣人图设沟渠，沟渠满溢，流于

shēn hú gù shèng rén bù néng jū tōng yě ér rén mài lóng
深湖，故圣人不能拘通也。而人脉隆

shèng rù yú bā mài ér bù huán zhōu gù shí èr jīng yì bù
盛，入于八脉，而不环周，故十二经亦不

néng jū zhī qí shòu xié qì xù zé zhǒng rè biān shè
能拘之。其受邪气，畜则肿热，砭射

zhī yě
之也。

èr shí jiǔ nàn yuē qí jīng zhī wéi bìng hé rú
二十九难曰：奇经之为病何如？

rán yáng wéi wéi yú yáng yīn wéi wéi yú yīn yīn yáng
然：阳维维于阳，阴维维于阴，阴阳

bù néng zì xiāng jì zé chàng rán shī zhì róng róng bù néng zì
不能自相继，则怅然失志，溶溶不能自

shōu chí yáng wéi wéi bìng kǔ hán rè yīn wéi wéi bìng kǔ xīn
收持。阳维为病苦寒热，阴维为病苦心

tòng yīn qiāo wéi bìng yáng huǎn ér yīn jí yáng qiāo wéi
痛。阴跻为病，阳缓而阴急。阳跻为

bìng yīn huǎn ér yáng jí chōng zhī wéi bìng qì nì ér lǐ
病，阴缓而阳急。冲之为病，气逆而里

jí dū zhī wéi bìng jǐ qiáng ér jué rèn zhī wéi bìng qí nèi
急。督之为病，脊强而厥。任之为病，其内

kǔ jié nán zǐ wéi qī shàn nǚ zǐ wéi jiǎ jù dài zhī wéi
苦结，男子为七疝，女子为瘕聚。带之为

bìng fù mǎn yāo róng róng ruò zuò shuǐ zhōng cǐ qí jīng bā
病，腹满，腰溶溶若坐水中。此奇经八

mài zhī wéi bìng yě
脉之为病也。

sān shí yī nàn yuē sān jiāo zhě hé bǐng hé shēng hé
三十一难曰：三焦者，何禀何生，何

shǐ hé zhōng qí zhì cháng zài hé xǔ kě xiǎo yǐ bù
始何终，其治常在何许，可晓以不？

rán sān jiāo zhě shuǐ gǔ zhī dào lù qì zhī suǒ zhōng shǐ
然：三焦者，水谷之道路，气之所终始

yě shàng jiāo zhě zài xīn xià xià gé zài wèi shàng kǒu
也。上焦者，在心下，下膈，在胃上口，

zhǔ nà ér bù chū qí zhì zài dàn zhōng yù táng xià yí cùn liù
主内而不出，其治在膻中，玉堂下一寸六

fēn zhí liǎng rǔ jiān xiàn zhě shì zhōng jiāo zhě zài wèi zhōng
分，直两乳间陷者是；中焦者，在胃中

wǎn bú shàng bú xià zhǔ fǔ shú shuǐ gǔ qí zhì zài qí
脘，不上不下，主腐熟水谷，其治在脐

páng xià jiāo zhě dāng páng guāng shàng kǒu zhǔ fēn bié qīng
旁；下焦者，当膀胱上口，主分别清

zhuó zhǔ chū ér bú nà yǐ chuán dǎo yě qí zhì zài qí xià
浊，主出而不内，以传导也，其治在脐下

yí cùn gù míng yuē sān jiāo qí fǔ zài qì jiē
一寸。故名曰三焦，其府在气街。

sān shí èr nàn yuē　wǔ zàng jù děng　ér xīn fèi dú zài gé
三十二难曰：五脏俱等，而心肺独在膈
shàng zhě　hé yě
上者，何也？

rán　xīn zhě xuè　fèi zhě qì　xuè wéi yíng　qì wéi wèi
然：心者血，肺者气，血为荣，气为卫，
xiāng suí shàng xià　wèi zhī yíng wèi　tōng xíng jīng luò　yíng zhōu
相随上下，谓之荣卫，通行经络，营周
yú wài　gù lìng xīn fèi zài gé shàng yě
于外，故令心肺在膈上也。

sān shí wǔ nàn yuē　wǔ zàng gè yǒu suǒ　fǔ jiē xiāng jìn
三十五难曰：五脏各有所，腑皆相近，
ér xīn fèi dú qù dà cháng xiǎo cháng yuǎn zhě　hé wèi yě
而心肺独去大肠小肠远者，何谓也？

rán　jīng yán xīn yíng fèi wèi　tōng xíng yáng qì　gù jū zài
然：经言心荣肺卫，通行阳气，故居在
shàng　dà cháng xiǎo cháng　chuán yīn qì ér xià　gù jū zài
上。大肠小肠，传阴气而下，故居在
xià　suǒ yǐ xiāng qù ér yuǎn yě
下，所以相去而远也。

yòu zhū fǔ zhě　jiē yáng yě　qīng jìng zhī chù　jīn dà
又诸腑者，皆阳也，清净之处。今大
cháng　xiǎo cháng　wèi yǔ páng guāng　jiē shòu bú jìng　qí
肠、小肠、胃与膀胱，皆受不净，其
yì hé yě
意何也？

rán　zhū fǔ zhě wèi shì　fēi yě　jīng yán　xiǎo cháng
然：诸腑者谓是，非也。经言：小肠
zhě　shòu chéng zhī fǔ yě　dà cháng zhě　chuán xiè xíng dǎo zhī
者，受盛之腑也；大肠者，传泻行道之

fǔ yě dǎn zhě qīng jìng zhī fǔ yě wèi zhě shuǐ gǔ zhī fǔ
腑也；胆者，清净之腑也；胃者，水谷之腑
yě páng guāng zhě jīn yè zhī fǔ yě yì fǔ yóu wú liǎng
也；膀胱者，津液之腑也。一腑犹无两
míng gù zhī fēi yě xiǎo cháng zhě xīn zhī fǔ dà cháng
名，故知非也。小肠者，心之腑；大肠
zhě fèi zhī fǔ wèi zhě pí zhī fǔ dǎn zhě gān zhī fǔ
者，肺之腑；胃者，脾之腑；胆者，肝之腑；
páng guāng zhě shèn zhī fǔ xiǎo cháng wèi chì cháng dà
膀胱者，肾之腑。小肠谓赤肠，大
cháng wèi bái cháng dǎn zhě wèi qīng cháng wèi zhě wèi huáng
肠谓白肠，胆者谓青肠，胃者谓黄
cháng páng guāng zhě wèi hēi cháng xià jiāo zhī suǒ zhì yě
肠，膀胱者谓黑肠，下焦之所治也。

sān shí liù nàn yuē zàng gè yǒu yī ěr shèn dú yǒu liǎng
三十六难曰：脏各有一耳，肾独有两
zhě hé yě
者，何也？

rán shèn liǎng zhě fēi jiē shèn yě qí zuǒ zhě wéi shèn
然：肾两者，非皆肾也，其左者为肾，
yòu zhě wéi mìng mén mìng mén zhě zhū shén jīng zhī suǒ shè
右者为命门。命门者，诸神精之所舍，
yuán qì zhī suǒ xì yě gù nán zǐ yǐ cáng jīng nǚ zǐ yǐ xì
原气之所系也。故男子以藏精，女子以系
bāo gù zhī shèn yǒu yī yě
胞。故知肾有一也。

sān shí bā nàn yuē zàng wéi yǒu wǔ fǔ dú yǒu liù zhě
三十八难曰：脏唯有五，腑独有六者，
hé yě
何也？

rán suǒ yǐ fǔ yǒu liù zhě wèi sān jiāo yě yǒu yuán qì
然：所以腑有六者，谓三焦也，有原气
zhī bié yān zhǔ chí zhū qì yǒu míng ér wú xíng qí jīng shǔ
之别焉，主持诸气，有名而无形，其经属
shǒu shào yáng cǐ wài fǔ yě gù yán fǔ yǒu liù yān
手少阳。此外腑也，故言腑有六焉。

sān shí jiǔ nàn yuē jīng yán fǔ yǒu wǔ zàng yǒu liù zhě
三十九难曰：经言腑有五，脏有六者，
hé yě
何也？

rán liù fǔ zhě zhèng yǒu wǔ fǔ yě rán wǔ zàng yì yǒu
然：六腑者，正有五腑也。然五脏亦有
liù zàng zhě wèi shèn yǒu liǎng zàng yě qí zuǒ wéi shèn yòu
六脏者，谓肾有两脏也，其左为肾，右
wéi mìng mén mìng mén zhě wèi jīng shén zhī suǒ shè nán zǐ
为命门。命门者，谓精神之所舍，男子
yǐ cáng jīng nǚ zǐ yǐ xì bāo qí qì yǔ shèn tōng gù yán
以藏精，女子以系胞，其气与肾通，故言
zàng yǒu liù yě
脏有六也。

fǔ yǒu wǔ zhě hé yě
腑有五者，何也？

rán wǔ zàng gè yì fǔ sān jiāo yì shì yì fǔ rán bù
然：五脏各一腑，三焦亦是一腑，然不
shǔ yú wǔ zàng gù yán fǔ yǒu wǔ yān
属于五脏，故言腑有五焉。

sì shí sān nàn yuē rén bù shí yǐn qī rì ér sǐ zhě
四十三难曰：人不食饮，七日而死者，
hé yě
何也？

rán rén wèi zhōng dāng yǒu liú gǔ èr dǒu shuǐ yì dǒu wǔ
然：人胃中当有留谷二斗，水一斗五
shēng gù píng rén rì zài zhì qīng yì xíng èr shēng bàn rì
升，故平人日再至圊，一行二升半，日
zhōng wǔ shēng qī rì wǔ qī sān dǒu wǔ shēng ér shuǐ gǔ jìn
中五升，七日五七三斗五升，而水谷尽
yǐ gù píng rén bù shí yǐn qī rì ér sǐ zhě shuǐ gǔ jīn yè jù
矣。故平人不食饮七日而死者，水谷津液俱
jìn jí sǐ yǐ
尽，即死矣。

sì shí sì nàn yuē qī chōng mén hé zài
四十四难曰：七冲门何在？

rán chún wéi fēi mén chǐ wéi hù mén huì yàn wéi xī
然：唇为飞门，齿为户门，会厌为吸
mén wèi wéi bēn mén tài cāng xià kǒu wéi yōu mén dà cháng
门，胃为贲门，太仓下口为幽门，大肠
xiǎo cháng huì wéi lán mén xià jí wéi pò mén gù yuē qī chōng
小肠会为阑门，下极为魄门，故曰七冲
mén yě
门也。

sì shí wǔ nàn yuē jīng yán bā huì zhě hé yě
四十五难曰：经言八会者，何也？

rán fǔ huì tài cāng zàng huì jì xié jīn huì yáng líng
然：腑会太仓，脏会季胁，筋会阳陵
quán suǐ huì jué gǔ xuè huì gé shù gǔ huì dà zhù mài huì
泉，髓会绝骨，血会膈俞，骨会大杼，脉会
tài yuān qì huì sān jiāo wài yì jīn zhí liǎng rǔ nèi yě rè
太渊，气会三焦，外一筋直两乳内也。热
bìng zài nèi zhě qǔ qí huì zhī qì xué yě
病在内者，取其会之气穴也。

sì shí liù nàn yuē lǎo rén wò ér bú mèi shào zhuàng mèi
四十六难曰：老人卧而不寐，少壮寐
ér bú wù zhě hé yě
而不寤者，何也？

rán jīng yán shào zhuàng zhě xuè qì shèng jī ròu huá
然：经言少壮者，血气盛，肌肉滑，
qì dào tōng yíng wèi zhī xíng bù shī yú cháng gù zhòu rì jīng
气道通，荣卫之行不失于常，故昼日精，
yè bú wù lǎo rén xuè qì shuāi jī ròu bù huá yíng wèi zhī dào
夜不寤。老人血气衰，肌肉不滑，荣卫之道
sè gù zhòu rì bù néng jīng yè bù dé mèi yě gù zhī lǎo rén
涩，故昼日不能精，夜不得寐也。故知老人
bù dé mèi yě
不得寐也。

sì shí qī nàn yuē rén miàn dú néng nài hán zhě hé yě
四十七难曰：人面独能耐寒者，何也？

rán rén tóu zhě zhū yáng zhī huì yě zhū yīn mài jiē zhì
然：人头者，诸阳之会也。诸阴脉皆至
jǐng xiōng zhōng ér huán dú zhū yáng mài jiē shàng zhì tóu
颈、胸中而还，独诸阳脉皆上至头、
ěr gù lìng miàn nài hán yě
耳，故令面耐寒也。

sì shí bā nàn yuē rén yǒu sān xū sān shí hé wèi yě
四十八难曰：人有三虚三实，何谓也？

rán yǒu mài zhī xū shí yǒu bìng zhī xū shí yǒu zhěn zhī
然：有脉之虚实，有病之虚实，有诊之
xū shí yě mài zhī xū shí zhě rú zhě wéi xū jǐn láo zhě wéi
虚实也。脉之虚实者，濡者为虚，紧牢者为
shí bìng zhī xū shí zhě chū zhě wéi xū rù zhě wéi shí yán
实。病之虚实者，出者为虚，入者为实；言

zhě wéi xū bù yán zhě wéi shí huǎn zhě wéi xū jí zhě wéi
者为虚，不言者为实；缓者为虚，急者为

shí zhěn zhī xū shí zhě rú zhě wéi xū láo zhě wéi shí yǎng
实。诊之虚实者，濡者为虚，牢者为实；痒

zhě wéi xū tòng zhě wéi shí wài tòng nèi kuài wéi wài shí nèi
者为虚，痛者为实。外痛内快，为外实内

xū nèi tòng wài kuài wéi nèi shí wài xū gù yuē xū shí yě
虚；内痛外快，为内实外虚，故曰虚实也。

wǔ shí nàn yuē bìng yǒu xū xié yǒu shí xié yǒu zéi xié
五十难曰：病有虚邪，有实邪，有贼邪，

yǒu wēi xié yǒu zhèng xié hé yǐ bié zhī
有微邪，有正邪，何以别之？

rán cóng hòu lái zhě wéi xū xié cóng qián lái zhě wéi shí
然：从后来者为虚邪，从前来者为实

xié cóng suǒ bú shèng lái zhě wéi zéi xié cóng suǒ shèng lái zhě
邪，从所不胜来者为贼邪，从所胜来者

wéi wēi xié zì bìng zhě wéi zhèng xié hé yǐ yán zhī jiǎ lìng
为微邪，自病者为正邪。何以言之？假令

xīn bìng zhòng fēng dé zhī wéi xū xié shāng shǔ dé zhī wéi zhèng
心病，中风得之为虚邪，伤暑得之为正

xié yǐn shí láo juàn dé zhī wéi shí xié shāng hán dé zhī wéi wēi
邪，饮食劳倦得之为实邪，伤寒得之为微

xié zhòng shī dé zhī wéi zéi xié
邪，中湿得之为贼邪。

wǔ shí qī nàn yuē xiè fán yǒu jǐ jiē yǒu míng fǒu
五十七难曰：泄凡有几，皆有名不？

rán xiè fán yǒu wǔ qí míng bù tóng yǒu wèi xiè yǒu
然：泄凡有五，其名不同。有胃泄，有

pí xiè yǒu dà cháng xiè yǒu xiǎo cháng xiè yǒu dà jiǎ xiè
脾泄，有大肠泄，有小肠泄，有大瘕泄，

míng yuē hòu zhòng
名曰后重。

wèi xiè zhě yǐn shí bú huà sè huáng pí xiè zhě fù
胃泄者，饮食不化，色黄。脾泄者，腹
zhàng mǎn xiè zhù shí jí ǒu tù nì dà cháng xiè zhě shí
胀满，泄注，食即呕吐逆。大肠泄者，食
yǐ jiǒng pò dà biàn sè bái cháng míng qiè tòng xiǎo cháng xiè
已窘迫，大便色白，肠鸣切痛。小肠泄
zhě sōu ér biàn nóng xuè shào fù tòng dà jiǎ xiè zhě lǐ
者，溲而便脓血，少腹痛。大瘕泄者，里
jí hòu zhòng shuò zhì qīng ér bù néng biàn jīng zhōng tòng
急后重，数至圊而不能便，茎中痛。
cǐ wǔ xiè zhī fǎ yě
此五泄之法也。

wǔ shí bā nàn yuē shāng hán yǒu jǐ qí mài yǒu biàn fǒu
五十八难曰：伤寒有几，其脉有变不？
rán shāng hán yǒu wǔ yǒu zhòng fēng yǒu shāng hán
然：伤寒有五，有中风，有伤寒，
yǒu shī wēn yǒu rè bìng yǒu wēn bìng qí suǒ kǔ gè bù tóng
有湿温，有热病，有温病，其所苦各不同。

zhòng fēng zhī mài yáng fú ér huá yīn rú ér ruò shī
中风之脉，阳浮而滑，阴濡而弱；湿
wēn zhī mài yáng rú ér ruò yīn xiǎo ér jí shāng hán zhī
温之脉，阳濡而弱，阴小而急；伤寒之
mài yīn yáng jù shèng ér jǐn sè rè bìng zhī mài yīn yáng jù
脉，阴阳俱盛而紧涩；热病之脉，阴阳俱
fú fú zhī ér huá chén zhī sǎn sè wēn bìng zhī mài xíng
浮，浮之而滑，沉之散涩；温病之脉，行
zài zhū jīng bù zhī hé jīng zhī dòng yě gè suí qí jīng suǒ zài ér
在诸经，不知何经之动也，各随其经所在而

qǔ zhī
取之。

shāng hán yǒu hàn chū ér yù xià zhī ér sǐ zhě yǒu hàn
伤寒有汗出而愈、下之而死者，有汗
chū ér sǐ xià zhī ér yù zhě hé yě
出而死、下之而愈者，何也？

rán yáng xū yīn shèng hàn chū ér yù xià zhī jí sǐ
然：阳虚阴盛，汗出而愈，下之即死；
yáng shèng yīn xū hàn chū ér sǐ xià zhī ér yù
阳盛阴虚，汗出而死，下之而愈。

hán rè zhī bìng hòu zhī rú hé yě
寒热之病，候之如何也？

rán pí hán rè zhě pí bù kě jìn xí máo fà jiāo
然：皮寒热者，皮不可近席，毛发焦，
bí gǎo bù dé hàn jī hán rè zhě pí fū tòng chún shé
鼻槁，不得汗；肌寒热者，皮肤痛，唇舌
gǎo wú hàn gǔ hán rè zhě bìng wú suǒ ān hàn zhù bù
槁，无汗；骨寒热者，病无所安，汗注不
xiū chǐ běn gǎo tòng
休，齿本槁痛。

wǔ shí jiǔ nàn yuē kuáng diān zhī bìng hé yǐ bié zhī
五十九难曰：狂癫之病，何以别之？

rán kuáng jí zhī shǐ fā shǎo wò ér bù jī zì gāo
然：狂疾之始发，少卧而不饥，自高
xián yě zì biàn zhì yě zì guì jù yě wàng xiào hào gē
贤也，自辨智也，自贵倨也，妄笑，好歌
yuè wàng xíng bù xiū shì yě diān jí shǐ fā yì bú lè zhí
乐，妄行不休是也。癫疾始发，意不乐，直
shì jiāng pú qí mài sān bù yīn yáng jù shèng shì yě
视僵仆，其脉三部阴阳俱盛是也。

liù shí yī nàn yuē jīng yán wàng ér zhī zhī wèi zhī shén
六十一难曰：经言望而知之谓之神，
wén ér zhī zhī wèi zhī shèng wèn ér zhī zhī wèi zhī gōng qiè mài
闻而知之谓之圣，问而知之谓之工，切脉
ér zhī zhī wèi zhī qiǎo hé wèi yě
而知之谓之巧。何谓也？

rán wàng ér zhī zhī zhě wàng jiàn qí wǔ sè yǐ zhī qí
然：望而知之者，望见其五色，以知其
bìng wén ér zhī zhī zhě wén qí wǔ yīn yǐ bié qí bìng
病。闻而知之者，闻其五音，以别其病。
wèn ér zhī zhī zhě wèn qí suǒ yù wǔ wèi yǐ zhī qí bìng suǒ
问而知之者，问其所欲五味，以知其病所
qǐ suǒ zài yě qiè mài ér zhī zhī zhě zhěn qí cùn kǒu shì qí
起所在也。切脉而知之者，诊其寸口，视其
xū shí yǐ zhī qí bìng bìng zài hé zàng fǔ yě jīng yán yǐ wài
虚实，以知其病，病在何脏腑也。经言以外
zhī zhī yuē shèng yǐ nèi zhī zhī yuē shén cǐ zhī wèi yě
知之曰圣，以内知之曰神，此之谓也。

liù shí liù nàn yuē jīng yán fèi zhī yuán chū yú tài yuān xīn
六十六难曰：经言肺之原出于太渊，心
zhī yuán chū yú dà líng gān zhī yuán chū yú tài chōng pí zhī yuán
之原出于大陵，肝之原出于太冲，脾之原
chū yú tài bái shèn zhī yuán chū yú tài xī shào yīn zhī yuán chū
出于太白，肾之原出于太溪，少阴之原出
yú ruì gǔ dǎn zhī yuán chū yú qiū xū wèi zhī yuán chū yú chōng
于锐骨，胆之原出于丘墟，胃之原出于冲
yáng sān jiāo zhī yuán chū yú yáng chí páng guāng zhī yuán chū yú
阳，三焦之原出于阳池，膀胱之原出于
jīng gǔ dà cháng zhī yuán chū yú hé gǔ xiǎo cháng zhī yuán chū
京骨，大肠之原出于合谷，小肠之原出

yú wàn gǔ shí èr jīng jiē yǐ shū wéi yuán zhě hé yě
于腕骨。十二经皆以俞为原者，何也？

rán wǔ zàng shū zhě sān jiāo zhī suǒ xíng qì zhī suǒ liú zhǐ yě
然：五脏俞者，三焦之所行，气之所留止也。

sān jiāo suǒ xíng zhī shū wéi yuán zhě hé yě
三焦所行之俞为原者，何也？

rán qí xià shèn jiān dòng qì zhě rén zhī shēng mìng yě shí èr jīng zhī gēn běn yě gù míng yuē yuán sān jiāo zhě yuán qì zhī bié shǐ yě zhǔ tōng xíng sān qì jīng lì yú wǔ zàng liù fǔ yuán zhě sān jiāo zhī zūn hào yě gù suǒ zhǐ zhé wéi yuán wǔ zàng liù fǔ zhī yǒu bìng zhě qǔ qí yuán yě
然：脐下肾间动气者，人之生命也，十二经之根本也，故名曰原。三焦者，原气之别使也，主通行三气，经历于五脏六腑。原者，三焦之尊号也。故所止辄为原，五脏六腑之有病者，取其原也。

liù shí qī nàn yuē wǔ zàng mù jiē zài yīn ér shū zài yáng zhě hé wèi yě
六十七难曰：五脏募皆在阴，而俞在阳者，何谓也？

rán yīn bìng xíng yáng yáng bìng xíng yīn gù lìng mù zài yīn shū zài yáng
然：阴病行阳，阳病行阴，故令募在阴，俞在阳。

liù shí bā nàn yuē wǔ zàng liù fǔ gè yǒu jǐng xíng shū jīng hé jiē hé suǒ zhǔ
六十八难曰：五脏六腑各有井荥输经合，皆何所主？

rán jīng yán suǒ chū wéi jǐng suǒ liú wéi xíng suǒ zhù wéi
然：经言所出为井，所流为荥，所注为

shū suǒ xíng wéi jīng suǒ rù wéi hé jǐng zhǔ xīn xià mǎn xíng
输，所行为经，所入为合。井主心下满，荥

zhǔ shēn rè shū zhǔ tǐ zhòng jié tòng jīng zhǔ chuǎn ké hán rè
主身热，输主体重节痛，经主喘咳寒热，

hé zhǔ nì qì ér xiè cǐ wǔ zàng liù fǔ qí jǐng xíng shū jīng hé suǒ
合主逆气而泄，此五脏六腑其井荥输经合所

zhǔ bìng yě
主病也。

liù shí jiǔ nàn yuē jīng yán xū zhě bǔ zhī shí zhě xiè zhī
六十九难曰：经言虚者补之，实者泻之，

bù shí bù xū yǐ jīng qǔ zhī hé wèi yě
不实不虚，以经取之。何谓也？

rán xū zhě bǔ qí mǔ shí zhě xiè qí zǐ dāng xiān bǔ
然：虚者补其母，实者泻其子。当先补

zhī rán hòu xiè zhī bù shí bù xū yǐ jīng qǔ zhī zhě shì
之，然后泻之。不实不虚，以经取之者，是

zhèng jīng zì shēng bìng bú zhòng tā xié yě dāng zì qǔ qí
正经自生病，不中他邪也，当自取其

jīng gù yán yǐ jīng qǔ zhī
经，故言以经取之。

qī shí wǔ nàn yuē jīng yán dōng fāng shí xī fāng xū
七十五难曰：经言东方实，西方虚，

xiè nán fāng bǔ běi fāng hé wèi yě
泻南方，补北方，何谓也？

rán jīn mù shuǐ huǒ tǔ dāng gēng xiāng píng dōng fāng
然：金木水火土，当更相平。东方

mù yě xī fāng jīn yě mù yù shí jīn dāng píng zhī huǒ yù
木也，西方金也。木欲实，金当平之；火欲

shí shuǐ dāng píng zhī tǔ yù shí mù dāng píng zhī jīn yù
实，水当平之；土欲实，木当平之；金欲
shí huǒ dāng píng zhī shuǐ yù shí tǔ dāng píng zhī
实，火当平之；水欲实，土当平之。

dōng fāng gān yě zé zhī gān shí xī fāng fèi yě zé zhī
东方肝也，则知肝实；西方肺也，则知
fèi xū xiè nán fāng huǒ bǔ běi fāng shuǐ nán fāng huǒ huǒ
肺虚。泻南方火，补北方水。南方火，火
zhě mù zhī zǐ yě běi fāng shuǐ shuǐ zhě mù zhī mǔ yě shuǐ
者木之子也；北方水，水者木之母也，水
shèng huǒ zǐ néng lìng mǔ shí mǔ néng lìng zǐ xū gù xiè huǒ
胜火。子能令母实，母能令子虚，故泻火
bǔ shuǐ yù lìng jīn bù dé píng mù yě jīng yuē bù néng zhì qí
补水，欲令金不得平木也。经曰：不能治其
xū hé wèn qí yú cǐ zhī wèi yě
虚，何问其余，此之谓也。

qī shí qī nàn yuē jīng yán shàng gōng zhì wèi bìng zhōng
七十七难曰：经言上工治未病，中
gōng zhì yǐ bìng zhě hé wèi yě
工治已病者，何谓也？

rán suǒ wèi zhì wèi bìng zhě jiàn gān zhī bìng zé zhī gān
然：所谓治未病者，见肝之病，则知肝
dāng chuán zhī yǔ pí gù xiān shí qí pí qì wú lìng dé shòu gān
当传之与脾，故先实其脾气，无令得受肝
zhī xié gù yuē zhì wèi bìng yān zhōng gōng zhì yǐ bìng zhě jiàn
之邪，故曰治未病焉。中工治已病者，见
gān zhī bìng bù xiǎo xiāng chuán dàn yì xīn zhì gān gù yuē zhì
肝之病，不晓相传，但一心治肝，故曰治
yǐ bìng yě
已病也。

神农本草经

shàng yào yì bǎi èr shí zhǒng wéi jūn zhǔ yǎng mìng
★上药一百二十种，为君，主养命，
yǐ yìng tiān wú dú duō fú jiǔ fú bù shāng rén yù qīng
以应天。无毒。多服、久服不伤人。欲轻
shēn yì qì bù lǎo yán nián zhě běn shàng jīng
身益气，不老延年者，本上经。

zhōng yào yì bǎi èr shí zhǒng wéi chén zhǔ yǎng xìng
中药一百二十种，为臣，主养性，
yǐ yìng rén wú dú yǒu dú zhēn zhuó qí yí yù è bìng
以应人。无毒有毒，斟酌其宜。欲遏病，
bǔ xū léi zhě běn zhōng jīng
补虚羸者，本中经。

xià yào yì bǎi èr shí wǔ zhǒng wéi zuǒ shǐ zhǔ zhì
下药一百二十五种，为佐、使。主治
bìng yǐ yìng dì duō dú bù kě jiǔ fú yù chú hán rè xié
病，以应地。多毒，不可久服。欲除寒热邪
qì pò jī jù yù jí zhě běn xià jīng
气，破积聚，愈疾者，本下经。

yǒu dān xíng zhě yǒu xiāng xū zhě yǒu xiāng shǐ zhě
★有单行者，有相须者，有相使者，
yǒu xiāng wèi zhě yǒu xiāng wù zhě yǒu xiāng fǎn zhě yǒu xiāng
有相畏者，有相恶者，有相反者，有相
shā zhě fán cǐ qī qíng hé hé shí shì zhī dāng yòng xiāng
杀者。凡此七情，合和时视之，当用相
xū xiāng shǐ zhě liáng wù yòng xiāng wù xiāng fǎn zhě ruò
须、相使者良，勿用相恶、相反者。若
yǒu dú yí zhì kě yòng xiāng wèi xiāng shā zhě bù ěr wù
有毒宜制，可用相畏、相杀者。不尔，勿
hé yòng yě
合用也。

bìng zài xiōng gé yǐ shàng zhě xiān shí hòu fú yào bìng
★病在胸膈以上者，先食后服药；病
zài xīn fù yǐ xià zhě xiān fú yào ér hòu shí bìng zài sì zhī
在心腹以下者，先服药而后食；病在四肢、
xuè mài zhě yí kōng fù ér zài dàn bìng zài gǔ suǐ zhě yí bǎo
血脉者，宜空腹而在旦；病在骨髓者，宜饱
mǎn ér zài yè
满而在夜。

shàng yào shàng pǐn
上药（上品）

chāng pú yì míng chāng yáng wèi xīn wēn wú
1 **菖蒲** 一名昌阳。味辛，温，无
dú zhì fēng hán shī bì ké nì shàng qì kāi xīn kǒng bǔ
毒。治风寒湿痹，咳逆上气。开心孔，补
wǔ zàng tōng jiǔ qiào míng ěr mù chū yīn shēng jiǔ fú
五脏，通九窍，明耳目，出音声。久服
qīng shēn bú wàng bù mí huò yán nián shēng chí zé
轻身，不忘，不迷惑，延年。生池泽。

jú huā yì míng jié huá wèi kǔ píng wú dú
2 **菊花** 一名节华。味苦，平，无毒。
zhì fēng tóu tóu xuàn zhǒng tòng mù yù tuō lèi chū pí fū
治风头头眩，肿痛，目欲脱，泪出，皮肤
sǐ jī wù fēng shī bì jiǔ fú lì xuè qì qīng shēn nài
死肌，恶风，湿痹。久服利血气，轻身，耐
lǎo yán nián shēng chuān zé jí tián yě
老，延年。生川泽及田野。

rén shēn　yì míng rén xián　yì míng guǐ gài　wèi
3 **人参**　一名人衔，一名鬼盖。味
gān　wēi hán　wú dú　zhǔ bǔ wǔ zàng　ān jīng shén　dìng
甘，微寒，无毒。主补五脏，安精神，定
hún pò　zhǐ jīng jì　chú xié qì　míng mù　kāi xīn yì zhì
魂魄，止惊悸，除邪气，明目，开心益智。
jiǔ fú qīng shēn　yán nián　shēng shān gǔ
久服轻身，延年。生山谷。

gān cǎo　yì míng měi cǎo　yì míng mì gān　wèi
5 **甘草**　一名美草，一名蜜甘。味
gān　píng　wú dú　zhì wǔ zàng liù fǔ hán rè xié qì　jiān jīn
甘，平，无毒。治五脏六腑寒热邪气。坚筋
gǔ　zhǎng jī ròu　bèi lì　jīn chuāng　zhǒng　jiě dú
骨，长肌肉，倍力，金疮，尰，解毒。
jiǔ fú qīng shēn　yán nián　shēng chuān gǔ
久服轻身，延年。生川谷。

gān dì huáng　yì míng dì suǐ　wèi gān　hán　wú
6 **干地黄**　一名地髓。味甘，寒，无
dú　zhì shé diē jué jīn　shāng zhōng　zhú xuè bì　tián gǔ suǐ
毒。治折跌绝筋，伤中。逐血痹，填骨髓，
zhǎng jī ròu　zuò tāng　chú hán rè　jī jù　chú bì　shēng
长肌肉。作汤，除寒热、积聚，除痹。生
zhě yóu liáng　jiǔ fú qīng shēn　bù lǎo　shēng chuān zé
者尤良。久服轻身，不老。生川泽。

zhú　yì míng shān jì　wèi kǔ　wēn　wú dú
7 **术**　一名山蓟。味苦，温，无毒。
zhì fēng hán shī bì　sǐ jī　jìng　dǎn　zhǐ hàn　chú rè
治风寒湿痹，死肌，痉，疸。止汗，除热，
xiāo shí　zuò jiān ěr　jiǔ fú qīng shēn　yán nián　bù jī
消食。作煎饵，久服轻身，延年，不饥。

shēng shān gǔ
生山谷。

chái hú yì míng dì xūn wèi kǔ píng wú dú
13 **柴胡** 一名地薰。味苦，平，无毒。
zhì xīn fù qù cháng wèi zhōng jié qì yǐn shí jī jù hán rè
治心腹，去肠胃中结气，饮食积聚，寒热
xié qì tuī chén zhì xīn jiǔ fú qīng shēn míng mù yì jīng
邪气，推陈致新。久服轻身，明目，益精。
shēng chuān gǔ
生川谷。

mài mén dōng qín míng yáng jiǔ qí míng ài jiǔ
14 **麦门冬** 秦名羊韭，齐名爱韭，
chǔ míng mǎ jiǔ yuè míng yáng jiǔ wèi gān píng wú dú
楚名马韭，越名羊韭。味甘，平，无毒。
zhì xīn fù jié qì shāng zhōng shāng bǎo wèi luò mài jué
治心腹结气，伤中，伤饱，胃络脉绝，
léi shòu duǎn qì jiǔ fú qīng shēn bù lǎo bù jī shēng
羸瘦，短气。久服轻身，不老，不饥。生
chuān gǔ jí dī bǎn féi tǔ shí jiān jiǔ fèi chù
川谷及堤坂肥土石间久废处。

dú huó yì míng qiāng huó yì míng qiāng qīng yì
15 **独活** 一名羌活，一名羌青，一
míng hù qiāng shǐ zhě wèi kǔ píng wú dú zhì fēng hán suǒ
名护羌使者。味苦，平，无毒。治风寒所
jī jīn chuāng zhǐ tòng bēn tún xián jìng nǚ zǐ shàn
击，金疮，止痛，奔豚，痫，痉，女子疝
jiǎ jiǔ fú qīng shēn nài lǎo shēng chuān gǔ
瘕。久服轻身，耐老。生川谷。

chē qián zǐ yì míng dāng dào wèi gān hán wú
16 **车前子** 一名当道。味甘，寒，无

dú zhì qì lóng zhǐ tòng lì shuǐ dào xiǎo biàn chú shī bì
毒。治气癃，止痛，利水道小便，除湿痹。
jiǔ fú qīng shēn nài lǎo shēng píng zé qiū líng bǎn
久服轻身，耐老。生平泽、丘陵、阪
dào zhōng
道中。

shǔ yù yì míng shān yù qín chǔ míng yù yán
18 薯蓣 一名山芋，秦、楚名玉延，
zhèng yuè míng tǔ yù qí zhào míng shān yáng wèi gān
郑、越名土薯，齐、赵名山羊。味甘，
wēn wú dú zhì shāng zhōng bǔ xū léi chú hán rè xié
温，无毒。治伤中，补虚羸，除寒热邪
qì bǔ zhōng yì qì lì zhǎng jī ròu jiǔ fú ěr mù cōng
气，补中，益气力，长肌肉。久服耳目聪
míng qīng shēn bù jī yán nián shēng shān gǔ
明，轻身，不饥，延年。生山谷。

zé xiè yì míng shuǐ xiè yì míng máng yù yì
20 泽泻 一名水泻，一名芒芋，一
míng hú xiè wèi gān hán wú dú zhì fēng hán shī bì rǔ
名鹄泻。味甘，寒，无毒。治风寒湿痹，乳
nán xiāo shuǐ yǎng wǔ zàng yì qì lì féi jiàn jiǔ fú ěr
难。消水，养五脏，益气力，肥健。久服耳
mù cōng míng bù jī yán nián qīng shēn miàn shēng guāng
目聪明，不饥，延年，轻身，面生光，
néng xíng shuǐ shàng shēng chí zé
能行水上。生池泽。

yuǎn zhì yì míng jí wǎn yì míng yāo rào yì
21 远志 一名棘菀，一名葽绕，一
míng xì cǎo wèi kǔ wēn wú dú zhì ké nì shāng
名细草。味苦，温，无毒。治咳逆，伤

zhōng bǔ bù zú chú xié qì lì jiǔ qiào yì zhì huì ěr
中，补不足，除邪气，利九窍，益智慧，耳
mù cōng míng bú wàng qiáng zhì bèi lì jiǔ fú qīng shēn
目聪明，不忘，强志，倍力。久服轻身，
bù lǎo yè míng xiǎo cǎo shēng chuān gǔ
不老。叶名小草，生川谷。

xì xīn yì míng xiǎo xīn wèi xīn wēn wú dú
23 **细辛** 一名小辛。味辛，温，无毒。
zhì ké nì tóu tòng bǎi jié jū luán fēng shī bì tòng sǐ
治咳逆，头痛，百节拘挛，风湿痹痛，死
jī jiǔ fú míng mù lì jiǔ qiào qīng shēn cháng nián
肌。久服明目，利九窍，轻身，长年。
shēng shān gǔ
生山谷。

fáng fēng yì míng tóng yún wèi gān wēn wú
45 **防风** 一名铜芸。味甘，温，无
dú zhì dà fēng tóu xuàn tòng wù fēng fēng xié mù máng
毒。治大风，头眩痛，恶风，风邪，目盲
wú suǒ jiàn fēng xíng zhōu shēn gǔ jié téng bì fán mǎn jiǔ
无所见，风行周身，骨节疼痹，烦满。久
fú qīng shēn shēng chuān zé
服轻身。生川泽。

yīn chén hāo wèi kǔ píng wú dú zhì fēng shī
58 **茵陈蒿** 味苦，平，无毒。治风湿
hán rè xié qì rè jié huáng dǎn jiǔ fú qīng shēn yì qì
寒热邪气，热结，黄疸。久服轻身，益气，
nài lǎo shēng qiū líng pō àn shàng
耐老。生丘陵、坡岸上。

fú líng yì míng fú tù wèi gān píng wú dú
70 **茯苓** 一名茯菟。味甘，平，无毒。

zhì xiōng xié nì qì yōu huì jīng xié kǒng jì xīn xià jié
治胸胁逆气，忧恚，惊邪，恐悸，心下结

tòng hán rè fán mǎn ké nì zhǐ kǒu jiāo shé gān lì
痛，寒热，烦满，咳逆。止口焦，舌干，利

xiǎo biàn jiǔ fú ān hún pò yǎng shén bù jī yán nián
小便。久服安魂魄，养神，不饥，延年。

shēng shān gǔ dà sōng xià
生山谷大松下。

lóng gǔ wèi gān píng wú dú zhì xīn fù guǐ
111 龙骨 味甘，平，无毒。治心腹鬼

zhù jīng wù lǎo mèi ké nì xiè lì nóng xuè nǚ zǐ lòu xià
疰，精物老魅，咳逆，泄利脓血，女子漏下，

zhēng jiǎ jiān jié xiǎo ér rè qì jīng xián
癥瘕坚结，小儿热气惊痫。

lóng chǐ píng zhì xiǎo ér dà rén jīng xián diān jí
龙齿 平。治小儿、大人惊痫，癫疾，

kuáng zǒu xīn xià jié qì bù néng chuǎn xī zhū jìng shā jīng
狂走，心下结气，不能喘息，诸痉，杀精

wù jiǔ fú qīng shēn tōng shén míng yán nián shēng chuān
物。久服轻身，通神明，延年。生川

gǔ jí yán shuǐ àn tǔ xué zhōng sǐ lóng chù
谷及岩水岸土穴中死龙处。

ē jiāo yì míng fù zhì jiāo wèi gān píng wú
114 阿胶 一名傅致胶。味甘，平，无

dú zhì xīn fù nèi bēng láo jí sǎ sǎ rú nüè zhuàng yāo
毒。治心腹内崩，劳极，洒洒如疟状，腰

fù tòng sì zhī suān téng nǚ zǐ xià xuè ān tāi jiǔ fú
腹痛，四肢酸疼，女子下血，安胎。久服

qīng shēn yì qì
轻身，益气。

mǔ lì yì míng lì gé wèi xián píng wú
120 牡蛎 一名蛎蛤。味咸，平，无
dú zhì shāng hán hán rè wēn nüè sǎ sǎ jīng huì nù qì
毒。治伤寒寒热，温疟洒洒，惊恚怒气，
chú jū huǎn shǔ lòu nǚ zǐ dài xià chì bái jiǔ fú qiáng gǔ
除拘缓，鼠瘘，女子带下赤白。久服强骨
jié shā guǐ yán nián shēng dōng hǎi chí zé
节，杀鬼，延年。生东海池泽。

zhōng yào zhōng pǐn
中药（中品）

gān jiāng wèi xīn wēn wú dú zhì xiōng mǎn
121 干姜 味辛，温，无毒。治胸满，
ké nì shàng qì wēn zhōng zhǐ xuè chū hàn zhú fēng shī
咳逆上气，温中，止血，出汗，逐风，湿
bì cháng pì xià lì
痹，肠澼下利。
shēng zhě yóu liáng wèi xīn wēi wēn jiǔ fú qù chòu
生者尤良。味辛，微温。久服去臭
qì tōng shén míng shēng chuān gǔ
气，通神明。生川谷。
gě gēn yì míng jī qí gēn wèi gān píng wú
123 葛根 一名鸡齐根。味甘，平，无
dú zhì xiāo kě shēn dà rè ǒu tù zhū bì qǐ yīn qì
毒。治消渴，身大热，呕吐，诸痹，起阴气，
jiě zhū dú
解诸毒。

gě gǔ zhì xià lì shí suì yǐ shàng shēng chuān gǔ
葛谷，治下利十岁已上。生川谷。

guā lóu gēn yì míng dì lóu wèi kǔ hán wú
124 **栝楼根** 一名地楼。味苦，寒，无
dú zhì xiāo kě shēn rè fán mǎn dà rè bǔ xū ān
毒。治消渴，身热，烦满，大热，补虚，安
zhōng xù jué shāng shēng chuān gǔ jí shān yīn dì
中，续绝伤。生川谷及山阴地。

xiōng qióng wèi xīn wēn wú dú zhì zhòng
126 **芎䓖** 味辛，温，无毒。治中
fēng rù nǎo tóu tòng hán bì jīn luán huǎn jí jīn chuāng
风入脑，头痛，寒痹，筋挛缓急，金疮，
fù rén xuè bì wú zǐ shēng chuān gǔ
妇人血闭，无子。生川谷。

dāng guī yì míng gān guī wèi gān wēn wú
127 **当归** 一名干归。味甘，温，无
dú zhì ké nì shàng qì wēn nüè hán rè sǎ sǎ zài pí fū
毒。治咳逆上气，温疟，寒热洒洒在皮肤
zhōng fù rén lòu xià jué zǐ zhū è chuāng yáng jīn
中。妇人漏下，绝子。诸恶疮疡，金
chuāng zhǔ yǐn zhī shēng chuān gǔ
疮。煮饮之。生川谷。

má huáng yì míng lóng shā wèi gān wēn wú
128 **麻黄** 一名龙沙。味甘，温，无
dú zhì zhòng fēng shāng hán tóu tòng wēn nüè fā biǎo
毒。治中风，伤寒，头痛，温疟，发表
chū hàn qù xié rè qì zhǐ ké nì shàng qì chú hán rè pò
出汗，去邪热气，止咳逆上气，除寒热，破
zhēng jiān jī jù shēng chuān gǔ
癥坚积聚。生川谷。

sháo yào yì míng bái mù wèi kǔ píng yǒu
130 芍药 一名白木。味苦，平，有
xiǎo dú zhì xié qì fù tòng chú xuè bì pò jiān jī hán
小毒。治邪气腹痛，除血痹，破坚积，寒
rè shàn jiǎ zhǐ tòng lì xiǎo biàn yì qì shēng chuān
热，疝瘕，止痛，利小便，益气。生川
gǔ jí qiū líng
谷及丘陵。

bǎi hé wèi gān píng wú dú zhì xié qì fù
135 百合 味甘，平，无毒。治邪气腹
zhàng xīn tòng lì dà xiǎo biàn bǔ zhōng yì qì shēng
张，心痛，利大小便，补中益气。生
shān gǔ
山谷。

zhī mǔ yì míng zhǐ mǔ yì míng lián mǔ yì
136 知母 一名蚳母，一名连母，一
míng yě liǎo yì míng dì shēn yì míng shuǐ shēn yì míng shuǐ
名野蓼，一名地参，一名水参，一名水
jùn yì míng huò mǔ yì míng dì mǔ wèi kǔ hán wú
浚，一名货母，一名蝭母。味苦，寒，无
dú zhì xiāo kě rè zhōng chú xié qì zhī tǐ fú zhǒng
毒。治消渴，热中，除邪气，肢体浮肿，
xià shuǐ bǔ bù zú yì qì shēng chuān gǔ
下水，补不足，益气。生川谷。

huáng qín yì míng fǔ cháng wèi kǔ píng
140 黄芩 一名腐肠。味苦，平，
wú dú zhì zhū rè huáng dǎn cháng pì xiè lì zhú
无毒。治诸热，黄疸，肠澼，泄利，逐
shuǐ xià xuè bì è chuāng jū shí huǒ yáng shēng
水，下血闭，恶疮，疽蚀，火疡。生

chuān gǔ
川谷。

huáng qí yì míng dài shēn wèi gān wēi wēn
169 **黄耆** 一名戴糁。味甘，微温，

wú dú zhì yōng jū jiǔ bài chuāng pái nóng zhǐ tòng dà
无毒。治痈疽，久败疮，排脓止痛，大

fēng lài jí wǔ zhì shǔ lòu bǔ xū xiǎo ér bǎi bìng
风癞疾，五痔，鼠瘘，补虚，小儿百病。

shēng shān gǔ
生山谷。

huáng lián yì míng wáng lián wèi kǔ hán wú
170 **黄连** 一名王连。味苦，寒，无

dú zhì rè qì mù tòng zì shāng qì chū míng mù cháng
毒。治热气，目痛，眦伤泣出，明目，肠

pì fù tòng xià lì fù rén yīn zhōng zhǒng tòng jiǔ fú lìng
澼，腹痛，下利，妇人阴中肿痛。久服令

rén bú wàng shēng chuān gǔ
人不忘。生川谷。

wǔ wèi zǐ yì míng huì jí wèi suān wēn
171 **五味子** 一名会及。味酸，温，

wú dú zhǔ yì qì ké nì shàng qì láo shāng léi shòu bǔ
无毒。主益气，咳逆上气，劳伤羸瘦，补

bù zú qiáng yīn yì nán zǐ jīng shēng shān gǔ
不足，强阴，益男子精。生山谷。

jié gěng wèi xīn wēi wēn yǒu xiǎo dú zhì
173 **桔梗** 味辛，微温，有小毒。治

xiōng xié tòng rú dāo cì fù mǎn cháng míng yōu yōu jīng kǒng
胸胁痛如刀刺，腹满，肠鸣幽幽，惊恐

jì qì shēng shān gǔ
悸气。生山谷。

zhī zǐ yì míng mù dān wèi kǔ hán wú dú

181 **栀子** 一名木丹。味苦，寒，无毒。

zhì wǔ nèi xié qì wèi zhōng rè qì miàn chì jiǔ pào zhā bí

治五内邪气，胃中热气，面赤，酒皰皶鼻，

bái lài chì lài chuāng yáng shēng chuān gǔ

白癞，赤癞，疮疡。生川谷。

bò mù yì míng tán huán wèi kǔ hán wú

183 **檗木** 一名檀桓。味苦，寒，无

dú zhì wǔ zàng cháng wèi zhōng jié rè huáng dǎn cháng zhì

毒。治五脏肠胃中结热，黄疸，肠痔，

zhǐ xiè lì nǚ zǐ lòu xià chì bái yīn shāng shí chuāng

止泄利，女子漏下赤白，阴伤，蚀疮。

shēng shān gǔ

生山谷。

wú zhū yú yì míng yì wèi xīn wēn yǒu xiǎo

184 **吴茱萸** 一名藙。味辛，温，有小

dú zhǔ wēn zhōng xià qì zhǐ tòng ké nì hán rè

毒。主温中，下气，止痛，咳逆，寒热，

chú shī xuè bì zhú fēng xié kāi còu lǐ

除湿，血痹，逐风邪，开腠理。

gēn wēn shā sān chóng jiǔ fú qīng shēn shēng

根，温，杀三虫。久服轻身。生

chuān gǔ

川谷。

zhǐ shí wèi kǔ hán wú dú zhì dà fēng zài

187 **枳实** 味苦，寒，无毒。治大风在

pí fū zhōng rú má dòu kǔ yǎng chú hán rè jié zhǐ lì

皮肤中，如麻豆苦痒，除寒热结，止利，

zhǎng jī ròu lì wǔ zàng yì qì qīng shēn shēng

长肌肉，利五脏，益气，轻身。生

chuān zé
川泽。

hòu pò wèi kǔ wēn wú dú zhì zhòng fēng
188 厚朴 味苦，温，无毒。治中风，
shāng hán tóu tòng hán rè jīng jì qì xuè bì sǐ jī
伤寒，头痛，寒热，惊悸气，血痹，死肌，
qù sān chóng shēng shān gǔ
去三虫。生山谷。

shān zhū yú yì míng shǔ zǎo wèi suān píng
191 山茱萸 一名蜀枣。味酸，平，
wú dú zhì xīn xià xié qì hán rè wēn zhōng zhú hán shī
无毒。治心下邪气，寒热，温中，逐寒湿
bì qù sān chóng jiǔ fú qīng shēn shēng shān gǔ
痹，去三虫。久服轻身。生山谷。

zhū líng yì míng jiā zhū shǐ wèi gān píng wú
193 猪苓 一名豭猪屎。味甘，平，无
dú zhì jiē nüè jiě dú gǔ zhù bù xiáng lì shuǐ dào jiǔ
毒。治痎疟，解毒，蛊疰不祥，利水道。久
fú qīng shēn nài lǎo shēng shān gǔ
服轻身，耐老。生山谷。

shí gāo wèi xīn wēi hán wú dú zhì zhòng
217 石膏 味辛，微寒，无毒。治中
fēng hán rè xīn xià nì qì jīng chuǎn kǒu gān shé jiāo
风寒热，心下逆气，惊喘，口干，舌焦，
bù néng xī fù zhōng jiān tòng chú xié guǐ chǎn rǔ jīn
不能息，腹中坚痛，除邪鬼，产乳，金
chuāng shēng shān gǔ
疮。生山谷。

xià yào xià pǐn
下药（下品）

fù zǐ yì míng gèn wèi xīn wēn yǒu dà
241 附子 一名茛。味辛，温，有大
dú zhì fēng hán ké nì xié qì wēn zhōng jīn chuāng
毒。治风寒，咳逆，邪气，温中，金疮，
pò zhēng jiān jī jù xuè jiǎ hán shī wěi bì jū luán xī
破癥坚，积聚，血瘕，寒湿痿躄，拘挛，膝
tòng bù néng xíng bù shēng shān gǔ
痛，不能行步。生山谷。

bàn xià yì míng dì wén yì míng shuǐ yù wèi
244 半夏 一名地文，一名水玉。味
xīn píng yǒu dú zhì shāng hán hán rè xīn xià jiān xià
辛，平，有毒。治伤寒，寒热，心下坚，下
qì hóu yān zhǒng tòng tóu xuàn xiōng zhàng ké nì
气，喉咽肿痛，头眩，胸胀，咳逆，
cháng míng zhǐ hàn shēng shān gǔ
肠鸣，止汗。生山谷。

dà huáng wèi kǔ hán wú dú zhǔ xià yū
247 大黄 味苦，寒，无毒。主下瘀
xuè xuè bì hán rè pò zhēng jiǎ jī jù liú yǐn sù
血，血闭，寒热，破癥瘕积聚，留饮，宿
shí dàng dí cháng wèi tuī chén zhì xīn tōng lì shuǐ gǔ
食，荡涤肠胃，推陈致新，通利水谷，
tiáo zhōng huà shí ān hé wǔ zàng shēng shān gǔ
调中化食，安和五脏。生山谷。

tíng lì　yì míng dà shì　yì míng dà shì　wèi
248 葶苈　一名大室，一名大适。味

xīn　hán　wú dú　zhì zhēng jiǎ jī jù　jié qì　yǐn shí hán
辛，寒，无毒。治癥瘕积聚，结气，饮食寒

rè　pò jiān　zhú xié　tōng lì shuǐ dào　shēng píng zé jí
热，破坚，逐邪，通利水道。生平泽及

tián yě
田野。

xuán fù huā　yì míng jīn fèi cǎo　yì míng shèng
250 旋覆花　一名金沸草，一名盛

shèn　wèi xián　wēn　yǒu xiǎo dú　zhì jié qì　xié xià mǎn
椹。味咸，温，有小毒。治结气，胁下满，

jīng jì　chú shuǐ　qù wǔ zàng jiān hán rè　bǔ zhōng　xià qì
惊悸，除水，去五脏间寒热，补中，下气。

shēng píng zé　chuān gǔ
生平泽、川谷。

lián qiáo　yì míng yì qiáo　yì míng lán huá　yì
278 连翘　一名异翘，一名兰华，一

míng zhé gēn　yì míng zhǐ　yì míng sān lián　wèi kǔ　píng
名折根，一名轵，一名三廉。味苦，平，

wú dú　zhì hán rè　shǔ lòu　luǒ lì　yōng zhǒng　è
无毒。治寒热，鼠瘘，瘰疬，痈肿，恶

chuāng　yǐng liú　jié rè　gǔ dú　shēng shān gǔ
疮，瘿瘤，结热，蛊毒。生山谷。

táo hé rén　wèi kǔ　píng　wú dú　zhì yū xuè
305 桃核仁　味苦，平，无毒。治瘀血，

xuè bì jiǎ　xié qì　shā xiǎo chóng
血闭瘕，邪气，杀小虫。

xìng hé rén　wèi gān　wēn　yǒu dú　zhì ké nì
306 杏核仁　味甘，温，有毒。治咳逆

shàng qì cháng zhōng léi míng hóu bì xià qì chǎn rǔ
上气，肠中雷鸣，喉痹，下气，产乳，
jīn chuāng hán xīn bēn tún shēng chuān gǔ
金疮，寒心，贲豚。生川谷。

dài zhě yì míng xū wán wèi kǔ hán wú
320 代赭 一名须丸。味苦，寒，无
dú zhì guǐ zhù zéi fēng gǔ dú shā jīng wù è guǐ fù
毒。治鬼疰，贼风，蛊毒，杀精物恶鬼，腹
zhōng dú xié qì nǚ zǐ chì wò lòu xià shēng shān gǔ
中毒，邪气，女子赤沃漏下。生山谷。

biē jiǎ wèi xián píng wú dú zhì xīn fù
336 鳖甲 味咸，平，无毒。治心腹
zhēng jiǎ jiān jī hán rè qù pǐ xī ròu yīn shí zhì
癥瘕坚积，寒热，去痞，息肉，阴蚀，痔，
è ròu shēng chí zé
恶肉。生池泽。

伤寒论

shāng hán cù bìng lùn jí
伤寒卒病论集

lùn yuē yú měi lǎn yuè rén rù guó zhī zhěn wàng qí hóu
论曰：余每览越人入虢之诊，望齐侯
zhī sè wèi cháng bù kǎi rán tàn qí cái xiù yě guài dāng jīn jū
之色，未尝不慨然叹其才秀也。怪当今居
shì zhī shì céng bù liú shén yī yào jīng jiū fāng shù shàng yǐ
世之士，曾不留神医药，精究方术，上以
liáo jūn qīn zhī jí xià yǐ jiù pín jiàn zhī è zhōng yǐ bǎo shēn
疗君亲之疾，下以救贫贱之厄，中以保身
cháng quán yǐ yǎng qí shēng dàn jìng zhú róng shì qǐ zhǒng
长全，以养其生。但竞逐荣势，企踵
quán háo zī zī jí jí wéi míng lì shì wù chóng shì qí
权豪，孜孜汲汲，惟名利是务，崇饰其
mò hū qì qí běn huá qí wài ér cuì qí nèi pí zhī bù cún
末，忽弃其本，华其外而悴其内。皮之不存，
máo jiāng ān fù yān cù rán zāo xié fēng zhī qì yīng fēi cháng
毛将安附焉？卒然遭邪风之气，婴非常
zhī jí huàn jí huò zhì ér fāng zhèn lì jiàng zhì qū jié
之疾，患及祸至，而方震栗，降志屈节，
qīn wàng wū zhù gào qióng guī tiān shù shǒu shòu bài jī bǎi
钦望巫祝，告穷归天，束手受败。赍百
nián zhī shòu mìng chí zhì guì zhī zhòng qì wěi fù fán yī zì
年之寿命，持至贵之重器，委付凡医，恣
qí suǒ cuò duō jiē wū hū jué shēn yǐ bì shén míng xiāo
其所措。咄嗟呜呼！厥身已毙，神明消

miè biàn wéi yì wù yōu qián zhòng quán tú wéi tí qì tòng
灭，变为异物，幽潜重泉，徒为啼泣，痛
fú jǔ shì hūn mí mò néng jué wù bù xī qí mìng ruò shì
夫！举世昏迷，莫能觉悟，不惜其命，若是
qīng shēng bǐ hé róng shì zhī yún zāi ér jìn bù néng ài rén zhī
轻生，彼何荣势之云哉！而进不能爱人知
rén tuì bù néng ài shēn zhī jǐ yù zāi zhí huò shēn jū è
人，退不能爱身知己，遇灾值祸，身居厄
dì méng méng mèi mèi chǔn ruò yóu hún āi hū qū shì zhī
地，蒙蒙昧昧，蠢若游魂。哀乎！趋世之
shì chí jìng fú huá bú gù gēn běn wàng qū xùn wù wēi ruò
士，驰竞浮华，不固根本，忘躯徇物，危若
bīng gǔ zhì yú shì yě
冰谷，至于是也。

yú zōng zú sù duō xiàng yú èr bǎi jiàn ān jì nián yǐ
余宗族素多，向余二百，建安纪年以
lái yóu wèi shí rěn qí sǐ wáng zhě sān fēn yǒu èr shāng
来，犹未十稔，其死亡者，三分有二，伤
hán shí jū qí qī gǎn wǎng xī zhī lún sàng shāng héng yāo zhī
寒十居其七。感往昔之沦丧，伤横夭之
mò jiù nǎi qín qiú gǔ xùn bó cǎi zhòng fāng zhuàn yòng
莫救，乃勤求古训，博采众方，撰用
sù wèn jiǔ juàn bā shí yī nàn yīn yáng dà lùn
《素问》《九卷》《八十一难》《阴阳大论》
tāi lú yào lù bìng píng mài biàn zhèng wéi shāng hán zá
《胎胪药录》，并平脉辨证，为《伤寒杂
bìng lùn hé shí liù juàn suī wèi néng jìn yù zhū bìng shù kě
病论》，合十六卷。虽未能尽愈诸病，庶可
yǐ jiàn bìng zhī yuán ruò néng xún yú suǒ jí sī guò bàn yǐ
以见病知源。若能寻余所集，思过半矣。

fú tiān bù wǔ xíng yǐ yùn wàn lèi rén bǐng wǔ cháng
夫天布五行，以运万类，人禀五常，
yǐ yǒu wǔ zàng jīng luò fǔ shù yīn yáng huì tōng xuán míng
以有五脏，经络府俞，阴阳会通，玄冥
yōu wēi biàn huà nán jí zì fēi cái gāo shí miào qǐ néng tàn
幽微，变化难极。自非才高识妙，岂能探
qí lǐ zhì zāi shàng gǔ yǒu shén nóng huáng dì qí bó
其理致哉！上古有神农、黄帝、岐伯、
bó gāo léi gōng shào yú shào shī zhòng wén zhōng shì
伯高、雷公、少俞、少师、仲文，中世
yǒu cháng sāng biǎn què hàn yǒu gōng chéng yáng qìng jí cāng
有长桑、扁鹊，汉有公乘阳庆及仓
gōng xià cǐ yǐ wǎng wèi zhī wén yě guān jīn zhī yī bù
公，下此以往，未之闻也。观今之医，不
niàn sī qiú jīng zhǐ yǐ yǎn qí suǒ zhī gè chéng jiā jì zhōng
念思求经旨，以演其所知，各承家技，终
shǐ shùn jiù xǐng jí wèn bìng wù zài kǒu jǐ xiāng duì sī
始顺旧，省疾问病，务在口给，相对斯
xū biàn chǔ tāng yào àn cùn bù jí chǐ wò shǒu bù jí zú
须，便处汤药。按寸不及尺，握手不及足，
rén yíng fū yáng sān bù bù cān dòng shù fā xī bù mǎn wǔ
人迎趺阳，三部不参，动数发息，不满五
shí duǎn qī wèi zhī jué zhěn jiǔ hòu céng wú fǎng fú míng
十，短期未知决诊，九候曾无仿佛，明
táng què tíng jìn bú jiàn chá suǒ wèi kūi guǎn ér yǐ fú yù
堂阙庭，尽不见察，所谓窥管而已。夫欲
shì sǐ bié shēng shí wéi nán yǐ
视死别生，实为难矣。

kǒng zǐ yún shēng ér zhī zhī zhě shàng xué zé yà zhī
孔子云：生而知之者上，学则亚之。

duō wén bó zhì zhī zhī cì yě yú sù shàng fāng shù qǐng shì
多闻博识，知之次也。余宿尚方术，请事

sī yǔ
斯语。

biàn tài yáng bìng mài zhèng bìng zhì
辨太阳病脉证并治

tài yáng zhī wéi bìng mài fú tóu xiàng jiàng tòng ér
1 太阳之为病，脉浮，头项强痛而

wù hán
恶寒。

tài yáng bìng fā rè hàn chū wù fēng mài huǎn
2 太阳病，发热，汗出，恶风，脉缓

zhě míng wéi zhòng fēng
者，名为中风。

tài yáng bìng huò yǐ fā rè huò wèi fā rè bì
3 太阳病，或已发热，或未发热，必

wù hán tǐ tòng ǒu nì mài yīn yáng jù jǐn zhě míng wéi
恶寒，体痛，呕逆，脉阴阳俱紧者，名为

shāng hán
伤寒。

shāng hán yí rì tài yáng shòu zhī mài ruò jìng zhě
4 伤寒一日，太阳受之，脉若静者，

wéi bù chuán pō yù tù ruò zào fán mài shuò jí zhě wéi
为不传；颇欲吐，若躁烦，脉数急者，为

chuán yě
传也。

shāng hán èr sān rì yáng míng shào yáng zhèng bú
5 伤寒二三日，阳明、少阳证不
xiàn zhě wéi bù chuán yě
见者，为不传也。

tài yáng bìng fā rè ér kě bú wù hán zhě wéi
6 太阳病，发热而渴，不恶寒者，为
wēn bìng ruò fā hàn yǐ shēn zhuó rè zhě míng fēng wēn
温病。若发汗已，身灼热者，名风温。
fēng wēn wéi bìng mài yīn yáng jù fú zì hàn chū shēn zhòng
风温为病，脉阴阳俱浮，自汗出，身重，
duō mián shuì bí xī bì hān yǔ yán nán chū ruò bèi xià zhě
多眠睡，鼻息必鼾，语言难出。若被下者，
xiǎo biàn bú lì zhí shì shī sōu ruò bèi huǒ zhě wēi fā huáng
小便不利，直视失溲。若被火者，微发黄
sè jù zé rú jīng xián shí chì zòng ruò huǒ xūn zhī yí nì
色，剧则如惊痫，时瘛疭，若火熏之。一逆
shàng yǐn rì zài nì cù mìng qī
尚引日，再逆促命期。

bìng yǒu fā rè wù hán zhě fā yú yáng yě wú rè
7 病有发热恶寒者，发于阳也；无热
wù hán zhě fā yú yīn yě fā yú yáng qī rì yù fā yú
恶寒者，发于阴也。发于阳，七日愈；发于
yīn liù rì yù yǐ yáng shù qī yīn shù liù gù yě
阴，六日愈。以阳数七，阴数六故也。

tài yáng bìng tóu tòng zhì qī rì yǐ shàng zì yù zhě
8 太阳病，头痛至七日以上自愈者，
yǐ xíng qí jīng jìn gù yě ruò yù zuò zài jīng zhě zhēn zú yáng
以行其经尽故也。若欲作再经者，针足阳
míng shǐ jīng bù chuán zé yù
明，使经不传则愈。

tài yáng bìng　yù jiě shí　cóng sì zhì wèi shàng
9 太阳病，欲解时，从巳至未上。

fēng jiā　biǎo jiě ér bù liǎo liǎo zhě　shí èr rì yù
10 风家，表解而不了了者，十二日愈。

bìng rén shēn dà rè　fǎn yù dé yī zhě　rè zài pí
11 病人身大热，反欲得衣者，热在皮
fū　hán zài gǔ suǐ yě　shēn dà hán　fǎn bú yù jìn yī zhě
肤，寒在骨髓也；身大寒，反不欲近衣者，
hán zài pí fū　rè zài gǔ suǐ yě
寒在皮肤，热在骨髓也。

tài yáng zhòng fēng　yáng fú ér yīn ruò　yáng fú zhě
12 太阳中风，阳浮而阴弱，阳浮者
rè zì fā　yīn ruò zhě hàn zì chū　sè sè wù hán　xī xī wù
热自发，阴弱者汗自出，啬啬恶寒，淅淅恶
fēng　xī xī fā rè　bí míng gān ǒu zhě　guì zhī tāng zhǔ zhī
风，翕翕发热，鼻鸣干呕者，桂枝汤主之。

tài yáng bìng　tóu tòng fā rè　hàn chū wù fēng　guì
13 太阳病，头痛发热，汗出恶风，桂
zhī tāng zhǔ zhī
枝汤主之。

tài yáng bìng　xiàng bèi jiàng shū shū　fǎn hàn chū wù
14 太阳病，项背强几几，反汗出恶
fēng zhě　guì zhī jiā gě gēn tāng zhǔ zhī
风者，桂枝加葛根汤主之。

tài yáng bìng　xià zhī　qí qì shàng chōng zhě　kě
15 太阳病，下之，其气上冲者，可
yǔ guì zhī tāng　fāng yòng qián fǎ　ruò bú shàng chōng zhě　bù
与桂枝汤，方用前法。若不上冲者，不
dé yǔ zhī
得与之。

tài yáng bìng sān rì yǐ fā hàn ruò tù ruò xià
16 太阳病三日，已发汗，若吐、若下、
ruò wēn zhēn réng bù jiě zhě cǐ wéi huài bìng guì zhī bù
若温针，仍不解者，此为坏病，桂枝不
zhōng yǔ zhī yě guān qí mài zhèng zhī fàn hé nì suí zhèng
中与之也。观其脉证，知犯何逆，随证
zhì zhī guì zhī běn wéi jiě jī ruò qí rén mài fú jǐn fā rè
治之。桂枝本为解肌，若其人脉浮紧，发热，
hàn bù chū zhě bù kě yǔ zhī yě cháng xū zhì cǐ wù lìng
汗不出者，不可与之也，常须识此，勿令
wù yě
误也。

ruò jiǔ kè bìng bù kě yǔ guì zhī tāng dé zhī zé
17 若酒客病，不可与桂枝汤，得之则
ǒu yǐ jiǔ kè bù xǐ gān gù yě
呕，以酒客不喜甘故也。

chuǎn jiā zuò guì zhī tāng jiā hòu pò xìng zǐ jiā
18 喘家作，桂枝汤加厚朴杏子佳。

fán fú guì zhī tāng tù zhě qí hòu bì tù nóng
19 凡服桂枝汤吐者，其后必吐脓
xuè yě
血也。

tài yáng bìng fā hàn suì lòu bù zhǐ qí rén wù
20 太阳病，发汗，遂漏不止，其人恶
fēng xiǎo biàn nán sì zhī wēi jí nán yǐ qū shēn zhě guì
风，小便难，四肢微急，难以屈伸者，桂
zhī jiā fù zǐ tāng zhǔ zhī
枝加附子汤主之。

tài yáng bìng xià zhī hòu mài cù xiōng mǎn zhě
21 太阳病，下之后，脉促，胸满者，

guì zhī qù sháo yào tāng zhǔ zhī
桂枝去芍药汤主之。

ruò wēi hán zhě guì zhī qù sháo yào jiā fù zǐ tāng
22 若微寒者，桂枝去芍药加附子汤

zhǔ zhī
主之。

tài yáng bìng dé zhī bā jiǔ rì rú nüè zhuàng
23 太阳病，得之八九日，如疟状，

fā rè wù hán rè duō hán shǎo qí rén bù ǒu qīng biàn yù
发热恶寒，热多寒少，其人不呕，清便欲

zì kě yí rì èr sān dù fā mài wēi huǎn zhě wéi yù yù
自可，一日二三度发。脉微缓者，为欲愈

yě mài wēi ér wù hán zhě cǐ yīn yáng jù xū bù kě gèng
也；脉微而恶寒者，此阴阳俱虚，不可更

fā hàn gèng xià gèng tù yě miàn sè fǎn yǒu rè sè zhě
发汗、更下、更吐也；面色反有热色者，

wèi yù jiě yě yǐ qí bù néng dé xiǎo hàn chū shēn bì yǎng
未欲解也，以其不能得小汗出，身必痒，

yí guì zhī má huáng gè bàn tāng
宜桂枝麻黄各半汤。

tài yáng bìng chū fú guì zhī tāng fǎn fán bù jiě
24 太阳病，初服桂枝汤，反烦不解

zhě xiān cì fēng chí fēng fǔ què yǔ guì zhī tāng zé yù
者，先刺风池、风府，却与桂枝汤则愈。

fú guì zhī tāng dà hàn chū mài hóng dà zhě yǔ
25 服桂枝汤，大汗出，脉洪大者，与

guì zhī tāng rú qián fǎ ruò xíng sì nüè yí rì zài fā zhě
桂枝汤，如前法。若形似疟，一日再发者，

hàn chū bì jiě yí guì zhī èr má huáng yī tāng
汗出必解，宜桂枝二麻黄一汤。

fú guì zhī tāng dà hàn chū hòu dà fán kě bù jiě
26 服桂枝汤，大汗出后，大烦渴不解，
mài hóng dà zhě bái hǔ jiā rén shēn tāng zhǔ zhī
脉洪大者，白虎加人参汤主之。

tài yáng bìng fā rè wù hán rè duō hán shǎo mài
27 太阳病，发热恶寒，热多寒少，脉
wēi ruò zhě cǐ wú yáng yě bù kě fā hàn yí guì zhī èr yuè
微弱者，此无阳也，不可发汗。宜桂枝二越
bì yī tāng
婢一汤。

fú guì zhī tāng huò xià zhī réng tóu xiàng jiàng tòng
28 服桂枝汤，或下之，仍头项强痛，
xī xī fā rè wú hàn xīn xià mǎn wēi tòng xiǎo biàn bú
翕翕发热，无汗，心下满，微痛，小便不
lì zhě guì zhī qù guì jiā fú líng bái zhú tāng zhǔ zhī
利者，桂枝去桂加茯苓白术汤主之。

shāng hán mài fú zì hàn chū xiǎo biàn shuò
29 伤寒，脉浮，自汗出，小便数，
xīn fán wēi wù hán jiǎo luán jí fǎn yǔ guì zhī yù gōng qí
心烦，微恶寒，脚挛急，反与桂枝欲攻其
biǎo cǐ wù yě dé zhī biàn jué yān zhōng gān fán zào
表，此误也。得之便厥，咽中干，烦躁，
tù nì zhě zuò gān cǎo gān jiāng tāng yǔ zhī yǐ fù qí yáng
吐逆者，作甘草干姜汤与之，以复其阳。
ruò jué yù zú wēn zhě gēng zuò sháo yào gān cǎo tāng yǔ zhī qí
若厥愈足温者，更作芍药甘草汤与之，其
jiǎo jí shēn ruò wèi qì bù hé zhān yǔ zhě shǎo yǔ tiáo wèi
脚即伸。若胃气不和，谵语者，少与调胃
chéng qì tāng ruò chóng fā hàn fù jiā shāo zhēn zhě sì nì
承气汤。若重发汗，复加烧针者，四逆

tāng zhǔ zhī
汤主之。

wèn yuē zhèng xiàng yáng dàn àn fǎ zhì zhī ér
30 问曰：证象阳旦，按法治之而
zēng jù jué nì yān zhōng gān liǎng jìng jū jí ér zhān yǔ
增剧，厥逆，咽中干，两胫拘急而谵语。
shī yuē yán yè bàn shǒu zú dāng wēn liǎng jiǎo dāng shēn hòu
师曰：言夜半手足当温，两脚当伸，后
rú shī yán hé yǐ zhī cǐ dá yuē cùn kǒu mài fú ér dà
如师言。何以知此？答曰：寸口脉浮而大，
fú wéi fēng dà wéi xū fēng zé shēng wēi rè xū zé liǎng jìng
浮为风，大为虚，风则生微热，虚则两胫
luán bìng xíng xiàng guì zhī yīn jiā fù zǐ cān qí jiān zēng guì
挛。病形象桂枝，因加附子参其间，增桂
lìng hàn chū fù zǐ wēn jīng wáng yáng gù yě jué nì yān
令汗出，附子温经，亡阳故也。厥逆，咽
zhōng gān fán zào yáng míng nèi jié zhān yǔ fán luàn gēng
中干，烦躁，阳明内结，谵语烦乱，更
yǐn gān cǎo gān jiāng tāng yè bàn yáng qì huán liǎng zú dāng
饮甘草干姜汤。夜半阳气还，两足当
rè jìng shàng wēi jū jí chóng yǔ sháo yào gān cǎo tāng ěr
热，胫尚微拘急，重与芍药甘草汤，尔
nǎi jìng shēn yǐ chéng qì tāng wēi táng zé zhǐ qí zhān yǔ
乃胫伸，以承气汤微溏，则止其谵语，
gù zhī bìng kě yù
故知病可愈。

tài yáng bìng xiàng bèi jiàng shū shū wú hàn wù
31 太阳病，项背强几几，无汗恶
fēng gě gēn tāng zhǔ zhī
风，葛根汤主之。

tài yáng yǔ yáng míng hé bìng zhě bì zì xià lì
32 太阳与阳明合病者，必自下利，
gě gēn tāng zhǔ zhī
葛根汤主之。

tài yáng yǔ yáng míng hé bìng bú xià lì dàn ǒu
33 太阳与阳明合病，不下利，但呕
zhě gě gēn jiā bàn xià tāng zhǔ zhī
者，葛根加半夏汤主之。

tài yáng bìng guì zhī zhèng yī fǎn xià zhī lì suì
34 太阳病，桂枝证，医反下之，利遂
bù zhǐ mài cù zhě biǎo wèi jiě yě chuǎn ér hàn chū zhě
不止，脉促者，表未解也。喘而汗出者，
gě gēn huáng qín huáng lián tāng zhǔ zhī
葛根黄芩黄连汤主之。

tài yáng bìng tóu tòng fā rè shēn téng yāo
35 太阳病，头痛，发热，身疼，腰
tòng gǔ jié téng tòng wù fēng wú hàn ér chuǎn zhě má
痛，骨节疼痛，恶风，无汗而喘者，麻
huáng tāng zhǔ zhī
黄汤主之。

tài yáng yǔ yáng míng hé bìng chuǎn ér xiōng mǎn
36 太阳与阳明合病，喘而胸满
zhě bù kě xià yí má huáng tāng
者，不可下，宜麻黄汤。

tài yáng bìng shí rì yǐ qù mài fú xì ér shì wò
37 太阳病，十日以去，脉浮细而嗜卧
zhě wài yǐ jiě yě shè xiōng mǎn xié tòng zhě yǔ xiǎo chái hú
者，外已解也。设胸满胁痛者，与小柴胡
tāng mài dàn fú zhě yǔ má huáng tāng
汤；脉但浮者，与麻黄汤。

tài yáng zhòng fēng mài fú jǐn fā rè wù hán
38 太阳中风，脉浮紧，发热恶寒，
shēn téng tòng bú hàn chū ér fán zào zhě dà qīng lóng tāng zhǔ
身疼痛，不汗出而烦躁者，大青龙汤主
zhī ruò mài wēi ruò hàn chū wù fēng zhě bù kě fú zhī fú
之。若脉微弱，汗出恶风者，不可服之，服
zhī zé jué nì jīn tì ròu rún cǐ wéi nì yě
之则厥逆，筋惕肉瞤，此为逆也。

shāng hán mài fú huǎn shēn bù téng dàn zhòng
39 伤寒，脉浮缓，身不疼，但重，
zhà yǒu qīng shí wú shǎo yīn zhèng zhě dà qīng lóng tāng fā zhī
乍有轻时，无少阴证者，大青龙汤发之。

shāng hán biǎo bù jiě xīn xià yǒu shuǐ qì gān
40 伤寒，表不解，心下有水气，干
ǒu fā rè ér ké huò kě huò lì huò yē huò xiǎo biàn
呕，发热而咳，或渴，或利，或噎，或小便
bú lì shào fù mǎn huò chuǎn zhě xiǎo qīng lóng tāng zhǔ zhī
不利，少腹满，或喘者，小青龙汤主之。

shāng hán xīn xià yǒu shuǐ qì ké ér wēi chuǎn
41 伤寒，心下有水气，咳而微喘，
fā rè bù kě fú tāng yǐ kě zhě cǐ hán qù yù jiě yě
发热不渴；服汤已，渴者，此寒去欲解也。
xiǎo qīng lóng tāng zhǔ zhī
小青龙汤主之。

tài yáng bìng wài zhèng wèi jiě mài fú ruò zhě
42 太阳病，外证未解，脉浮弱者，
dāng yǐ hàn jiě yí guì zhī tāng
当以汗解，宜桂枝汤。

tài yáng bìng xià zhī wēi chuǎn zhě biǎo wèi jiě gù
43 太阳病，下之微喘者，表未解故

yě guì zhī jiā hòu pò xìng zǐ tāng zhǔ zhī
也，桂枝加厚朴杏子汤主之。

tài yáng bìng wài zhèng wèi jiě bù kě xià yě
44 太阳病，外证未解，不可下也，
xià zhī wéi nì yù jiě wài zhě yí guì zhī tāng
下之为逆。欲解外者，宜桂枝汤。

tài yáng bìng xiān fā hàn bù jiě ér fù xià zhī
45 太阳病，先发汗不解，而复下之，
mài fú zhě bú yù fú wéi zài wài ér fǎn xià zhī gù lìng bú
脉浮者不愈。浮为在外，而反下之，故令不
yù jīn mài fú gù zài wài dāng xū jiě wài zé yù yí guì
愈。今脉浮，故在外，当须解外则愈，宜桂
zhī tāng
枝汤。

tài yáng bìng mài fú jǐn wú hàn fā rè shēn
46 太阳病，脉浮紧，无汗发热，身
téng tòng bā jiǔ rì bù jiě biǎo zhèng réng zài cǐ dāng fā
疼痛，八九日不解，表证仍在，此当发
qí hàn fú yào yǐ wēi chú qí rén fā fán mù míng jù zhě bì
其汗。服药已微除，其人发烦目瞑，剧者必
nǜ nǜ nǎi jiě suǒ yǐ rán zhě yáng qì zhòng gù yě má
衄，衄乃解。所以然者，阳气重故也。麻
huáng tāng zhǔ zhī
黄汤主之。

tài yáng bìng mài fú jǐn fā rè shēn wú hàn
47 太阳病，脉浮紧，发热，身无汗，
zì nǜ zhě yù
自衄者愈。

èr yáng bìng bìng tài yáng chū dé bìng shí fā qí
48 二阳并病，太阳初得病时，发其

hàn hàn xiān chū bú chè yīn zhuǎn shǔ yáng míng xù zì wēi
汗，汗先出不彻，因转属阳明，续自微

hàn chū bú wù hán ruò tài yáng bìng zhèng bú bà zhě bù kě
汗出，不恶寒。若太阳病证不罢者，不可

xià xià zhī wéi nì rú cǐ kě xiǎo fā hàn shè miàn sè yuán
下，下之为逆，如此可小发汗。设面色缘

yuán zhèng chì zhě yáng qì fú yù zài biǎo dāng jiě zhī xūn
缘正赤者，阳气怫郁在表，当解之、熏

zhī ruò fā hàn bú chè bù zú yán yáng qì fú yù bù dé
之。若发汗不彻，不足言，阳气怫郁不得

yuè dāng hàn bú hàn qí rén zào fán bù zhī tòng chù zhà zài
越，当汗不汗，其人躁烦，不知痛处，乍在

fù zhōng zhà zài sì zhī àn zhī bù kě dé qí rén duǎn qì
腹中，乍在四肢，按之不可得，其人短气，

dàn zuò yǐ hàn chū bú chè gù yě gèng fā hàn zé yù hé yǐ
但坐，以汗出不彻故也，更发汗则愈。何以

zhī hàn chū bú chè yǐ mài sè gù zhī yě
知汗出不彻？以脉涩，故知也。

mài fú shuò zhě fǎ dāng hàn chū ér yù ruò xià
49 脉浮数者，法当汗出而愈。若下

zhī shēn zhòng xīn jì zhě bù kě fā hàn dāng zì hàn chū nǎi
之，身重心悸者，不可发汗，当自汗出乃

jiě suǒ yǐ rán zhě chǐ zhōng mài wēi cǐ lǐ xū xū biǎo
解。所以然者，尺中脉微，此里虚，须表

lǐ shí jīn yè zì hé biàn zì hàn chū yù
里实，津液自和，便自汗出愈。

mài fú jǐn zhě fǎ dāng shēn téng tòng yí yǐ hàn
50 脉浮紧者，法当身疼痛，宜以汗

jiě zhī jiǎ lìng chǐ zhōng chí zhě bù kě fā hàn hé yǐ zhī
解之，假令尺中迟者，不可发汗。何以知

rán yǐ yíng qì bù zú xuè shǎo gù yě
然？以荣气不足，血少故也。

mài fú zhě bìng zài biǎo kě fā hàn yí má
51 脉浮者，病在表，可发汗，宜麻
huáng tāng
黄汤。

mài fú ér shuò zhě kě fā hàn yí má huáng tāng
52 脉浮而数者，可发汗，宜麻黄汤。

bìng cháng zì hàn chū zhě cǐ wéi yíng qì hé yíng
53 病常自汗出者，此为荣气和，荣
qì hé zhě wài bù xié yǐ wèi qì bú gòng yíng qì xié hé gù
气和者，外不谐，以卫气不共荣气谐和故
ěr yǐ yíng xíng mài zhōng wèi xíng mài wài fù fā qí hàn
尔。以荣行脉中，卫行脉外，复发其汗，
yíng wèi hé zé yù yí guì zhī tāng
荣卫和则愈，宜桂枝汤。

bìng rén zàng wú tā bìng shí fā rè zì hàn chū
54 病人脏无他病，时发热，自汗出，
ér bú yù zhě cǐ wèi qì bù hé yě xiān qí shí fā hàn zé yù
而不愈者，此卫气不和也。先其时发汗则愈，
yí guì zhī tāng
宜桂枝汤。

shāng hán mài fú jǐn bù fā hàn yīn zhì nǜ
55 伤寒，脉浮紧，不发汗，因致衄
zhě má huáng tāng zhǔ zhī
者，麻黄汤主之。

shāng hán bú dà biàn liù qī rì tóu tòng yǒu rè
56 伤寒，不大便六七日，头痛有热
zhě yǔ chéng qì tāng qí xiǎo biàn qīng zhě zhī bú zài lǐ
者，与承气汤。其小便清者，知不在里，

réng zài biǎo yě dāng xū fā hàn ruò tóu tòng zhě bì nǜ
仍在表也，当须发汗。若头痛者，必衄，
yí guì zhī tāng
宜桂枝汤。

shāng hán fā hàn yǐ jiě bàn rì xǔ fù fán mài
57 伤寒，发汗已解，半日许复烦，脉
fú shuò zhě kě gèng fā hàn yí guì zhī tāng
浮数者，可更发汗，宜桂枝汤。

fán bìng ruò fā hàn ruò tù ruò xià ruò wáng
58 凡病，若发汗，若吐，若下，若亡
xuè wáng jīn yè yīn yáng zì hé zhě bì zì yù
血、亡津液，阴阳自和者，必自愈。

dà xià zhī hòu fù fā hàn xiǎo biàn bú lì zhě
59 大下之后，复发汗，小便不利者，
wáng jīn yè gù yě wù zhì zhī dé xiǎo biàn lì bì zì yù
亡津液故也。勿治之，得小便利，必自愈。

xià zhī hòu fù fā hàn bì zhèn hán mài wēi xì
60 下之后，复发汗，必振寒，脉微细。
suǒ yǐ rán zhě yǐ nèi wài jù xū gù yě
所以然者，以内外俱虚故也。

xià zhī hòu fù fā hàn zhòu rì fán zào bù dé
61 下之后，复发汗，昼日烦躁不得
mián yè ér ān jìng bù ǒu bù kě wú biǎo zhèng mài
眠，夜而安静，不呕，不渴，无表证，脉
chén wēi shēn wú dà rè zhě gān jiāng fù zǐ tāng zhǔ zhī
沉微，身无大热者，干姜附子汤主之。

fā hàn hòu shēn téng tòng mài chén chí zhě guì
62 发汗后，身疼痛，脉沉迟者，桂
zhī jiā sháo yào shēng jiāng gè yì liǎng rén shēn sān liǎng xīn jiā tāng
枝加芍药生姜各一两人参三两新加汤

zhǔ zhī
主之。

fā hàn hòu bù kě gèng xíng guì zhī tāng hàn chū ér
63 发汗后，不可更行桂枝汤。汗出而
chuǎn wú dà rè zhě kě yǔ má huáng xìng rén gān cǎo shí
喘，无大热者，可与麻黄杏仁甘草石
gāo tāng
膏汤。

fā hàn guò duō qí rén chā shǒu zì mào xīn xīn xià
64 发汗过多，其人叉手自冒心，心下
jì yù dé àn zhě guì zhī gān cǎo tāng zhǔ zhī
悸，欲得按者，桂枝甘草汤主之。

fā hàn hòu qí rén qí xià jì zhě yù zuò bēn tún
65 发汗后，其人脐下悸者，欲作奔豚，
fú líng guì zhī gān cǎo dà zǎo tāng zhǔ zhī
茯苓桂枝甘草大枣汤主之。

fā hàn hòu fù zhàng mǎn zhě hòu pò shēng jiāng
66 发汗后，腹胀满者，厚朴生姜
bàn xià gān cǎo rén shēn tāng zhǔ zhī
半夏甘草人参汤主之。

shāng hán ruò tù ruò xià hòu xīn xià nì mǎn
67 伤寒，若吐，若下后，心下逆满，
qì shàng chōng xiōng qǐ zé tóu xuàn mài chén jǐn fā hàn zé
气上冲胸，起则头眩，脉沉紧，发汗则
dòng jīng shēn wéi zhèn zhèn yáo zhě fú líng guì zhī bái zhú gān
动经，身为振振摇者，茯苓桂枝白术甘
cǎo tāng zhǔ zhī
草汤主之。

fā hàn bìng bù jiě fǎn wù hán zhě xū gù yě
68 发汗，病不解，反恶寒者，虚故也，

sháo yào gān cǎo fù zǐ tāng zhǔ zhī
芍药甘草附子汤主之。

fā hàn ruò xià zhī bìng réng bù jiě fán zào zhě
69 发汗，若下之，病仍不解，烦躁者，
fú líng sì nì tāng zhǔ zhī
茯苓四逆汤主之。

fā hàn hòu wù hán zhě xū gù yě bú wù hán
70 发汗后，恶寒者，虚故也。不恶寒，
dàn rè zhě shí yě dāng hé wèi qì yǔ tiáo wèi chéng
但热者，实也，当和胃气，与调胃承
qì tāng
气汤。

tài yáng bìng fā hàn hòu dà hàn chū wèi zhōng
71 太阳病，发汗后，大汗出，胃中
gān fán zào bù dé mián yù dé yǐn shuǐ zhě shǎo shǎo yǔ yǐn
干，烦躁不得眠，欲得饮水者，少少与饮
zhī lìng wèi qì hé zé yù ruò mài fú xiǎo biàn bú lì wēi
之，令胃气和则愈。若脉浮，小便不利，微
rè xiāo kě zhě wǔ líng sǎn zhǔ zhī
热，消渴者，五苓散主之。

fā hàn yǐ mài fú shuò fán kě zhě wǔ líng sǎn
72 发汗已，脉浮数，烦渴者，五苓散
zhǔ zhī
主之。

shāng hán hàn chū ér kě zhě wǔ líng sǎn zhǔ zhī
73 伤寒，汗出而渴者，五苓散主之；
bù kě zhě fú líng gān cǎo tāng zhǔ zhī
不渴者，茯苓甘草汤主之。

zhòng fēng fā rè liù qī rì bù jiě ér fán yǒu biǎo
74 中风发热，六七日不解而烦，有表

lǐ zhèng kě yù yǐn shuǐ shuǐ rù zé tù zhě míng yuē shuǐ
里证，渴欲饮水，水入则吐者，名曰水
nì wǔ líng sǎn zhǔ zhī
逆，五苓散主之。

wèi chí mài shí bìng rén shǒu chā zì mào xīn shī yīn
75 未持脉时，病人手叉自冒心，师因
jiào shì lìng ké ér bù ké zhě cǐ bì liǎng ěr lóng wú wén yě
教试令咳而不咳者，此必两耳聋无闻也。
suǒ yǐ rán zhě yǐ zhòng fā hàn xū gù rú cǐ fā hàn hòu
所以然者，以重发汗，虚故如此。发汗后，
yǐn shuǐ duō bì chuǎn yǐ shuǐ guàn zhī yì chuǎn
饮水多必喘，以水灌之亦喘。

fā hàn hòu shuǐ yào bù dé rù kǒu wéi nì ruò gèng
76 发汗后，水药不得入口为逆，若更
fā hàn bì tù xià bù zhǐ fā hàn tù xià hòu xū fán bù
发汗，必吐下不止。发汗、吐下后，虚烦不
dé mián ruò jù zhě bì fǎn fù diān dǎo xīn zhōng ào náo
得眠，若剧者，必反覆颠倒，心中懊侬，
zhī zǐ chǐ tāng zhǔ zhī ruò shǎo qì zhě zhī zǐ gān cǎo chǐ tāng
栀子豉汤主之。若少气者，栀子甘草豉汤
zhǔ zhī ruò ǒu zhě zhī zǐ shēng jiāng chǐ tāng zhǔ zhī
主之。若呕者，栀子生姜豉汤主之。

fā hàn ruò xià zhī ér fán rè xiōng zhōng zhì
77 发汗，若下之，而烦热，胸中窒
zhě zhī zǐ chǐ tāng zhǔ zhī
者，栀子豉汤主之。

shāng hán wǔ liù rì dà xià zhī hòu shēn rè bú
78 伤寒五六日，大下之后，身热不
qù xīn zhōng jié tòng zhě wèi yù jiě yě zhī zǐ chǐ tāng
去，心中结痛者，未欲解也，栀子豉汤

zhǔ zhī
主之。

shāng hán xià hòu xīn fán fù mǎn wò qǐ bù ān
79 伤寒下后，心烦腹满，卧起不安
zhě zhī zǐ hòu pò tāng zhǔ zhī
者，栀子厚朴汤主之。

shāng hán yī yǐ wán yào dà xià zhī shēn rè bú
80 伤寒，医以丸药大下之，身热不
qù wēi fán zhě zhī zǐ gān jiāng tāng zhǔ zhī
去，微烦者，栀子干姜汤主之。

fán yòng zhī zǐ tāng bìng rén jiù wēi táng zhě bù kě
81 凡用栀子汤，病人旧微溏者，不可
yǔ fú zhī
与服之。

tài yáng bìng fā hàn hàn chū bù jiě qí rén réng
82 太阳病，发汗，汗出不解，其人仍
fā rè xīn xià jì tóu xuàn shēn rún dòng zhèn zhèn yù pǐ
发热，心下悸，头眩，身瞤动，振振欲擗
dì zhě zhēn wǔ tāng zhǔ zhī
地者，真武汤主之。

yān hóu gān zào zhě bù kě fā hàn
83 咽喉干燥者，不可发汗。

lín jiā bù kě fā hàn fā hàn bì biàn xuè
84 淋家，不可发汗，发汗必便血。

chuāng jiā suī shēn téng tòng bù kě fā hàn hàn
85 疮家，虽身疼痛，不可发汗，汗
chū zé chì
出则痓。

nǜ jiā bù kě fā hàn hàn chū bì é shàng xiàn mài
86 衄家，不可发汗，汗出必额上陷脉

jí jǐn zhí shì bù néng shùn bù dé mián
急紧，直视不能眴，不得眠。

wáng xuè jiā bù kě fā hàn fā hàn zé hán lì
87 亡血家，不可发汗，发汗则寒栗
ér zhèn
而振。

hàn jiā chóng fā hàn bì huǎng hū xīn luàn xiǎo
88 汗家，重发汗，必恍惚心乱，小
biàn yǐ yīn téng yǔ yǔ yú liáng wán
便已阴疼，与禹余粮丸。

bìng rén yǒu hán fù fā hàn wèi zhōng lěng bì
89 病人有寒，复发汗，胃中冷，必
tù huí
吐蛔。

běn fā hàn ér fù xià zhī cǐ wéi nì yě ruò
90 本发汗，而复下之，此为逆也；若
xiān fā hàn zhì bù wéi nì běn xiān xià zhī ér fǎn hàn zhī
先发汗，治不为逆。本先下之，而反汗之，
wéi nì ruò xiān xià zhī zhì bù wéi nì
为逆；若先下之，治不为逆。

shāng hán yī xià zhī xù dé xià lì qīng gǔ bù
91 伤寒，医下之，续得下利清谷不
zhǐ shēn téng tòng zhě jí dāng jiù lǐ hòu shēn téng tòng
止，身疼痛者，急当救里；后身疼痛，
qīng biàn zì tiáo zhě jí dāng jiù biǎo jiù lǐ yí sì nì tāng
清便自调者，急当救表。救里宜四逆汤，
jiù biǎo yí guì zhī tāng
救表宜桂枝汤。

bìng fā rè tóu tòng mài fǎn chén ruò bú chài
92 病发热头痛，脉反沉，若不差，

shēn tǐ téng tòng dāng jiù qí lǐ sì nì tāng fāng
身体疼痛，当救其里，四逆汤方。

tài yáng bìng xiān xià ér bú yù yīn fù fā hàn
93 太阳病，先下而不愈，因复发汗，
yǐ cǐ biǎo lǐ jù xū qí rén yīn zhì mào mào jiā hàn chū zì
以此表里俱虚，其人因致冒，冒家汗出自
yù suǒ yǐ rán zhě hàn chū biǎo hé gù yě lǐ wèi hé rán
愈。所以然者，汗出表和故也。里未和，然
hòu fù xià zhī
后复下之。

tài yáng bìng wèi jiě mài yīn yáng jù tíng bì xiān
94 太阳病未解，脉阴阳俱停，必先
zhèn lì hàn chū ér jiě dàn yáng mài wēi zhě xiān hàn chū ér
振栗汗出而解。但阳脉微者，先汗出而
jiě dàn yīn mài wēi zhě xià zhī ér jiě ruò yù xià zhī yí
解。但阴脉微者，下之而解。若欲下之，宜
tiáo wèi chéng qì tāng
调胃承气汤。

tài yáng bìng fā rè hàn chū zhě cǐ wéi yíng ruò wèi
95 太阳病，发热汗出者，此为荣弱卫
qiáng gù shǐ hàn chū yù jiù xié fēng zhě yí guì zhī tāng
强，故使汗出，欲救邪风者，宜桂枝汤。

shāng hán wǔ liù rì zhòng fēng wǎng lái hán rè
96 伤寒五六日，中风，往来寒热，
xiōng xié kǔ mǎn mò mò bú yù yǐn shí xīn fán xǐ ǒu huò
胸胁苦满，嘿嘿不欲饮食，心烦喜呕，或
xiōng zhōng fán ér bù ǒu huò kě huò fù zhōng tòng huò xié
胸中烦而不呕，或渴，或腹中痛，或胁
xià pǐ yìng huò xīn xià jì xiǎo biàn bú lì huò bù kě
下痞硬，或心下悸、小便不利，或不渴、

shēn yǒu wēi rè　huò ké zhě　xiǎo chái hú tāng zhǔ zhī
身有微热，或咳者，小柴胡汤主之。

xuè ruò qì jìn　còu lǐ kāi　xié qì yīn rù　yǔ
97 血弱气尽，腠理开，邪气因入，与
zhèng qì xiāng bó　jié yú xié xià　zhèng xié fēn zhēng　wǎng
正气相搏，结于胁下。正邪分争，往
lái hán rè　xiū zuò yǒu shí　mò mò bú yù yǐn shí　zàng fǔ
来寒热，休作有时，嘿嘿不欲饮食。脏腑
xiāng lián　qí tòng bì xià　xié gāo tòng xià　gù shǐ ǒu yě
相连，其痛必下，邪高痛下，故使呕也，
xiǎo chái hú tāng zhǔ zhī　fú chái hú tāng yǐ　kě zhě shǔ yáng
小柴胡汤主之。服柴胡汤已，渴者属阳
míng　yǐ fǎ zhì zhī
明，以法治之。

dé bìng liù qī rì　mài chí fú ruò　wù fēng hán
98 得病六七日，脉迟浮弱，恶风寒，
shǒu zú wēn　yī èr sān xià zhī　bù néng shí　ér xié xià mǎn
手足温。医二三下之，不能食，而胁下满
tòng　miàn mù jí shēn huáng　jǐng xiàng jiàng　xiǎo biàn nán zhě
痛，面目及身黄，颈项强，小便难者，
yǔ chái hú tāng　hòu bì xià zhòng　běn kě yǐn shuǐ ér ǒu zhě
与柴胡汤，后必下重。本渴饮水而呕者，
chái hú tāng bù zhōng yǔ zhī yě　shí gǔ zhě yuě
柴胡汤不中与之也，食谷者哕。

shāng hán sì wǔ rì　shēn rè wù fēng　jǐng xiàng
99 伤寒四五日，身热恶风，颈项
jiàng　xié xià mǎn　shǒu zú wēn ér kě zhě　xiǎo chái hú tāng
强，胁下满，手足温而渴者，小柴胡汤
zhǔ zhī
主之。

shāng hán yáng mài sè yīn mài xián fǎ dāng fù
100 伤寒，阳脉涩，阴脉弦，法当腹
zhōng jí tòng xiān yǔ xiǎo jiàn zhōng tāng bú chài zhě xiǎo chái
中急痛，先与小建中汤；不差者，小柴
hú tāng zhǔ zhī
胡汤主之。

shāng hán zhòng fēng yǒu chái hú zhèng dàn jiàn yí
101 伤寒中风，有柴胡证，但见一
zhèng biàn shì bú bì xī jù fán chái hú tāng bìng zhèng ér xià
证便是，不必悉具。凡柴胡汤病证而下
zhī ruò chái hú zhèng bú bà zhě fù yǔ chái hú tāng bì
之，若柴胡证不罢者，复与柴胡汤，必
zhēng zhēng ér zhèn què fù fā rè hàn chū ér jiě
蒸蒸而振，却复发热汗出而解。

shāng hán èr sān rì xīn zhōng jì ér fán zhě xiǎo
102 伤寒二三日，心中悸而烦者，小
jiàn zhōng tāng zhǔ zhī
建中汤主之。

tài yáng bìng guò jīng shí yú rì fǎn èr sān xià
103 太阳病，过经十余日，反二三下
zhī hòu sì wǔ rì chái hú zhèng réng zài zhě xiān yǔ xiǎo chái
之，后四五日，柴胡证仍在者，先与小柴
hú ǒu bù zhǐ xīn xià jí yù yù wēi fán zhě wéi wèi jiě
胡。呕不止，心下急，郁郁微烦者，为未解
yě yǔ dà chái hú tāng xià zhī zé yù
也，与大柴胡汤，下之则愈。

shāng hán shí sān rì bù jiě xiōng xié mǎn ér
104 伤寒，十三日不解，胸胁满而
ǒu rì bū suǒ fā cháo rè yǐ ér wēi lì cǐ běn chái hú
呕，日晡所发潮热，已而微利。此本柴胡

zhèng xià zhī yǐ bù dé lì jīn fǎn lì zhě zhī yī yǐ wán
证，下之以不得利，今反利者，知医以丸
yào xià zhī cǐ fēi qí zhì yě cháo rè zhě shí yě xiān yí
药下之，此非其治也。潮热者，实也。先宜
fú xiǎo chái hú tāng yǐ jiě wài hòu yǐ chái hú jiā máng xiāo tāng
服小柴胡汤以解外，后以柴胡加芒硝汤
zhǔ zhī
主之。

shāng hán shí sān rì guò jīng zhān yǔ zhě yǐ yǒu
105 伤寒十三日，过经谵语者，以有
rè yě dāng yǐ tāng xià zhī ruò xiǎo biàn lì zhě dà biàn dāng
热也，当以汤下之。若小便利者，大便当
yìng ér fǎn xià lì mài tiáo hé zhě zhī yī yǐ wán yào xià
硬，而反下利，脉调和者，知医以丸药下
zhī fēi qí zhì yě ruò zì xià lì zhě mài dāng wēi jué jīn
之，非其治也。若自下利者，脉当微厥，今
fǎn hé zhě cǐ wéi nèi shí yě tiáo wèi chéng qì tāng zhǔ zhī
反和者，此为内实也，调胃承气汤主之。

tài yáng bìng bù jiě rè jié páng guāng qí rén rú
106 太阳病不解，热结膀胱，其人如
kuáng xuè zì xià xià zhě yù qí wài bù jiě zhě shàng wèi
狂，血自下，下者愈。其外不解者，尚未
kě gōng dāng xiān jiě qí wài wài jiě yǐ dàn shào fù jí jié
可攻，当先解其外。外解已，但少腹急结
zhě nǎi kě gōng zhī yí táo hé chéng qì tāng
者，乃可攻之，宜桃核承气汤。

shāng hán bā jiǔ rì xià zhī xiōng mǎn fán jīng
107 伤寒八九日，下之，胸满烦惊，
xiǎo biàn bú lì zhān yǔ yì shēn jìn zhòng bù kě zhuǎn cè
小便不利，谵语，一身尽重，不可转侧

zhě chái hú jiā lóng gǔ mǔ lì tāng zhǔ zhī
者，柴胡加龙骨牡蛎汤主之。

shāng hán fù mǎn zhān yǔ cùn kǒu mài fú ér
108 伤寒，腹满谵语，寸口脉浮而
jǐn cǐ gān chéng pí yě míng yuē zòng cì qī mén
紧，此肝乘脾也，名曰纵，刺期门。

shāng hán fā rè sè sè wù hán dà kě yù yǐn
109 伤寒发热，啬啬恶寒，大渴欲饮
shuǐ qí fù bì mǎn zì hàn chū xiǎo biàn lì qí bìng yù
水，其腹必满；自汗出，小便利，其病欲
jiě cǐ gān chéng fèi yě míng yuē héng cì qī mén
解。此肝乘肺也，名曰横，刺期门。

tài yáng bìng èr rì fǎn zào fán yùn qí bèi ér dà
110 太阳病，二日反躁，凡熨其背而大
hàn chū dà rè rù wèi wèi zhōng shuǐ jié zào fán bì fā
汗出，大热入胃，胃中水竭，躁烦，必发
zhān yǔ shí yú rì zhèn lì zì xià lì zhě cǐ wéi yù jiě
谵语；十余日，振栗自下利者，此为欲解
yě gù qí hàn cóng yāo yǐ xià bù dé hàn yù xiǎo biàn bù dé
也。故其汗从腰以下不得汗，欲小便不得，
fǎn ǒu yù shī sōu zú xià wù fēng dà biàn yìng xiǎo biàn
反呕，欲失溲，足下恶风，大便硬，小便
dāng shuò ér fǎn bú shuò jí bù duō dà biàn yǐ tóu zhuō rán
当数，而反不数及不多，大便已，头卓然
ér tòng qí rén zú xīn bì rè gǔ qì xià liú gù yě
而痛，其人足心必热，谷气下流故也。

tài yáng bìng zhòng fēng yǐ huǒ jié fā hàn xié
111 太阳病中风，以火劫发汗。邪
fēng bèi huǒ rè xuè qì liú yì shī qí cháng dù liǎng yáng
风被火热，血气流溢，失其常度，两阳

xiāng xūn zhuó qí shēn fā huáng yáng shèng zé yù nǜ yīn
相熏灼，其身发黄。阳盛则欲衄，阴
xū xiǎo biàn nán yīn yáng jù xū jié shēn tǐ zé kū zào dàn
虚小便难。阴阳俱虚竭，身体则枯燥，但
tóu hàn chū qí jǐng ér huán fù mǎn wēi chuǎn kǒu gān yān
头汗出，剂颈而还。腹满微喘，口干咽
làn huò bú dà biàn jiǔ zé zhān yǔ shèn zhě zhì yuě shǒu
烂，或不大便，久则谵语，甚者至哕，手
zú zào rǎo niǎn yī mō chuáng xiǎo biàn lì zhě qí rén
足躁扰，捻衣摸床。小便利者，其人
kě zhì
可治。

shāng hán mài fú yī yǐ huǒ pò jié zhī wáng
112 伤寒脉浮，医以火迫劫之，亡
yáng bì jīng kuáng wò qǐ bù ān zhě guì zhī qù sháo yào jiā
阳，必惊狂，卧起不安者，桂枝去芍药加
shǔ qī mǔ lì lóng gǔ jiù nì tāng zhǔ zhī
蜀漆牡蛎龙骨救逆汤主之。

xíng zuò shāng hán qí mài bù xián jǐn ér ruò ruò
113 形作伤寒，其脉不弦紧而弱。弱
zhě bì kě bèi huǒ bì zhān yǔ ruò zhě fā rè mài fú jiě
者必渴，被火必谵语。弱者，发热脉浮，解
zhī dāng hàn chū yù
之当汗出愈。

tài yáng bìng yǐ huǒ xūn zhī bù dé hàn qí rén
114 太阳病，以火熏之，不得汗，其人
bì zào dào jīng bù jiě bì qīng xuè míng wéi huǒ xié
必躁，到经不解，必清血，名为火邪。

mài fú rè shèn ér fǎn jiǔ zhī cǐ wéi shí
115 脉浮，热甚，而反灸之，此为实。

shí yǐ xū zhì yīn huǒ ér dòng bì yān zào tù xuè
实以虚治，因火而动，必咽燥吐血。

wēi shuò zhī mài shèn bù kě jiǔ yīn huǒ wéi xié
116 微数之脉，慎不可灸。因火为邪，
zé wéi fán nì zhuī xū zhú shí xuè sàn mài zhōng huǒ qì suī
则为烦逆；追虚逐实，血散脉中；火气虽
wēi nèi gōng yǒu lì jiāo gǔ shāng jīn xuè nán fù yě mài
微，内攻有力，焦骨伤筋，血难复也。脉
fú yí yǐ hàn jiě yòng huǒ jiǔ zhī xié wú cóng chū yīn huǒ
浮，宜以汗解，用火灸之，邪无从出，因火
ér shèng bìng cóng yāo yǐ xià bì zhòng ér bì míng huǒ nì
而盛，病从腰以下，必重而痹，名火逆
yě yù zì jiě zhě bì dāng xiān fán fán nǎi yǒu hàn ér jiě
也。欲自解者，必当先烦，烦乃有汗而解。
hé yǐ zhī zhī mài fú gù zhī hàn chū jiě
何以知之？脉浮，故知汗出解。

shāo zhēn lìng qí hàn zhēn chù bèi hán hé qǐ ér
117 烧针令其汗，针处被寒，核起而
chì zhě bì fā bēn tún qì cóng shào fù shàng chōng xīn zhě
赤者，必发奔豚。气从少腹上冲心者，
jiǔ qí hé shàng gè yí zhuàng yǔ guì zhī jiā guì tāng gèng jiā
灸其核上各一壮，与桂枝加桂汤，更加
guì èr liǎng yě
桂二两也。

huǒ nì xià zhī yīn shāo zhēn fán zào zhě guì zhī
118 火逆，下之，因烧针烦躁者，桂枝
gān cǎo lóng gǔ mǔ lì tāng zhǔ zhī
甘草龙骨牡蛎汤主之。

tài yáng shāng hán zhě jiā wēn zhēn bì jīng yě
119 太阳伤寒者，加温针必惊也。

tài yáng bìng dāng wù hán fā rè jīn zì hàn chū
120 太阳病，当恶寒发热，今自汗出，
fǎn bú wù hán fā rè guān shàng mài xì shuò zhě yǐ yī tù zhī
反不恶寒发热，关上脉细数者，以医吐之
guò yě yī èr rì tù zhī zhě fù zhōng jī kǒu bù néng shí
过也。一二日吐之者，腹中饥，口不能食；
sān sì rì tù zhī zhě bù xǐ mí zhōu yù shí lěng shí zhāo shí
三四日吐之者，不喜糜粥，欲食冷食，朝食
mù tù yǐ yī tù zhī suǒ zhì yě cǐ wéi xiǎo nì
暮吐，以医吐之所致也，此为小逆。

tài yáng bìng tù zhī dàn tài yáng bìng dāng wù hán
121 太阳病吐之，但太阳病当恶寒，
jīn fǎn bú wù hán bú yù jìn yī cǐ wéi tù zhī nèi fán yě
今反不恶寒，不欲近衣，此为吐之内烦也。

bìng rén mài shuò shuò wéi rè dāng xiāo gǔ yǐn
122 病人脉数，数为热，当消谷引
shí ér fǎn tù zhě cǐ yǐ fā hàn lìng yáng qì wēi gé qì
食，而反吐者，此以发汗，令阳气微，膈气
xū mài nǎi shuò yě shuò wéi kè rè bù néng xiāo gǔ yǐ
虚，脉乃数也。数为客热，不能消谷。以
wèi zhōng xū lěng gù tù yě
胃中虚冷，故吐也。

tài yáng bìng guò jīng shí yú rì xīn xià wēn wēn
123 太阳病，过经十余日，心下温温
yù tù ér xiōng zhōng tòng dà biàn fǎn táng fù wēi mǎn
欲吐，而胸中痛，大便反溏，腹微满，
yù yù wēi fán xiān cǐ shí zì jí tù xià zhě yǔ tiáo wèi chéng
郁郁微烦。先此时自极吐下者，与调胃承
qì tāng ruò bù ěr zhě bù kě yǔ dàn yù ǒu xiōng zhōng
气汤；若不尔者，不可与；但欲呕，胸中

tòng wēi táng zhě cǐ fēi chái hú tāng zhèng yǐ ǒu gù zhī jí
痛，微溏者，此非柴胡汤证，以呕故知极
tù xià yě tiáo wèi chéng qì tāng
吐下也，调胃承气汤。

tài yáng bìng liù qī rì biǎo zhèng réng zài mài
124 太阳病六七日，表证仍在，脉
wēi ér chén fǎn bù jié xiōng qí rén fā kuáng zhě yǐ rè zài
微而沉，反不结胸，其人发狂者，以热在
xià jiāo shào fù dāng yìng mǎn xiǎo biàn zì lì zhě xià xuè nǎi
下焦，少腹当硬满，小便自利者，下血乃
yù suǒ yǐ rán zhě yǐ tài yáng suí jīng yū rè zài lǐ gù yě
愈。所以然者，以太阳随经，瘀热在里故也，
dǐ dāng tāng zhǔ zhī
抵当汤主之。

tài yáng bìng shēn huáng mài chén jié shào fù
125 太阳病，身黄，脉沉结，少腹
yìng xiǎo biàn bú lì zhě wéi wú xuè yě xiǎo biàn zì lì
硬，小便不利者，为无血也。小便自利，
qí rén rú kuáng zhě xuè zhèng dì yě dǐ dāng tāng zhǔ zhī
其人如狂者，血证谛也，抵当汤主之。

shāng hán yǒu rè shào fù mǎn yīng xiǎo biàn bú
126 伤寒有热，少腹满，应小便不
lì jīn fǎn lì zhě wéi yǒu xuè yě dāng xià zhī bù kě yú
利，今反利者，为有血也，当下之，不可余
yào yí dǐ dāng wán
药，宜抵当丸。

tài yáng bìng xiǎo biàn lì zhě yǐ yǐn shuǐ duō
127 太阳病，小便利者，以饮水多，
bì xīn xià jì xiǎo biàn shǎo zhě bì kǔ lǐ jí yě
必心下悸；小便少者，必苦里急也。

wèn yuē bìng yǒu jié xiōng yǒu zàng jié qí
128 问曰：病有结胸，有脏结，其
zhuàng hé rú dá yuē àn zhī tòng cùn mài fú guān mài
状何如？答曰：按之痛，寸脉浮，关脉
chén míng yuē jié xiōng yě
沉，名曰结胸也。

hé wèi zàng jié dá yuē rú jié xiōng zhuàng
129 何谓脏结？答曰：如结胸状，
yǐn shí rú gù shí shí xià lì cùn mài fú guān mài xiǎo xì
饮食如故，时时下利，寸脉浮，关脉小细
chén jǐn míng yuē zàng jié shé shàng bái tāi huá zhě nán zhì
沉紧，名曰脏结。舌上白胎滑者，难治。

zàng jié wú yáng zhèng bù wǎng lái hán rè
130 脏结，无阳证，不往来寒热，
qí rén fǎn jìng shé shàng tāi huá zhě bù kě gōng yě
其人反静，舌上胎滑者，不可攻也。

bìng fā yú yáng ér fǎn xià zhī rè rù yīn zuò jié
131 病发于阳，而反下之，热入因作结
xiōng bìng fā yú yīn ér fǎn xià zhī yīn zuò pǐ yě suǒ yǐ
胸；病发于阴，而反下之，因作痞也。所以
chéng jié xiōng zhě yǐ xià zhī tài zǎo gù yě jié xiōng zhě
成结胸者，以下之太早故也。结胸者，
xiàng yì jiàng rú róu jìng zhuàng xià zhī zé hé yí dà xiàn
项亦强，如柔痉状，下之则和，宜大陷
xiōng wán
胸丸。

jié xiōng zhèng qí mài fú dà zhě bù kě xià
132 结胸证，其脉浮大者，不可下，
xià zhī zé sǐ
下之则死。

jié xiōng zhèng xī jù fán zào zhě yì sǐ
133 结胸证悉具，烦躁者亦死。

tài yáng bìng mài fú ér dòng shuò fú zé wéi
134 太阳病，脉浮而动数，浮则为
fēng shuò zé wéi rè dòng zé wéi tòng shuò zé wéi xū tóu
风，数则为热，动则为痛，数则为虚。头
tòng fā rè wēi dào hàn chū ér fǎn wù hán zhě biǎo wèi jiě
痛发热，微盗汗出，而反恶寒者，表未解
yě yī fǎn xià zhī dòng shuò biàn chí gé nèi jù tòng wèi
也。医反下之，动数变迟，膈内拒痛；胃
zhōng kōng xū kè qì dòng gé duǎn qì zào fán xīn zhōng ào
中空虚，客气动膈，短气躁烦，心中懊
náo yáng qì nèi xiàn xīn xià yīn yìng zé wéi jié xiōng dà
憹；阳气内陷，心下因硬，则为结胸，大
xiàn xiōng tāng zhǔ zhī ruò bù jié xiōng dàn tóu hàn chū yú chù
陷胸汤主之。若不结胸，但头汗出，余处
wú hàn qí jǐng ér huán xiǎo biàn bú lì shēn bì fā huáng
无汗，剂颈而还，小便不利，身必发黄。

shāng hán liù qī rì jié xiōng rè shí mài chén ér
135 伤寒六七日，结胸热实，脉沉而
jǐn xīn xià tòng àn zhī shí yìng zhě dà xiàn xiōng tāng zhǔ zhī
紧，心下痛，按之石硬者，大陷胸汤主之。

shāng hán shí yú rì rè jié zài lǐ fù wǎng lái
136 伤寒十余日，热结在里，复往来
hán rè zhě yǔ dà chái hú tāng dàn jié xiōng wú dà rè zhě
寒热者，与大柴胡汤。但结胸，无大热者，
cǐ wéi shuǐ jié zài xiōng xié yě dàn tóu wēi hàn chū zhě dà xiàn
此为水结在胸胁也。但头微汗出者，大陷
xiōng tāng zhǔ zhī
胸汤主之。

tài yáng bìng chóng fā hàn ér fù xià zhī bú dà
137 太阳病，重发汗而复下之，不大
biàn wǔ liù rì shé shàng zào ér kě rì bū suǒ xiǎo yǒu cháo
便五六日，舌上燥而渴，日晡所小有潮
rè cóng xīn xià zhì shào fù yìng mǎn ér tòng bù kě jìn zhě dà
热，从心下至少腹硬满而痛不可近者，大
xiàn xiōng tāng zhǔ zhī
陷胸汤主之。

xiǎo jié xiōng bìng zhèng zài xīn xià àn zhī zé
138 小结胸病，正在心下，按之则
tòng mài fú huá zhě xiǎo xiàn xiōng tāng zhǔ zhī
痛，脉浮滑者，小陷胸汤主之。

tài yáng bìng èr sān rì bù néng wò dàn yù
139 太阳病，二三日，不能卧，但欲
qǐ xīn xià bì jié mài wēi ruò zhě cǐ běn yǒu hán fèn yě
起，心下必结，脉微弱者，此本有寒分也。
fǎn xià zhī ruò lì zhǐ bì zuò jié xiōng wèi zhǐ zhě sì rì
反下之，若利止，必作结胸；未止者，四日
fù xià zhī cǐ zuò xié rè lì yě
复下之，此作协热利也。

tài yáng bìng xià zhī qí mài cù bù jié xiōng
140 太阳病，下之，其脉促，不结胸
zhě cǐ wéi yù jiě yě mài fú zhě bì jié xiōng mài jǐn
者，此为欲解也；脉浮者，必结胸；脉紧
zhě bì yān tòng mài xián zhě bì liǎng xié jū jí mài xì
者，必咽痛；脉弦者，必两胁拘急；脉细
shuò zhě tóu tòng wèi zhǐ mài chén jǐn zhě bì yù ǒu mài
数者，头痛未止；脉沉紧者，必欲呕；脉
chén huá zhě xié rè lì mài fú huá zhě bì xià xuè
沉滑者，协热利；脉浮滑者，必下血。

bìng zài yáng yīng yǐ hàn jiě zhī fǎn yǐ lěng shuǐ
141 病在阳，应以汗解之，反以冷水
xùn zhī ruò guàn zhī qí rè bèi jié bù dé qù mí gèng yì
潠之，若灌之，其热被劫不得去，弥更益
fán ròu shàng sù qǐ yì yù yǐn shuǐ fǎn bù kě zhě fú
烦，肉上粟起，意欲饮水，反不渴者，服
wén gé sǎn ruò bú chài zhě yǔ wǔ líng sǎn hán shí jié xiōng
文蛤散。若不差者，与五苓散。寒实结胸，
wú rè zhèng zhě yǔ sān wù xiǎo xiàn xiōng tāng bái sǎn yì
无热证者，与三物小陷胸汤，白散亦
kě fú
可服。

tài yáng yǔ shào yáng bìng bìng tóu xiàng jiàng tòng
142 太阳与少阳并病，头项强痛，
huò xuàn mào shí rú jié xiōng xīn xià pǐ yìng zhě dāng cì dà
或眩冒，时如结胸，心下痞硬者，当刺大
zhuī dì yī jiān fèi shù gān shù shèn bù kě fā hàn fā hàn
椎第一间、肺俞、肝俞，慎不可发汗。发汗
zé zhān yǔ mài xián wǔ rì zhān yǔ bù zhǐ dāng cì
则谵语、脉弦，五日谵语不止，当刺
qī mén
期门。

fù rén zhòng fēng fā rè wù hán jīng shuǐ shì lái
143 妇人中风，发热恶寒，经水适来，
dé zhī qī bā rì rè chú ér mài chí shēn liáng xiōng xié xià
得之七八日，热除而脉迟身凉，胸胁下
mǎn rú jié xiōng zhuàng zhān yǔ zhě cǐ wéi rè rù xuè shì
满，如结胸状，谵语者，此为热入血室
yě dāng cì qī mén suí qí shí ér qǔ zhī
也。当刺期门，随其实而取之。

fù rén zhòng fēng qī bā rì xù dé hán rè fā
144 妇人中风，七八日续得寒热，发
zuò yǒu shí jīng shuǐ shì duàn zhě cǐ wéi rè rù xuè shì qí xuè
作有时，经水适断者，此为热入血室。其血
bì jié gù shǐ rú nüè zhuàng fā zuò yǒu shí xiǎo chái hú tāng
必结，故使如疟状，发作有时，小柴胡汤
zhǔ zhī
主之。

fù rén shāng hán fā rè jīng shuǐ shì lái zhòu
145 妇人伤寒，发热，经水适来，昼
rì míng liǎo mù zé zhān yǔ rú jiàn guǐ zhuàng zhě cǐ wéi rè
日明了，暮则谵语，如见鬼状者，此为热
rù xuè shì wú fàn wèi qì jí shàng èr jiāo bì zì yù
入血室，无犯胃气及上二焦，必自愈。

shāng hán liù qī rì fā rè wēi wù hán zhī jié
146 伤寒六七日，发热，微恶寒，支节
fán téng wēi ǒu xīn xià zhī jié wài zhèng wèi qù zhě chái
烦疼，微呕，心下支结，外证未去者，柴
hú guì zhī tāng zhǔ zhī
胡桂枝汤主之。

shāng hán wǔ liù rì yǐ fā hàn ér fù xià zhī
147 伤寒五六日，已发汗而复下之，
xiōng xié mǎn wēi jié xiǎo biàn bú lì kě ér bù ǒu dàn tóu
胸胁满微结，小便不利，渴而不呕，但头
hàn chū wǎng lái hán rè xīn fán zhě cǐ wéi wèi jiě yě
汗出，往来寒热，心烦者，此为未解也，
chái hú guì zhī gān jiāng tāng zhǔ zhī
柴胡桂枝干姜汤主之。

shāng hán wǔ liù rì tóu hàn chū wēi wù hán
148 伤寒五六日，头汗出，微恶寒，

shǒu zú lěng xīn xià mǎn kǒu bú yù shí dà biàn yìng mài
手足冷，心下满，口不欲食，大便硬，脉

xì zhě cǐ wéi yáng wēi jié bì yǒu biǎo fù yǒu lǐ yě mài
细者，此为阳微结，必有表，复有里也。脉

chén yì zài lǐ yě hàn chū wéi yáng wēi jiǎ lìng chún yīn
沉，亦在里也。汗出，为阳微；假令纯阴

jié bù dé fù yǒu wài zhèng xī rù zài lǐ cǐ wéi bàn zài lǐ
结，不得复有外证，悉入在里，此为半在里

bàn zài wài yě mài suī chén jǐn bù dé wéi shào yīn bìng suǒ
半在外也。脉虽沉紧，不得为少阴病。所

yǐ rán zhě yīn bù dé yǒu hàn jīn tóu hàn chū gù zhī fēi shào
以然者，阴不得有汗，今头汗出，故知非少

yīn yě kě yǔ xiǎo chái hú tāng shè bù liǎo liǎo zhě dé shǐ
阴也，可与小柴胡汤。设不了了者，得屎

ér jiě
而解。

shāng hán wǔ liù rì ǒu ér fā rè zhě chái hú
149 伤寒五六日，呕而发热者，柴胡

tāng zhèng jù ér yǐ tā yào xià zhī chái hú zhèng réng zài zhě
汤证具，而以他药下之，柴胡证仍在者，

fù yǔ chái hú tāng cǐ suī yǐ xià zhī bù wéi nì bì zhēng
复与柴胡汤。此虽已下之，不为逆，必蒸

zhēng ér zhèn què fā rè hàn chū ér jiě ruò xīn xià mǎn ér yìng
蒸而振，却发热汗出而解。若心下满而硬

tòng zhě cǐ wéi jié xiōng yě dà xiàn xiōng tāng zhǔ zhī dàn
痛者，此为结胸也，大陷胸汤主之。但

mǎn ér bú tòng zhě cǐ wéi pǐ chái hú bù zhōng yǔ zhī yí
满而不痛者，此为痞，柴胡不中与之，宜

bàn xià xiè xīn tāng
半夏泻心汤。

tài yáng shào yáng bìng bìng ér fǎn xià zhī
150 太阳、少阳并病，而反下之，
chéng jié xiōng xīn xià yìng xià lì bù zhǐ shuǐ jiāng bú xià
成结胸，心下硬，下利不止，水浆不下，
qí rén xīn fán
其人心烦。

mài fú ér jǐn ér fù xià zhī jǐn fǎn rù lǐ
151 脉浮而紧，而复下之，紧反入里，
zé zuò pǐ àn zhī zì rú dàn qì pǐ ěr
则作痞。按之自濡，但气痞耳。

tài yáng zhòng fēng xià lì ǒu nì biǎo jiě zhě
152 太阳中风，下利呕逆，表解者，
nǎi kě gōng zhī qí rén zhé zhé hàn chū fā zuò yǒu shí tóu
乃可攻之。其人漐漐汗出，发作有时，头
tòng xīn xià pǐ yìng mǎn yǐn xié xià tòng gān ǒu duǎn qì
痛，心下痞硬满，引胁下痛，干呕短气，
hàn chū bú wù hán zhě cǐ biǎo jiě lǐ wèi hé yě shí zǎo tāng
汗出不恶寒者，此表解里未和也。十枣汤
zhǔ zhī
主之。

tài yáng bìng yī fā hàn suì fā rè wù hán yīn
153 太阳病，医发汗，遂发热恶寒，因
fù xià zhī xīn xià pǐ biǎo lǐ jù xū yīn yáng qì bìng jié
复下之，心下痞，表里俱虚，阴阳气并竭，
wú yáng zé yīn dú fù jiā shāo zhēn yīn xiōng fán miàn sè
无阳则阴独，复加烧针，因胸烦，面色
qīng huáng fū rún zhě nán zhì jīn sè wēi huáng shǒu zú
青黄，肤瞤者，难治；今色微黄，手足
wēn zhě yì yù
温者，易愈。

xīn xià pǐ àn zhī rú qí mài guān shàng fú zhě
154 心下痞，按之濡，其脉关上浮者，
dà huáng huáng lián xiè xīn tāng zhǔ zhī
大黄黄连泻心汤主之。

xīn xià pǐ ér fù wù hán hàn chū zhě fù zǐ xiè
155 心下痞，而复恶寒汗出者，附子泻
xīn tāng zhǔ zhī
心汤主之。

běn yǐ xià zhī gù xīn xià pǐ yǔ xiè xīn tāng
156 本以下之，故心下痞，与泻心汤，
pǐ bù jiě qí rén kě ér kǒu zào fán xiǎo biàn bú lì zhě wǔ
痞不解，其人渴而口燥烦，小便不利者，五
líng sǎn zhǔ zhī yì fāng yún rěn zhī yí rì nǎi yù
苓散主之。一方云，忍之一日乃愈。

shāng hán hàn chū jiě zhī hòu wèi zhōng bù hé
157 伤寒汗出，解之后，胃中不和，
xīn xià pǐ yìng gān ài shí chòu xié xià yǒu shuǐ qì fù zhōng
心下痞硬，干噫食臭，胁下有水气，腹中
léi míng xià lì zhě shēng jiāng xiè xīn tāng zhǔ zhī
雷鸣，下利者，生姜泻心汤主之。

shāng hán zhòng fēng yī fǎn xià zhī qí rén xià
158 伤寒中风，医反下之，其人下
lì rì shù shí háng gǔ bú huà fù zhōng léi míng xīn xià
利，日数十行，谷不化，腹中雷鸣，心下
pǐ yìng ér mǎn gān ǒu xīn fán bù dé ān yī jiàn xīn xià pǐ
痞硬而满，干呕，心烦不得安。医见心下痞，
wèi bìng bú jìn fù xià zhī qí pǐ yì shèn cǐ fēi jié rè
谓病不尽，复下之，其痞益甚。此非结热，
dàn yǐ wèi zhōng xū kè qì shàng nì gù shǐ yìng yě gān cǎo
但以胃中虚，客气上逆，故使硬也。甘草

xiè xīn tāng zhǔ zhī
泻心汤主之。

shāng hán fú tāng yào xià lì bù zhǐ xīn xià pǐ
159 伤寒服汤药，下利不止，心下痞

yìng fú xiè xīn tāng yǐ fù yǐ tā yào xià zhī lì bù zhǐ
硬，服泻心汤已，复以他药下之，利不止。

yī yǐ lǐ zhōng yǔ zhī lì yì shèn lǐ zhōng zhě lǐ zhōng
医以理中与之，利益甚。理中者，理中

jiāo cǐ lì zài xià jiāo chì shí zhī yǔ yú liáng tāng zhǔ zhī fù
焦，此利在下焦，赤石脂禹余粮汤主之。复

bù zhǐ zhě dāng lì qí xiǎo biàn
不止者，当利其小便。

shāng hán tù xià hòu fā hàn xū fán mài shèn
160 伤寒吐下后，发汗，虚烦，脉甚

wēi bā jiǔ rì xīn xià pǐ yìng xié xià tòng qì shàng chōng
微，八九日心下痞硬、胁下痛、气上冲

yān hóu xuàn mào jīng mài dòng tì zhě jiǔ ér chéng wěi
咽喉、眩冒、经脉动惕者，久而成痿。

shāng hán fā hàn ruò tù ruò xià jiě hòu xīn
161 伤寒发汗，若吐、若下，解后，心

xià pǐ yìng ài qì bù chú zhě xuán fù dài zhě tāng zhǔ zhī
下痞硬，噫气不除者，旋覆代赭汤主之。

xià hòu bù kě gèng xíng guì zhī tāng ruò hàn chū
162 下后，不可更行桂枝汤。若汗出

ér chuǎn wú dà rè zhě kě yǔ má huáng xìng zǐ gān cǎo shí
而喘，无大热者，可与麻黄杏子甘草石

gāo tāng
膏汤。

tài yáng bìng wài zhèng wèi chú ér shuò xià zhī
163 太阳病，外证未除，而数下之，

suì xié rè ér lì lì xià bù zhǐ xīn xià pǐ yìng biǎo lǐ bù
遂协热而利，利下不止，心下痞硬，表里不
jiě zhě guì zhī rén shēn tāng zhǔ zhī
解者，桂枝人参汤主之。

shāng hán dà xià hòu fù fā hàn xīn xià pǐ wù
164 伤寒，大下后复发汗，心下痞，恶
hán zhě biǎo wèi jiě yě bù kě gōng pǐ dāng xiān jiě biǎo
寒者，表未解也。不可攻痞，当先解表，
biǎo jiě nǎi kě gōng pǐ jiě biǎo yí guì zhī tāng gōng pǐ yí dà
表解乃可攻痞。解表宜桂枝汤，攻痞宜大
huáng huáng lián xiè xīn tāng
黄黄连泻心汤。

shāng hán fā rè hàn chū bù jiě xīn zhōng pǐ
165 伤寒发热，汗出不解，心中痞
yìng ǒu tù ér xià lì zhě dà chái hú tāng zhǔ zhī
硬，呕吐而下利者，大柴胡汤主之。

bìng rú guì zhī zhèng tóu bú tòng xiàng bú jiàng
166 病如桂枝证，头不痛，项不强，
cùn mài wēi fú xiōng zhōng pǐ yìng qì shàng chōng hóu yān bù
寸脉微浮，胸中痞硬，气上冲喉咽不
dé xī zhě cǐ wéi xiōng yǒu hán yě dāng tù zhī yí guā
得息者，此为胸有寒也。当吐之，宜瓜
dì sǎn
蒂散。

bìng xié xià sù yǒu pǐ lián zài qí páng tòng yǐn
167 病胁下素有痞，连在脐旁，痛引
shào fù rù yīn jīn zhě cǐ míng zàng jié sǐ
少腹，入阴筋者，此名脏结，死。

shāng hán ruò tù ruò xià hòu qī bā rì bù jiě
168 伤寒，若吐若下后，七八日不解，

rè jié zài lǐ biǎo lǐ jù rè shí shí wù fēng dà kě shé
热结在里，表里俱热，时时恶风，大渴，舌
shàng gān zào ér fán yù yǐn shuǐ shù shēng zhě bái hǔ jiā rén
上干燥而烦，欲饮水数升者，白虎加人
shēn tāng zhǔ zhī
参汤主之。

shāng hán wú dà rè kǒu zào kě xīn fán bèi wēi
169 伤寒无大热，口燥渴，心烦，背微
wù hán zhě bái hǔ jiā rén shēn tāng zhǔ zhī
恶寒者，白虎加人参汤主之。

shāng hán mài fú fā rè wú hàn qí biǎo bù jiě
170 伤寒脉浮，发热无汗，其表不解，
bù kě yǔ bái hǔ tāng kě yù yǐn shuǐ wú biǎo zhèng zhě bái
不可与白虎汤。渴欲饮水，无表证者，白
hǔ jiā rén shēn tāng zhǔ zhī
虎加人参汤主之。

tài yáng shào yáng bìng bìng xīn xià yìng jǐng
171 太阳、少阳并病，心下硬，颈
xiàng jiàng ér xuàn zhě dāng cì dà zhuī fèi shù gān shù
项强而眩者，当刺大椎、肺俞、肝俞，
shèn wù xià zhī
慎勿下之。

tài yáng yǔ shào yáng hé bìng zì xià lì zhě yǔ
172 太阳与少阳合病，自下利者，与
huáng qín tāng ruò ǒu zhě huáng qín jiā bàn xià shēng jiāng tāng
黄芩汤。若呕者，黄芩加半夏生姜汤
zhǔ zhī
主之。

shāng hán xiōng zhōng yǒu rè wèi zhōng yǒu xié
173 伤寒，胸中有热，胃中有邪

qì fù zhōng tòng yù ǒu tù zhě huáng lián tāng zhǔ zhī
气，腹中痛，欲呕吐者，黄连汤主之。

shāng hán bā jiǔ rì fēng shī xiāng bó shēn tǐ
174 伤寒八九日，风湿相搏，身体

téng fán bù néng zì zhuǎn cè bù ǒu bù kě mài fú xū
疼烦，不能自转侧，不呕，不渴，脉浮虚

ér sè zhě guì zhī fù zǐ tāng zhǔ zhī ruò qí rén dà biàn yìng
而涩者，桂枝附子汤主之。若其人大便硬，

xiǎo biàn zì lì zhě qù guì jiā bái zhú tāng zhǔ zhī
小便自利者，去桂加白术汤主之。

fēng shī xiāng bó gǔ jié téng fán chè tòng bù dé
175 风湿相搏，骨节疼烦，掣痛不得

qū shēn jìn zhī zé tòng jù hàn chū duǎn qì xiǎo biàn bú
屈伸，近之则痛剧，汗出短气，小便不

lì wù fēng bú yù qù yī huò shēn wēi zhǒng zhě gān cǎo fù
利，恶风不欲去衣，或身微肿者，甘草附

zǐ tāng zhǔ zhī
子汤主之。

shāng hán mài fú huá cǐ yǐ biǎo yǒu rè lǐ
176 伤寒，脉浮滑，此以表有热，里

yǒu hán bái hǔ tāng zhǔ zhī
有寒，白虎汤主之。

shāng hán mài jié dài xīn dòng jì zhì gān cǎo
177 伤寒，脉结代，心动悸，炙甘草

tāng zhǔ zhī
汤主之。

mài àn zhī lái huǎn shí yì zhǐ fù lái zhě míng
178 脉按之来缓，时一止复来者，名

yuē jié yòu mài lái dòng ér zhōng zhǐ gèng lái xiǎo shuò
曰结。又脉来动而中止，更来小数，

zhōng yǒu huán zhě fǎn dòng míng yuē jié yīn yě mài lái dòng
中有还者反动，名曰结，阴也。脉来动
ér zhōng zhǐ bù néng zì huán yīn ér fù dòng zhě míng yuē
而中止，不能自还，因而复动者，名曰
dài yīn yě dé cǐ mài zhě bì nán zhì
代，阴也。得此脉者，必难治。

biàn yáng míng bìng mài zhèng bìng zhì
辨阳明病脉证并治

wèn yuē bìng yǒu tài yáng yáng míng yǒu zhèng
179 问曰：病有太阳阳明，有正
yáng yáng míng yǒu shào yáng yáng míng hé wèi yě dá yuē
阳阳明，有少阳阳明，何谓也？答曰：
tài yáng yáng míng zhě pí yuē shì yě zhèng yáng yáng míng zhě
太阳阳明者，脾约是也；正阳阳明者，
wèi jiā shí shì yě shào yáng yáng míng zhě fā hàn lì xiǎo
胃家实是也；少阳阳明者，发汗、利小
biàn yǐ wèi zhōng zào fán shí dà biàn nán shì yě
便已，胃中燥烦实，大便难是也。

yáng míng zhī wéi bìng wèi jiā shí shì yě
180 阳明之为病，胃家实是也。

wèn yuē hé yuán dé yáng míng bìng dá yuē tài
181 问曰：何缘得阳明病？答曰：太
yáng bìng ruò fā hàn ruò xià ruò lì xiǎo biàn cǐ wáng jīn
阳病，若发汗，若下，若利小便，此亡津
yè wèi zhōng gān zào yīn zhuǎn shǔ yáng míng bù gēng yī
液，胃中干燥，因转属阳明。不更衣，

nèi shí dà biàn nán zhě cǐ míng yáng míng yě
内实，大便难者，此名阳明也。

wèn yuē yáng míng bìng wài zhèng yún hé dá yuē
182 问曰：阳明病外证云何？答曰：
shēn rè hàn zì chū bú wù hán fǎn wù rè yě
身热，汗自出，不恶寒，反恶热也。

wèn yuē bìng yǒu dé zhī yí rì bù fā rè ér wù
183 问曰：病有得之一日，不发热而恶
hán zhě hé yě dá yuē suī dé zhī yí rì wù hán jiāng zì
寒者，何也？答曰：虽得之一日，恶寒将自
bà jí zì hàn chū ér wù rè yě
罢，即自汗出而恶热也。

wèn yuē wù hán hé gù zì bà dá yuē yáng
184 问曰：恶寒何故自罢？答曰：阳
míng jū zhōng zhǔ tǔ yě wàn wù suǒ guī wú suǒ fù chuán
明居中，主土也，万物所归，无所复传。
shǐ suī wù hán èr rì zì zhǐ cǐ wéi yáng míng bìng yě
始虽恶寒，二日自止，此为阳明病也。

běn tài yáng chū dé bìng shí fā qí hàn hàn
185 本太阳，初得病时，发其汗，汗
xiān chū bú chè yīn zhuǎn shǔ yáng míng yě shāng hán fā rè
先出不彻，因转属阳明也。伤寒，发热
wú hàn ǒu bù néng shí ér fǎn hàn chū jí jí rán zhě shì
无汗，呕不能食，而反汗出濈濈然者，是
zhuǎn shǔ yáng míng yě
转属阳明也。

shāng hán sān rì yáng míng mài dà
186 伤寒三日，阳明脉大。

shāng hán mài fú ér huǎn shǒu zú zì wēn zhě
187 伤寒，脉浮而缓，手足自温者，

shì wéi xì zài tài yīn tài yīn zhě shēn dāng fā huáng ruò xiǎo
是为系在太阴。太阴者，身当发黄，若小
biàn zì lì zhě bù néng fā huáng zhì qī bā rì dà biàn yìng
便自利者，不能发黄。至七八日大便硬
zhě wéi yáng míng bìng yě
者，为阳明病也。

shāng hán zhuǎn xì yáng míng zhě qí rén jí rán wēi
188 伤寒转系阳明者，其人濈然微
hàn chū yě
汗出也。

yáng míng zhòng fēng kǒu kǔ yān gān fù mǎn wēi
189 阳明中风，口苦咽干，腹满微
chuǎn fā rè wù hán mài fú ér jǐn ruò xià zhī zé fù
喘，发热恶寒，脉浮而紧，若下之，则腹
mǎn xiǎo biàn nán yě
满小便难也。

yáng míng bìng ruò néng shí míng zhòng fēng bù
190 阳明病，若能食，名中风；不
néng shí míng zhòng hán
能食，名中寒。

yáng míng bìng ruò zhòng hán zhě bù néng shí
191 阳明病，若中寒者，不能食，
xiǎo biàn bú lì shǒu zú jí rán hàn chū cǐ yù zuò gù jiǎ bì
小便不利，手足濈然汗出，此欲作固瘕，必
dà biàn chū yìng hòu táng suǒ yǐ rán zhě yǐ wèi zhōng lěng
大便初硬后溏。所以然者，以胃中冷，
shuǐ gǔ bù bié gù yě
水谷不别故也。

yáng míng bìng chū yù shí xiǎo biàn fǎn bú lì
192 阳明病，初欲食，小便反不利，

dà biàn zì tiáo qí rén gǔ jié téng xī xī rú yǒu rè zhuàng
大便自调，其人骨节疼，翕翕如有热状，
yǎn rán fā kuáng jí rán hàn chū ér jiě zhě cǐ shuǐ bú shèng gǔ
奄然发狂，濈然汗出而解者，此水不胜谷
qì yǔ hàn gòng bìng mài jǐn zé yù
气，与汗共并，脉紧则愈。

yáng míng bìng yù jiě shí cóng shēn zhì xū shàng
193 阳明病欲解时，从申至戌上。

yáng míng bìng bù néng shí gōng qí rè bì yuě
194 阳明病，不能食，攻其热必哕。
suǒ yǐ rán zhě wèi zhōng xū lěng gù yě yǐ qí rén běn xū
所以然者，胃中虚冷故也。以其人本虚，
gōng qí rè bì yuě
攻其热必哕。

yáng míng bìng mài chí shí nán yòng bǎo bǎo zé
195 阳明病，脉迟，食难用饱。饱则
wēi fán tóu xuàn bì xiǎo biàn nán cǐ yù zuò gǔ dān suī xià
微烦头眩，必小便难，此欲作谷瘅，虽下
zhī fù mǎn rú gù suǒ yǐ rán zhě mài chí gù yě
之，腹满如故。所以然者，脉迟故也。

yáng míng bìng fǎ duō hàn fǎn wú hàn qí shēn
196 阳明病，法多汗，反无汗，其身
rú chóng xíng pí zhōng zhuàng zhě cǐ yǐ jiǔ xū gù yě
如虫行皮中状者，此以久虚故也。

yáng míng bìng fǎn wú hàn ér xiǎo biàn lì èr
197 阳明病，反无汗，而小便利，二
sān rì ǒu ér ké shǒu zú jué zhě bì kǔ tóu tòng ruò bù ké
三日呕而咳，手足厥者，必苦头痛；若不咳
bù ǒu shǒu zú bù jué zhě tóu bú tòng
不呕，手足不厥者，头不痛。

yáng míng bìng dàn tóu xuàn bú wù hán gù
198 阳明病，但头眩，不恶寒，故
néng shí ér ké qí rén yān bì tòng ruò bù ké zhě yān
能食而咳，其人咽必痛；若不咳者，咽
bú tòng
不痛。

yáng míng bìng wú hàn xiǎo biàn bú lì xīn
199 阳明病，无汗，小便不利，心
zhōng ào náo zhě shēn bì fā huáng
中懊侬者，身必发黄。

yáng míng bìng bèi huǒ é shàng wēi hàn chū
200 阳明病，被火，额上微汗出，
ér xiǎo biàn bú lì zhě bì fā huáng
而小便不利者，必发黄。

yáng míng bìng mài fú ér jǐn zhě bì cháo rè
201 阳明病，脉浮而紧者，必潮热，
fā zuò yǒu shí dàn fú zhě bì dào hàn chū
发作有时；但浮者，必盗汗出。

yáng míng bìng kǒu zào dàn yù shù shuǐ bú yù yàn
202 阳明病，口燥，但欲漱水不欲咽
zhě cǐ bì nǜ
者，此必衄。

yáng míng bìng běn zì hàn chū yī gèng chóng fā
203 阳明病，本自汗出，医更重发
hàn bìng yǐ chài shàng wēi fán bù liǎo liǎo zhě cǐ bì dà biàn
汗，病已差，尚微烦不了了者，此必大便
yìng gù yě yǐ wáng jīn yè wèi zhōng gān zào gù lìng dà biàn
硬故也。以亡津液，胃中干燥，故令大便
yìng dāng wèn qí xiǎo biàn rì jǐ xíng ruò běn xiǎo biàn rì sān
硬。当问其小便日几行，若本小便日三

sì xíng jīn rì zài xíng gù zhī dà biàn bù jiǔ chū jīn wéi xiǎo
四行，今日再行，故知大便不久出。今为小
biàn shù shǎo yǐ jīn yè dāng huán rù wèi zhōng gù zhī bù jiǔ
便数少，以津液当还入胃中，故知不久
bì dà biàn yě
必大便也。

shāng hán ǒu duō suī yǒu yáng míng zhèng bù kě
204 伤寒呕多，虽有阳明证，不可
gōng zhī
攻之。

yáng míng bìng xīn xià yìng mǎn zhě bù kě gōng
205 阳明病，心下硬满者，不可攻
zhī gōng zhī lì suì bù zhǐ zhě sǐ lì zhǐ zhě yù
之。攻之，利遂不止者死，利止者愈。

yáng míng bìng miàn hé sè chì bù kě gōng zhī
206 阳明病，面合色赤，不可攻之。
bì fā rè sè huáng zhě xiǎo biàn bú lì yě
必发热，色黄者，小便不利也。

yáng míng bìng bú tù bú xià xīn fán zhě kě
207 阳明病，不吐不下，心烦者，可
yǔ tiáo wèi chéng qì tāng
与调胃承气汤。

yáng míng bìng mài chí suī hàn chū bú wù hán zhě
208 阳明病，脉迟，虽汗出不恶寒者，
qí shēn bì zhòng duǎn qì fù mǎn ér chuǎn yǒu cháo rè
其身必重，短气，腹满而喘，有潮热
zhě cǐ wài yù jiě kě gōng lǐ yě shǒu zú jí rán hàn chū
者，此外欲解，可攻里也。手足濈然汗出
zhě cǐ dà biàn yǐ yìng yě dà chéng qì tāng zhǔ zhī ruò hàn
者，此大便已硬也，大承气汤主之。若汗

duō wēi fā rè wù hán zhě wài wèi jiě yě qí rè bù cháo
多，微发热恶寒者，外未解也，其热不潮，
wèi kě yǔ chéng qì tāng ruò fù dà mǎn bù tōng zhě kě yǔ xiǎo
未可与承气汤。若腹大满不通者，可与小
chéng qì tāng wēi hé wèi qì wù lìng zhì dà xiè xià
承气汤，微和胃气，勿令至大泄下。

yáng míng bìng cháo rè dà biàn wēi yìng zhě kě
209 阳明病，潮热，大便微硬者，可
yǔ dà chéng qì tāng bú yìng zhě bù kě yǔ zhī ruò bú dà
与大承气汤；不硬者，不可与之。若不大
biàn liù qī rì kǒng yǒu zào shǐ yù zhī zhī fǎ shǎo yǔ xiǎo
便六七日，恐有燥屎，欲知之法，少与小
chéng qì tāng tāng rù fù zhōng zhuǎn shǐ qì zhě cǐ yǒu zào
承气汤，汤入腹中，转矢气者，此有燥
shǐ yě nǎi kě gōng zhī ruò bù zhuǎn shǐ qì zhě cǐ dàn chū
屎也，乃可攻之；若不转矢气者，此但初
tóu yìng hòu bì táng bù kě gōng zhī gōng zhī bì zhàng mǎn
头硬，后必溏，不可攻之，攻之必胀满
bù néng shí yě yù yǐn shuǐ zhě yǔ shuǐ zé yuě qí hòu fā rè
不能食也。欲饮水者，与水则哕。其后发热
zhě bì dà biàn fù yìng ér shǎo yě yǐ xiǎo chéng qì tāng hé
者，必大便复硬而少也，以小承气汤和
zhī bù zhuǎn shǐ qì zhě shèn bù kě gōng yě
之。不转矢气者，慎不可攻也。

fú shí zé zhān yǔ xū zé zhèng shēng zhèng
210 夫实则谵语，虚则郑声。郑
shēng zhě chóng yǔ yě zhí shì zhān yǔ chuǎn mǎn zhě
声者，重语也。直视、谵语、喘满者
sǐ xià lì zhě yì sǐ
死，下利者亦死。

fā hàn duō ruò chóng fā hàn zhě wáng qí yáng

211 发汗多，若重发汗者，亡其阳，

zhān yǔ mài duǎn zhě sǐ mài zì hé zhě bù sǐ

谵语。脉短者死，脉自和者不死。

shāng hán ruò tù ruò xià hòu bù jiě bú dà

212 伤寒，若吐、若下后不解，不大

biàn wǔ liù rì shàng zhì shí yú rì rì bū suǒ fā cháo rè

便五六日，上至十余日，日晡所发潮热，

bú wù hán dú yǔ rú jiàn guǐ zhuàng ruò jù zhě fā zé bù

不恶寒，独语如见鬼状。若剧者，发则不

shí rén xún yī mō chuáng tì ér bù ān wēi chuǎn zhí shì

识人，循衣摸床，惕而不安，微喘直视，

mài xián zhě shēng sè zhě sǐ wēi zhě dàn fā rè zhān yǔ

脉弦者生，涩者死。微者，但发热谵语

zhě dà chéng qì tāng zhǔ zhī ruò yī fú lì zé zhǐ hòu fú

者，大承气汤主之。若一服利，则止后服。

yáng míng bìng qí rén duō hàn yǐ jīn yè wài chū

213 阳明病，其人多汗，以津液外出，

wèi zhōng zào dà biàn bì yìng yìng zé zhān yǔ xiǎo chéng qì

胃中燥，大便必硬，硬则谵语，小承气

tāng zhǔ zhī ruò yī fú zhān yǔ zhǐ zhě gèng mò fù fú

汤主之。若一服谵语止者，更莫复服。

yáng míng bìng zhān yǔ fā cháo rè mài huá ér

214 阳明病，谵语，发潮热，脉滑而

jí zhě xiǎo chéng qì tāng zhǔ zhī yīn yǔ chéng qì tāng yī

疾者，小承气汤主之。因与承气汤一

shēng fù zhōng zhuǎn qì zhě gèng fú yī shēng ruò bù zhuǎn

升，腹中转气者，更服一升；若不转

qì zhě wù gèng yǔ zhī míng rì yòu bú dà biàn mài fǎn wēi

气者，勿更与之。明日又不大便，脉反微

sè zhě lǐ xū yě wéi nán zhì bù kě gèng yǔ chéng qì
涩者，里虚也，为难治，不可更与承气
tāng yě
汤也。

yáng míng bìng zhān yǔ yǒu cháo rè fǎn bù
215 阳明病，谵语，有潮热，反不
néng shí zhě wèi zhōng bì yǒu zào shǐ wǔ liù méi yě ruò néng shí
能食者，胃中必有燥屎五六枚也；若能食
zhě dàn yìng ěr yí dà chéng qì tāng xià zhī
者，但硬耳。宜大承气汤下之。

yáng míng bìng xià xuè zhān yǔ zhě cǐ wéi rè rù
216 阳明病，下血谵语者，此为热入
xuè shì dàn tóu hàn chū zhě cì qī mén suí qí shí ér xiè
血室。但头汗出者，刺期门，随其实而泻
zhī jí rán hàn chū zé yù
之，濈然汗出则愈。

hàn chū zhān yǔ zhě yǐ yǒu zào shǐ zài wèi zhōng
217 汗出谵语者，以有燥屎在胃中，
cǐ wéi fēng yě xū xià zhě guò jīng nǎi kě xià zhī xià zhī ruò
此为风也。须下者，过经乃可下之；下之若
zǎo yǔ yán bì luàn yǐ biǎo xū lǐ shí gù yě xià zhī yù
早，语言必乱，以表虚里实故也。下之愈，
yí dà chéng qì tāng
宜大承气汤。

shāng hán sì wǔ rì mài chén ér chuǎn mǎn chén
218 伤寒四五日，脉沉而喘满。沉
wéi zài lǐ ér fǎn fā qí hàn jīn yè yuè chū dà biàn wéi
为在里，而反发其汗，津液越出，大便为
nán biǎo xū lǐ shí jiǔ zé zhān yǔ
难，表虚里实，久则谵语。

sān yáng hé bìng　fù mǎn shēn zhòng　nán yǐ zhuǎn
219 三阳合病，腹满身重，难以转
cè　kǒu bù rén　miàn gòu　zhān yǔ　yí niào　fā hàn zé
侧，口不仁，面垢，谵语，遗尿。发汗则
zhān yǔ　xià zhī zé é shàng shēng hàn　shǒu zú nì lěng　ruò
谵语。下之则额上生汗，手足逆冷。若
zì hàn chū zhě　bái hǔ tāng zhǔ zhī
自汗出者，白虎汤主之。

èr yáng bìng bìng　tài yáng zhèng bà　dàn fā cháo
220 二阳并病，太阳证罢，但发潮
rè　shǒu zú zhé zhé hàn chū　dà biàn nán ér zhān yǔ zhě　xià
热，手足漐漐汗出，大便难而谵语者，下
zhī zé yù　yí dà chéng qì tāng
之则愈，宜大承气汤。

yáng míng bìng　mài fú ér jǐn　yān zào kǒu kǔ
221 阳明病，脉浮而紧，咽燥口苦，
fù mǎn ér chuǎn　fā rè hàn chū　bú wù hán fǎn wù rè　shēn
腹满而喘，发热汗出，不恶寒反恶热，身
zhòng　ruò fā hàn zé zào　xīn kuì kuì fǎn zhān yǔ　ruò jiā wēn
重。若发汗则躁，心愦愦反谵语；若加温
zhēn　bì chù tì　fán zào bù dé mián　ruò xià zhī　zé wèi
针，必怵惕，烦躁不得眠；若下之，则胃
zhōng kōng xū　kè qì dòng gé　xīn zhōng ào náo　shé shàng tāi
中空虚，客气动膈，心中懊侬。舌上胎
zhě　zhī zǐ chǐ tāng zhǔ zhī
者，栀子豉汤主之。

ruò kě yù yǐn shuǐ　kǒu gān shé zào zhě　bái hǔ jiā
222 若渴欲饮水，口干舌燥者，白虎加
rén shēn tāng zhǔ zhī
人参汤主之。

ruò mài fú fā rè kě yù yǐn shuǐ xiǎo biàn bú
223 若脉浮，发热，渴欲饮水，小便不
lì zhě zhū líng tāng zhǔ zhī
利者，猪苓汤主之。

yáng míng bìng hàn chū duō ér kě zhě bù kě yǔ
224 阳明病，汗出多而渴者，不可与
zhū líng tāng yǐ hàn duō wèi zhōng zào zhū líng tāng fù lì qí xiǎo
猪苓汤。以汗多胃中燥，猪苓汤复利其小
biàn gù yě
便故也。

mài fú ér chí biǎo rè lǐ hán xià lì qīng gǔ
225 脉浮而迟，表热里寒，下利清谷
zhě sì nì tāng zhǔ zhī
者，四逆汤主之。

ruò wèi zhōng xū lěng bù néng shí zhě yǐn shuǐ
226 若胃中虚冷，不能食者，饮水
zé yuě
则哕。

mài fú fā rè kǒu gān bí zào néng shí zhě
227 脉浮发热，口干鼻燥，能食者
zé nǜ
则衄。

yáng míng bìng xià zhī qí wài yǒu rè shǒu zú
228 阳明病，下之，其外有热，手足
wēn bù jié xiōng xīn zhōng ào náo jī bù néng shí dàn tóu
温，不结胸，心中懊侬，饥不能食，但头
hàn chū zhě zhī zǐ chǐ tāng zhǔ zhī
汗出者，栀子豉汤主之。

yáng míng bìng fā cháo rè dà biàn táng xiǎo
229 阳明病，发潮热，大便溏，小

biàn zì kě xiōng xié mǎn bú qù zhě yǔ xiǎo chái hú tāng
便自可，胸胁满不去者，与小柴胡汤。

yáng míng bìng xié xià yìng mǎn bú dà biàn ér
230 阳明病，胁下硬满，不大便而
ǒu shé shàng bái tāi zhě kě yǔ xiǎo chái hú tāng shàng jiāo
呕，舌上白胎者，可与小柴胡汤。上焦
dé tōng jīn yè dé xià wèi qì yīn hé shēn jí rán hàn chū
得通，津液得下，胃气因和，身濈然汗出
ér jiě
而解。

yáng míng zhòng fēng mài xián fú dà ér duǎn qì
231 阳明中风，脉弦浮大而短气，
fù dū mǎn xié xià jí xīn tòng jiǔ àn zhī qì bù tōng bí
腹都满，胁下及心痛，久按之气不通，鼻
gān bù dé hàn shì wò yì shēn jí mù xī huáng xiǎo biàn
干，不得汗，嗜卧，一身及目悉黄，小便
nán yǒu cháo rè shí shí yuě ěr qián hòu zhǒng cì zhī xiǎo
难，有潮热，时时哕，耳前后肿，刺之小
chài wài bù jiě bìng guò shí rì mài xù fú zhě yǔ xiǎo chái
差。外不解，病过十日，脉续浮者，与小柴
hú tāng
胡汤。

mài dàn fú wú yú zhèng zhě yǔ má huáng tāng
232 脉但浮，无余证者，与麻黄汤。
ruò bú niào fù mǎn jiā yuě zhě bú zhì
若不尿，腹满加哕者，不治。

yáng míng bìng zì hàn chū ruò fā hàn xiǎo biàn
233 阳明病，自汗出，若发汗，小便
zì lì zhě cǐ wéi jīn yè nèi jié suī yìng bù kě gōng zhī
自利者，此为津液内竭，虽硬不可攻之，

dāng xū zì yù dà biàn yí mì jiān dǎo ér tōng zhī ruò tǔ guā
当须自欲大便，宜蜜煎导而通之；若土瓜
gēn jí dà zhū dǎn zhī jiē kě wéi dǎo
根及大猪胆汁，皆可为导。

yáng míng bìng mài chí hàn chū duō wēi wù hán
234 阳明病，脉迟，汗出多，微恶寒
zhě biǎo wèi jiě yě kě fā hàn yí guì zhī tāng
者，表未解也，可发汗，宜桂枝汤。

yáng míng bìng mài fú wú hàn ér chuǎn zhě fā
235 阳明病，脉浮，无汗而喘者，发
hàn zé yù yí má huáng tāng
汗则愈，宜麻黄汤。

yáng míng bìng fā rè hàn chū zhě cǐ wéi rè yuè
236 阳明病，发热汗出者，此为热越，
bù néng fā huáng yě dàn tóu hàn chū shēn wú hàn qí jǐng ér
不能发黄也。但头汗出，身无汗，剂颈而
huán xiǎo biàn bú lì kě yǐn shuǐ jiāng zhě cǐ wéi yū rè zài
还，小便不利，渴饮水浆者，此为瘀热在
lǐ shēn bì fā huáng yīn chén hāo tāng zhǔ zhī
里，身必发黄，茵陈蒿汤主之。

yáng míng zhèng qí rén xǐ wàng zhě bì yǒu xù
237 阳明证，其人喜忘者，必有蓄
xuè suǒ yǐ rán zhě běn yǒu jiǔ yū xuè gù lìng xǐ wàng shǐ
血。所以然者，本有久瘀血，故令喜忘。屎
suī yìng dà biàn fǎn yì qí sè bì hēi zhě yí dǐ dāng tāng
虽硬，大便反易，其色必黑者，宜抵当汤
xià zhī
下之。

yáng míng bìng xià zhī xīn zhōng ào náo ér fán
238 阳明病，下之，心中懊侬而烦，

wèi zhōng yǒu zào shǐ zhě kě gōng fù wēi mǎn chū tóu yìng
胃中有燥屎者，可攻。腹微满，初头硬，

hòu bì táng bù kě gōng zhī ruò yǒu zào shǐ zhě yí dà chéng
后必溏，不可攻之。若有燥屎者，宜大承

qì tāng
气汤。

bìng rén bú dà biàn wǔ liù rì rào qí tòng fán
239 病人不大便五六日，绕脐痛，烦

zào fā zuò yǒu shí zhě cǐ yǒu zào shǐ gù shǐ bú dà biàn yě
躁，发作有时者，此有燥屎，故使不大便也。

bìng rén fán rè hàn chū zé jiě yòu rú nüè
240 病人烦热，汗出则解；又如疟

zhuàng rì bū suǒ fā rè zhě shǔ yáng míng yě mài shí zhě
状，日晡所发热者，属阳明也。脉实者，

yí xià zhī mài fú xū zhě yí fā hàn xià zhī yǔ dà chéng qì
宜下之；脉浮虚者，宜发汗。下之与大承气

tāng fā hàn yí guì zhī tāng
汤，发汗宜桂枝汤。

dà xià hòu liù qī rì bú dà biàn fán bù jiě
241 大下后，六七日不大便，烦不解，

fù mǎn tòng zhě cǐ yǒu zào shǐ yě suǒ yǐ rán zhě běn yǒu sù
腹满痛者，此有燥屎也。所以然者，本有宿

shí gù yě yí dà chéng qì tāng
食故也，宜大承气汤。

bìng rén xiǎo biàn bú lì dà biàn zhà nán zhà yì
242 病人小便不利，大便乍难乍易，

shí yǒu wēi rè chuǎn mào bù néng wò zhě yǒu zào shǐ yě yí
时有微热，喘冒不能卧者，有燥屎也，宜

dà chéng qì tāng
大承气汤。

shí gǔ yù ǒu shǔ yáng míng yě wú zhū yú tāng
243 食谷欲呕，属阳明也，吴茱萸汤
zhǔ zhī dé tāng fǎn jù zhě shǔ shàng jiāo yě
主之，得汤反剧者，属上焦也。

tài yáng bìng cùn huǎn guān fú chǐ ruò qí
244 太阳病，寸缓、关浮、尺弱，其
rén fā rè hàn chū fù wù hán bù ǒu dàn xīn xià pǐ zhě
人发热汗出，复恶寒，不呕，但心下痞者，
cǐ yǐ yī xià zhī yě rú qí bú xià zhě bìng rén bú wù hán ér
此以医下之也。如其不下者，病人不恶寒而
kě zhě cǐ zhuǎn shǔ yáng míng yě xiǎo biàn shuò zhě dà biàn
渴者，此转属阳明也。小便数者，大便
bì yìng bù gēng yī shí rì wú suǒ kǔ yě kě yù yǐn shuǐ
必硬，不更衣十日，无所苦也。渴欲饮水，
shǎo shǎo yǔ zhī dàn yǐ fǎ jiù zhī kě zhě yí wǔ líng sǎn
少少与之，但以法救之。渴者，宜五苓散。

mài yáng wēi ér hàn chū shǎo zhě wéi zì hé yě
245 脉阳微，而汗出少者，为自和也；
hàn chū duō zhě wéi tài guò yáng mài shí yīn fā qí hàn chū
汗出多者，为太过；阳脉实，因发其汗，出
duō zhě yì wéi tài guò tài guò zhě wéi yáng jué yú lǐ
多者，亦为太过。太过者，为阳绝于里，
wáng jīn yè dà biàn yīn yìng yě
亡津液，大便因硬也。

mài fú ér kōu fú wéi yáng kōu wéi yīn fú kōu
246 脉浮而芤，浮为阳，芤为阴，浮芤
xiāng bó wèi qì shēng rè qí yáng zé jué
相搏，胃气生热，其阳则绝。

fū yáng mài fú ér sè fú zé wèi qì qiáng sè
247 趺阳脉浮而涩，浮则胃气强，涩

zé xiǎo biàn shuò fú sè xiāng bó dà biàn zé yìng qí pí wéi
则小便数，浮涩相搏，大便则硬，其脾为
yuē má zǐ rén wán zhǔ zhī
约，麻子仁丸主之。

tài yáng bìng sān rì fā hàn bù jiě zhēng zhēng
248 太阳病三日，发汗不解，蒸蒸
fā rè zhě shǔ wèi yě tiáo wèi chéng qì tāng zhǔ zhī
发热者，属胃也，调胃承气汤主之。

shāng hán tù hòu fù zhàng mǎn zhě yǔ tiáo wèi
249 伤寒吐后，腹胀满者，与调胃
chéng qì tāng
承气汤。

tài yáng bìng ruò tù ruò xià ruò fā hàn hòu
250 太阳病，若吐，若下，若发汗后，
wēi fán xiǎo biàn shuò dà biàn yīn yìng zhě yǔ xiǎo chéng qì
微烦，小便数，大便因硬者，与小承气
tāng hé zhī yù
汤和之愈。

dé bìng èr sān rì mài ruò wú tài yáng chái hú
251 得病二三日，脉弱，无太阳、柴胡
zhèng fán zào xīn xià yìng zhì sì wǔ rì suī néng shí
证，烦躁，心下硬。至四五日，虽能食，
yǐ xiǎo chéng qì tāng shǎo shǎo yǔ wēi hé zhī lìng xiǎo ān
以小承气汤少少与，微和之，令小安。
zhì liù rì yǔ chéng qì tāng yì shēng ruò bú dà biàn liù qī
至六日，与承气汤一升。若不大便六七
rì xiǎo biàn shǎo zhě suī bú shòu shí dàn chū tóu yìng hòu
日，小便少者，虽不受食，但初头硬，后
bì táng wèi dìng chéng yìng gōng zhī bì táng xū xiǎo biàn
必溏，未定成硬，攻之必溏。须小便

lì shǐ dìng yìng nǎi kě gōng zhī yí dà chéng qì tāng
利，屎定硬，乃可攻之，宜大承气汤。

shāng hán liù qī rì mù zhōng bù liǎo liǎo jīng bù
252 伤寒六七日，目中不了了，睛不
hé wú biǎo lǐ zhèng dà biàn nán shēn wēi rè zhě cǐ wéi
和，无表里证，大便难，身微热者，此为
shí yě jí xià zhī yí dà chéng qì tāng
实也，急下之，宜大承气汤。

yáng míng bìng fā rè hàn duō zhě jí xià zhī
253 阳明病，发热汗多者，急下之，
yí dà chéng qì tāng
宜大承气汤。

fā hàn bù jiě fù mǎn tòng zhě jí xià zhī yí
254 发汗不解，腹满痛者，急下之，宜
dà chéng qì tāng
大承气汤。

fù mǎn bù jiǎn jiǎn bù zú yán dāng xià zhī yí
255 腹满不减，减不足言，当下之，宜
dà chéng qì tāng
大承气汤。

yáng míng shào yáng hé bìng bì xià lì qí mài bú
256 阳明少阳合病，必下利。其脉不
fù zhě wéi shùn yě fù zhě shī yě hù xiāng kè zéi
负者，为顺也；负者，失也。互相克贼，
míng wéi fù yě mài huá ér shuò zhě yǒu sù shí yě dāng xià
名为负也。脉滑而数者，有宿食也，当下
zhī yí dà chéng qì tāng
之，宜大承气汤。

bìng rén wú biǎo lǐ zhèng fā rè qī bā rì suī
257 病人无表里证，发热七八日，虽

mài fú shuò zhě kě xià zhī jiǎ lìng yǐ xià mài shuò bù jiě

脉浮数者，可下之。假令已下，脉数不解，

hé rè zé xiāo gǔ shàn jī zhì liù qī rì bú dà biàn zhě yǒu

合热则消谷善饥，至六七日，不大便者，有

yū xuè yí dǐ dāng tāng

瘀血，宜抵当汤。

ruò mài shuò bù jiě ér xià bù zhǐ bì xié rè biàn

258 若脉数不解，而下不止，必协热便

nóng xiě yě

脓血也。

shāng hán fā hàn yǐ shēn mù wèi huáng suǒ yǐ

259 伤寒发汗已，身目为黄。所以

rán zhě yǐ hán shī zài lǐ bù jiě gù yě yǐ wéi bù kě xià yě

然者，以寒湿在里不解故也。以为不可下也，

yú hán shī zhōng qiú zhī

于寒湿中求之。

shāng hán qī bā rì shēn huáng rú jú zi sè

260 伤寒七八日，身黄如橘子色，

xiǎo biàn bú lì fù wēi mǎn zhě yīn chén hāo tāng zhǔ zhī

小便不利，腹微满者，茵陈蒿汤主之。

shāng hán shēn huáng fā rè zhī zǐ bò pí tāng

261 伤寒，身黄发热，栀子柏皮汤

zhǔ zhī

主之。

shāng hán yū rè zài lǐ shēn bì huáng má

262 伤寒，瘀热在里，身必黄，麻

huáng lián yáo chì xiǎo dòu tāng zhǔ zhī

黄连轺赤小豆汤主之。

biàn shào yáng bìng mài zhèng bìng zhì
辨少阳病脉证并治

shào yáng zhī wéi bìng kǒu kǔ yān gān mù xuàn yě
263 少阳之为病，口苦，咽干，目眩也。

shào yáng zhòng fēng liǎng ěr wú suǒ wén mù chì xiōng zhōng mǎn ér fán zhě bù kě tù xià tù xià zé jì ér jīng
264 少阳中风，两耳无所闻，目赤，胸中满而烦者，不可吐下，吐下则悸而惊。

shāng hán mài xián xì tóu tòng fā rè zhě shǔ shào yáng shào yáng bù kě fā hàn fā hàn zé zhān yǔ cǐ shǔ wèi wèi hé zé yù wèi bù hé fán ér jì
265 伤寒，脉弦细，头痛发热者，属少阳。少阳不可发汗，发汗则谵语，此属胃。胃和则愈，胃不和，烦而悸。

běn tài yáng bìng bù jiě zhuǎn rù shào yáng zhě xié xià yìng mǎn gān ǒu bù néng shí wǎng lái hán rè shàng wèi tù xià mài chén jǐn zhě yǔ xiǎo chái hú tāng
266 本太阳病不解，转入少阳者，胁下硬满，干呕不能食，往来寒热，尚未吐下，脉沉紧者，与小柴胡汤。

ruò yǐ tù xià fā hàn wēn zhēn zhān yǔ
267 若已吐下、发汗、温针，谵语，

chái hú tāng zhèng bà cǐ wéi huài bìng zhī fàn hé nì yǐ fǎ
柴胡汤证罢，此为坏病。知犯何逆，以法
zhì zhī
治之。

sān yáng hé bìng mài fú dà shàng guān shàng
268 三阳合病，脉浮大，上关上，
dàn yù mián shuì mù hé zé hàn
但欲眠睡，目合则汗。

shāng hán liù qī rì wú dà rè qí rén zào fán
269 伤寒六七日，无大热，其人躁烦
zhě cǐ wéi yáng qù rù yīn gù yě
者，此为阳去入阴故也。

shāng hán sān rì sān yáng wéi jìn sān yīn dāng
270 伤寒三日，三阳为尽，三阴当
shòu xié qí rén fǎn néng shí ér bù ǒu cǐ wéi sān yīn bú shòu
受邪。其人反能食而不呕，此为三阴不受
xié yě
邪也。

shāng hán sān rì shào yáng mài xiǎo zhě yù
271 伤寒三日，少阳脉小者，欲
yǐ yě
已也。

shào yáng bìng yù jiě shí cóng yín zhì chén shàng
272 少阳病欲解时，从寅至辰上。

biàn tài yīn bìng mài zhèng bìng zhì
辨太阴病脉证并治

tài yīn zhī wéi bìng fù mǎn ér tù shí bú xià
273 太阴之为病，腹满而吐，食不下，

zì lì yì shèn shí fù zì tòng ruò xià zhī bì xiōng xià
自利益甚，时腹自痛。若下之，必胸下
jié yìng
结硬。

tài yīn zhòng fēng sì zhī fán téng yáng wēi yīn sè
274 太阴中风，四肢烦疼，阳微阴涩
ér cháng zhě wéi yù yù
而长者，为欲愈。

tài yīn bìng yù jiě shí cóng hài zhì chǒu shàng
275 太阴病，欲解时，从亥至丑上。

tài yīn bìng mài fú zhě kě fā hàn yí guì
276 太阴病，脉浮者，可发汗，宜桂
zhī tāng
枝汤。

zì lì bù kě zhě shǔ tài yīn yǐ qí zàng yǒu hán
277 自利不渴者，属太阴，以其脏有寒
gù yě dāng wēn zhī yí fú sì nì bèi
故也。当温之，宜服四逆辈。

shāng hán mài fú ér huǎn shǒu zú zì wēn zhě
278 伤寒，脉浮而缓，手足自温者，
xì zài tài yīn tài yīn dāng fā shēn huáng ruò xiǎo biàn zì lì
系在太阴。太阴当发身黄；若小便自利
zhě bù néng fā huáng zhì qī bā rì suī bào fán xià lì
者，不能发黄。至七八日，虽暴烦，下利，
rì shí yú xíng bì zì zhǐ yǐ pí jiā shí fǔ huì dāng qù
日十余行，必自止。以脾家实，腐秽当去
gù yě
故也。

běn tài yáng bìng yī fǎn xià zhī yīn ěr fù mǎn
279 本太阳病，医反下之，因尔腹满

shí tòng zhě　shǔ tài yīn yě　guì zhī jiā sháo yào tāng zhǔ zhī
时痛者，属太阴也，桂枝加芍药汤主之；
dà shí tòng zhě　guì zhī jiā dà huáng tāng zhǔ zhī
大实痛者，桂枝加大黄汤主之。

tài yīn wéi bìng　mài ruò　qí rén xù zì biàn lì
280 太阴为病，脉弱，其人续自便利，
shè dāng xíng dà huáng sháo yào zhě　yí jiǎn zhī　yǐ qí rén wèi
设当行大黄芍药者，宜减之，以其人胃
qì ruò　yì dòng gù yě
气弱，易动故也。

biàn shào yīn bìng mài zhèng bìng zhì
辨少阴病脉证并治

shào yīn zhī wéi bìng　mài wēi xì　dàn yù mèi yě
281 少阴之为病，脉微细，但欲寐也。

shào yīn bìng　yù tù bú tù　xīn fán　dàn yù
282 少阴病，欲吐不吐，心烦，但欲
mèi　wǔ liù rì zì lì ér kě zhě　shǔ shào yīn yě　xū gù yǐn
寐，五六日自利而渴者，属少阴也。虚故引
shuǐ zì jiù　ruò xiǎo biàn sè bái zhě　shào yīn bìng xíng xī jù
水自救。若小便色白者，少阴病形悉具。
xiǎo biàn bái zhě　yǐ xià jiāo xū yǒu hán　bù néng zhì shuǐ　gù
小便白者，以下焦虚有寒，不能制水，故
lìng sè bái yě
令色白也。

bìng rén mài yīn yáng jù jǐn　fǎn hàn chū zhě　wáng
283 病人脉阴阳俱紧，反汗出者，亡

yáng yě cǐ shǔ shào yīn fǎ dāng yān tòng ér fù tù lì
阳也。此属少阴，法当咽痛而复吐利。

shào yīn bìng ké ér xià lì zhān yǔ zhě bèi
284 少阴病，咳而下利，谵语者，被
huǒ qì jié gù yě xiǎo biàn bì nán yǐ qiǎng zé shào yīn
火气劫故也。小便必难，以强责少阴
hàn yě
汗也。

shào yīn bìng mài xì chén shuò bìng wéi zài lǐ
285 少阴病，脉细沉数，病为在里，
bù kě fā hàn
不可发汗。

shào yīn bìng mài wēi bù kě fā hàn wáng yáng
286 少阴病，脉微，不可发汗，亡阳
gù yě yáng yǐ xū chǐ mài ruò sè zhě fù bù kě xià zhī
故也。阳已虚，尺脉弱涩者，复不可下之。

shào yīn bìng mài jǐn zhì qī bā rì zì xià lì
287 少阴病，脉紧，至七八日自下利，
mài bào wēi shǒu zú fǎn wēn mài jǐn fǎn qù zhě wéi yù jiě
脉暴微，手足反温，脉紧反去者，为欲解
yě suī fán xià lì bì zì yù
也。虽烦，下利，必自愈。

shào yīn bìng xià lì ruò lì zì zhǐ wù hán ér
288 少阴病，下利，若利自止，恶寒而
quán wò shǒu zú wēn zhě kě zhì
蜷卧，手足温者，可治。

shào yīn bìng wù hán ér quán shí zì fán yù
289 少阴病，恶寒而蜷，时自烦，欲
qù yī bèi zhě kě zhì
去衣被者，可治。

shào yīn zhòng fēng mài yáng wēi yīn fú zhě wéi
290 少阴中风，脉阳微阴浮者，为
yù yù
欲愈。

shào yīn bìng yù jiě shí cóng zǐ zhì yín shàng
291 少阴病欲解时，从子至寅上。

shào yīn bìng tù lì shǒu zú bú nì lěng fǎn
292 少阴病，吐利，手足不逆冷，反
fā rè zhě bù sǐ mài bú zhì zhě jiǔ shào yīn qī zhuàng
发热者，不死。脉不至者，灸少阴七壮。

shào yīn bìng bā jiǔ rì yì shēn shǒu zú jìn rè
293 少阴病，八九日，一身手足尽热
zhě yǐ rè zài páng guāng bì biàn xuè yě
者，以热在膀胱，必便血也。

shào yīn bìng dàn jué wú hàn ér qiǎng fā zhī
294 少阴病，但厥无汗，而强发之，
bì dòng qí xuè wèi zhī cóng hé dào chū huò cóng kǒu bí huò
必动其血。未知从何道出，或从口鼻，或
cóng mù chū zhě shì míng xià jué shàng jié wéi nán zhì
从目出者，是名下厥上竭，为难治。

shào yīn bìng wù hán shēn quán ér lì shǒu zú
295 少阴病，恶寒，身蜷而利，手足
nì lěng zhě bú zhì
逆冷者，不治。

shào yīn bìng tù lì zào fán sì nì zhě sǐ
296 少阴病，吐利，躁烦，四逆者，死。

shào yīn bìng xià lì zhǐ ér tóu xuàn shí shí zì
297 少阴病，下利止而头眩，时时自
mào zhě sǐ
冒者，死。

shào yīn bìng sì nì wù hán ér shēn quán mài
298 少阴病，四逆，恶寒而身蜷，脉
bú zhì bù fán ér zào zhě sǐ
不至，不烦而躁者，死。

shào yīn bìng liù qī rì xī gāo zhě sǐ
299 少阴病，六七日，息高者，死。

shào yīn bìng mài wēi xì chén dàn yù wò hàn
300 少阴病，脉微细沉，但欲卧，汗
chū bù fán zì yù tù zhì wǔ liù rì zì lì fù fán zào bù
出不烦，自欲吐，至五六日自利，复烦躁不
dé wò mèi zhě sǐ
得卧寐者，死。

shào yīn bìng shǐ dé zhī fǎn fā rè mài chén
301 少阴病，始得之，反发热，脉沉
zhě má huáng xì xīn fù zǐ tāng zhǔ zhī
者，麻黄细辛附子汤主之。

shào yīn bìng dé zhī èr sān rì má huáng fù zǐ
302 少阴病，得之二三日，麻黄附子
gān cǎo tāng wēi fā hàn yǐ èr sān rì wú zhèng gù wēi fā
甘草汤微发汗，以二三日无证，故微发
hàn yě
汗也。

shào yīn bìng dé zhī èr sān rì yǐ shàng xīn
303 少阴病，得之二三日以上，心
zhōng fán bù dé wò huáng lián ē jiāo tāng zhǔ zhī
中烦，不得卧，黄连阿胶汤主之。

shào yīn bìng dé zhī yī èr rì kǒu zhōng hé
304 少阴病，得之一二日，口中和，
qí bèi wù hán zhě dāng jiǔ zhī fù zǐ tāng zhǔ zhī
其背恶寒者，当灸之，附子汤主之。

shào yīn bìng shēn tǐ tòng shǒu zú hán gǔ jié
305 少阴病，身体痛，手足寒，骨节
tòng mài chén zhě fù zǐ tāng zhǔ zhī
痛，脉沉者，附子汤主之。

shào yīn bìng xià lì biàn nóng xuè zhě táo huā tāng
306 少阴病，下利便脓血者，桃花汤
zhǔ zhī
主之。

shào yīn bìng èr sān rì zhì sì wǔ rì fù tòng
307 少阴病，二三日至四五日，腹痛，
xiǎo biàn bú lì xià lì bù zhǐ biàn nóng xuè zhě táo huā tāng
小便不利，下利不止，便脓血者，桃花汤
zhǔ zhī
主之。

shào yīn bìng xià lì biàn nóng xuè zhě kě cì
308 少阴病，下利便脓血者，可刺。

shào yīn bìng tù lì shǒu zú nì lěng fán zào
309 少阴病，吐利，手足逆冷，烦躁
yù sǐ zhě wú zhū yú tāng zhǔ zhī
欲死者，吴茱萸汤主之。

shào yīn bìng xià lì yān tòng xiōng mǎn xīn fán
310 少阴病，下利咽痛，胸满心烦，
zhū fū tāng zhǔ zhī
猪肤汤主之。

shào yīn bìng èr sān rì yān tòng zhě kě yǔ
311 少阴病，二三日，咽痛者，可与
gān cǎo tāng bú chài yǔ jié gěng tāng
甘草汤；不差，与桔梗汤。

shào yīn bìng yān zhōng shāng shēng chuāng bù
312 少阴病，咽中伤，生疮，不

néng yǔ yán shēng bù chū zhě kǔ jiǔ tāng zhǔ zhī
能语言，声不出者，苦酒汤主之。

shào yīn bìng yān zhōng tòng bàn xià sǎn jí tāng
313 少阴病，咽中痛，半夏散及汤
zhǔ zhī
主之。

shào yīn bìng xià lì bái tōng tāng zhǔ zhī
314 少阴病，下利，白通汤主之。

shào yīn bìng xià lì mài wēi zhě yǔ bái tōng
315 少阴病，下利，脉微者，与白通
tāng lì bù zhǐ jué nì wú mài gān ǒu fán zhě bái tōng jiā
汤。利不止，厥逆无脉，干呕烦者，白通加
zhū dǎn zhī tāng zhǔ zhī fú tāng mài bào chū zhě sǐ wēi xù
猪胆汁汤主之。服汤脉暴出者死，微续
zhě shēng
者生。

shào yīn bìng èr sān rì bù yǐ zhì sì wǔ rì
316 少阴病，二三日不已，至四五日，
fù tòng xiǎo biàn bú lì sì zhī chén zhòng téng tòng zì xià
腹痛，小便不利，四肢沉重疼痛，自下
lì zhě cǐ wéi yǒu shuǐ qì qí rén huò ké huò xiǎo biàn lì
利者，此为有水气。其人或咳，或小便利，
huò xià lì huò ǒu zhě zhēn wǔ tāng zhǔ zhī
或下利，或呕者，真武汤主之。

shào yīn bìng xià lì qīng gǔ lǐ hán wài rè
317 少阴病，下利清谷，里寒外热，
shǒu zú jué nì mài wēi yù jué shēn fǎn bú wù hán qí rén
手足厥逆，脉微欲绝，身反不恶寒，其人
miàn sè chì huò fù tòng huò gān ǒu huò yān tòng huò lì
面色赤，或腹痛，或干呕，或咽痛，或利

zhǐ mài bù chū zhě tōng mài sì nì tāng zhǔ zhī
止脉不出者，通脉四逆汤主之。

shào yīn bìng sì nì qí rén huò ké huò jì
318 少阴病，四逆，其人或咳，或悸，
huò xiǎo biàn bú lì huò fù zhōng tòng huò xiè lì xià zhòng zhě
或小便不利，或腹中痛，或泄利下重者，
sì nì sǎn zhǔ zhī
四逆散主之。

shào yīn bìng xià lì liù qī rì ké ér ǒu kě
319 少阴病，下利六七日，咳而呕渴，
xīn fán bù dé mián zhě zhū líng tāng zhǔ zhī
心烦不得眠者，猪苓汤主之。

shào yīn bìng dé zhī èr sān rì kǒu zào yān gān
320 少阴病，得之二三日，口燥咽干
zhě jí xià zhī yí dà chéng qì tāng
者，急下之，宜大承气汤。

shào yīn bìng zì lì qīng shuǐ sè chún qīng xīn
321 少阴病，自利清水，色纯青，心
xià bì tòng kǒu gān zào zhě kě xià zhī yí dà chéng qì tāng
下必痛，口干燥者，可下之，宜大承气汤。

shào yīn bìng liù qī rì fù zhàng bú dà biàn
322 少阴病，六七日，腹胀，不大便
zhě jí xià zhī yí dà chéng qì tāng
者，急下之，宜大承气汤。

shào yīn bìng mài chén zhě jí wēn zhī yí sì
323 少阴病，脉沉者，急温之，宜四
nì tāng
逆汤。

shào yīn bìng yǐn shí rù kǒu zé tù xīn zhōng wēn
324 少阴病，饮食入口则吐，心中温

wēn yù tù fù bù néng tù shǐ dé zhī shǒu zú hán mài
温欲吐，复不能吐，始得之，手足寒，脉
xián chí zhě cǐ xiōng zhōng shí bù kě xià yě dāng tù zhī
弦迟者，此胸中实，不可下也，当吐之。
ruò gé shàng yǒu hán yǐn gān ǒu zhě bù kě tù yě dāng wēn
若膈上有寒饮，干呕者，不可吐也，当温
zhī yí sì nì tāng
之，宜四逆汤。

shào yīn bìng xià lì mài wēi sè ǒu ér hàn
325 少阴病，下利，脉微涩，呕而汗
chū bì shuò gēng yī fǎn shǎo zhě dāng wēn qí shàng
出，必数更衣，反少者，当温其上，
jiǔ zhī
灸之。

biàn jué yīn bìng mài zhèng bìng zhì
辨厥阴病脉证并治

jué yīn zhī wéi bìng xiāo kě qì shàng zhuàng xīn
326 厥阴之为病，消渴，气上撞心，
xīn zhōng téng rè jī ér bú yù shí shí zé tù huí xià zhī lì
心中疼热，饥而不欲食，食则吐蛔。下之利
bù zhǐ
不止。

jué yīn zhòng fēng mài wēi fú wéi yù yù bù fú
327 厥阴中风，脉微浮为欲愈，不浮
wéi wèi yù
为未愈。

jué yīn bìng yù jiě shí cóng chǒu zhì mǎo shàng
328 厥阴病欲解时，从丑至卯上。

jué yīn bìng kě yù yǐn shuǐ zhě shǎo shǎo yǔ
329 厥阴病，渴欲饮水者，少少与
zhī yù
之愈。

zhū sì nì jué zhě bù kě xià zhī xū jiā yì rán
330 诸四逆厥者，不可下之，虚家亦然。

shāng hán xiān jué hòu fā rè ér lì zhě bì zì
331 伤寒，先厥后发热而利者，必自
zhǐ jiàn jué fù lì
止；见厥复利。

shāng hán shǐ fā rè liù rì jué fǎn jiǔ rì ér
332 伤寒，始发热六日，厥反九日而
lì fán jué lì zhě dāng bù néng shí jīn fǎn néng shí zhě
利。凡厥利者，当不能食；今反能食者，
kǒng wéi chú zhōng shí yǐ suǒ bǐng bù fā rè zhě zhī wèi qì
恐为除中，食以索饼。不发热者，知胃气
shàng zài bì yù kǒng bào rè lái chū ér fù qù yě hòu sān
尚在，必愈。恐暴热来出而复去也。后三
rì mài zhī qí rè xù zài zhě qī zhī dàn rì yè bàn yù suǒ
日脉之，其热续在者，期之旦日夜半愈。所
yǐ rán zhě běn fā rè liù rì jué fǎn jiǔ rì fù fā rè sān
以然者，本发热六日，厥反九日，复发热三
rì bìng qián liù rì yì wéi jiǔ rì yǔ jué xiāng yìng gù
日，并前六日，亦为九日，与厥相应，故
qī zhī dàn rì yè bàn yù hòu sān rì mài zhī ér mài shuò qí rè
期之旦日夜半愈。后三日脉之而脉数，其热
bú bà zhě cǐ wéi rè qì yǒu yú bì fā yōng nóng yě
不罢者，此为热气有余，必发痈脓也。

shāng hán mài chí liù qī rì ér fǎn yǔ huáng qín
333 伤寒，脉迟六七日，而反与黄芩
tāng chè qí rè mài chí wéi hán jīn yǔ huáng qín tāng fù chú qí
汤彻其热，脉迟为寒，今与黄芩汤复除其
rè fù zhōng yīng lěng dāng bù néng shí jīn fǎn néng shí
热，腹中应冷，当不能食；今反能食，
cǐ míng chú zhōng bì sǐ
此名除中，必死。

shāng hán xiān jué hòu fā rè xià lì bì zì zhǐ
334 伤寒，先厥后发热，下利必自止，
ér fǎn hàn chū yān zhōng tòng zhě qí hóu wéi bì fā rè wú
而反汗出，咽中痛者，其喉为痹。发热无
hàn ér lì bì zì zhǐ ruò bù zhǐ bì biàn nóng xuè biàn
汗，而利必自止；若不止，必便脓血。便
nóng xuè zhě qí hóu bú bì
脓血者，其喉不痹。

shāng hán yī èr rì zhì sì wǔ rì jué zhě bì fā
335 伤寒，一二日至四五日，厥者必发
rè qián rè zhě hòu bì jué jué shēn zhě rè yì shēn jué wēi
热，前热者后必厥。厥深者热亦深，厥微
zhě rè yì wēi jué yīng xià zhī ér fǎn fā hàn zhě bì kǒu
者热亦微。厥应下之，而反发汗者，必口
shāng làn chì
伤烂赤。

shāng hán bìng jué wǔ rì rè yì wǔ rì shè
336 伤寒病，厥五日，热亦五日。设
liù rì dāng fù jué bú jué zhě zì yù jué zhōng bú guò wǔ rì
六日当复厥，不厥者自愈。厥终不过五日，
yǐ rè wǔ rì gù zhī zì yù
以热五日，故知自愈。

fán jué zhě yīn yáng qì bù xiāng shùn jiē biàn wéi
337 凡厥者，阴阳气不相顺接，便为
jué jué zhě shǒu zú nì lěng zhě shì yě
厥。厥者，手足逆冷者是也。

shāng hán mài wēi ér jué zhì qī bā rì fū lěng
338 伤寒，脉微而厥，至七八日肤冷，
qí rén zào wú zàn ān shí zhě cǐ wéi zàng jué fēi huí jué yě
其人躁无暂安时者，此为脏厥，非蛔厥也。
huí jué zhě qí rén dāng tù huí jīn bìng zhě jìng ér fù shí fán
蛔厥者，其人当吐蛔，今病者静而复时烦
zhě cǐ wéi zàng hán huí shàng rù qí gé gù fán xū yú
者，此为脏寒，蛔上入其膈，故烦，须臾
fù zhǐ dé shí ér ǒu yòu fán zhě huí wén shí xiù chū qí
复止，得食而呕，又烦者，蛔闻食臭出，其
rén cháng zì tù huí huí jué zhě wū méi wán zhǔ zhī yòu zhǔ
人常自吐蛔。蛔厥者，乌梅丸主之。又主
jiǔ lì
久利。

shāng hán rè shǎo wēi jué zhǐ tóu hán mò mò
339 伤寒，热少微厥，指头寒，嘿嘿
bú yù shí fán zào shù rì xiǎo biàn lì sè bái zhě cǐ rè
不欲食，烦躁。数日小便利，色白者，此热
chú yě yù dé shí qí bìng wéi yù ruò jué ér ǒu xiōng xié
除也。欲得食，其病为愈。若厥而呕，胸胁
fán mǎn zhě qí hòu bì biàn xuè
烦满者，其后必便血。

bìng zhě shǒu zú jué lěng yán wǒ bù jié xiōng xiǎo
340 病者手足厥冷，言我不结胸，小
fù mǎn àn zhī tòng zhě cǐ lěng jié zài páng guāng guān
腹满，按之痛者，此冷结在膀胱关

yuán yě
元也。

shāng hán fā rè sì rì jué fǎn sān rì fù rè
341 伤寒，发热四日，厥反三日，复热
sì rì jué shǎo rè duō zhě qí bìng dāng yù sì rì zhì qī
四日。厥少热多者，其病当愈。四日至七
rì rè bù chú zhě bì biàn nóng xuè
日热不除者，必便脓血。

shāng hán jué sì rì rè fǎn sān rì fù jué wǔ
342 伤寒，厥四日，热反三日，复厥五
rì qí bìng wéi jìn hán duō rè shǎo yáng qì tuì gù wéi
日，其病为进。寒多热少，阳气退，故为
jìn yě
进也。

shāng hán liù qī rì mài wēi shǒu zú jué lěng
343 伤寒六七日，脉微，手足厥冷，
fán zào jiǔ jué yīn jué bù huán zhě sǐ
烦躁，灸厥阴，厥不还者，死。

shāng hán fā rè xià lì jué nì zào bù dé wò
344 伤寒发热，下利厥逆，躁不得卧
zhě sǐ
者，死。

shāng hán fā rè xià lì zhì shèn jué bù zhǐ
345 伤寒发热，下利至甚，厥不止
zhě sǐ
者，死。

shāng hán liù qī rì bú lì biàn fā rè ér lì
346 伤寒六七日不利，便发热而利，
qí rén hàn chū bù zhǐ zhě sǐ yǒu yīn wú yáng gù yě
其人汗出不止者，死。有阴无阳故也。

shāng hán wǔ liù rì bù jié xiōng fù rú mài
347 伤寒五六日，不结胸，腹濡，脉
xū fù jué zhě bù kě xià cǐ wáng xuè xià zhī sǐ
虚，复厥者，不可下；此亡血，下之死。

fā rè ér jué qī rì xià lì zhě wéi nán zhì
348 发热而厥，七日下利者，为难治。

shāng hán mài cù shǒu zú jué nì kě jiǔ zhī
349 伤寒脉促，手足厥逆，可灸之。

shāng hán mài huá ér jué zhě lǐ yǒu rè bái
350 伤寒，脉滑而厥者，里有热，白
hǔ tāng zhǔ zhī
虎汤主之。

shǒu zú jué hán mài xì yù jué zhě dāng guī sì
351 手足厥寒，脉细欲绝者，当归四
nì tāng zhǔ zhī
逆汤主之。

ruò qí rén nèi yǒu jiǔ hán zhě yí dāng guī sì nì jiā
352 若其人内有久寒者，宜当归四逆加
wú zhū yú shēng jiāng tāng
吴茱萸生姜汤。

dà hàn chū rè bú qù nèi jū jí sì zhī téng
353 大汗出，热不去，内拘急，四肢疼，
yòu xià lì jué nì ér wù hán zhě sì nì tāng zhǔ zhī
又下利厥逆而恶寒者，四逆汤主之。

dà hàn ruò dà xià lì ér jué lěng zhě sì nì tāng
354 大汗，若大下利而厥冷者，四逆汤
zhǔ zhī
主之。

bìng rén shǒu zú jué lěng mài zhà jǐn zhě xié jié
355 病人手足厥冷，脉乍紧者，邪结

zài xiōng zhōng xīn xià mǎn ér fán jī bù néng shí zhě bìng
在胸中，心下满而烦，饥不能食者，病
zài xiōng zhōng dāng xū tù zhī yí guā dì sǎn
在胸中，当须吐之，宜瓜蒂散。

shāng hán jué ér xīn xià jì yí xiān zhì shuǐ
356 伤寒，厥而心下悸，宜先治水，
dāng fú fú líng gān cǎo tāng què zhì qí jué bù ěr shuǐ zì
当服茯苓甘草汤，却治其厥。不尔，水渍
rù wèi bì zuò lì yě
入胃，必作利也。

shāng hán liù qī rì dà xià hòu cùn mài chén ér
357 伤寒六七日，大下后，寸脉沉而
chí shǒu zú jué nì xià bù mài bú zhì hóu yān bú lì tuò
迟，手足厥逆，下部脉不至，喉咽不利，唾
nóng xuè xiè lì bù zhǐ zhě wéi nán zhì má huáng shēng má
脓血，泄利不止者，为难治，麻黄升麻
tāng zhǔ zhī
汤主之。

shāng hán sì wǔ rì fù zhōng tòng ruò zhuǎn qì
358 伤寒四五日，腹中痛，若转气
xià qū shào fù zhě cǐ yù zì lì yě
下趋少腹者，此欲自利也。

shāng hán běn zì hán xià yī fù tù xià zhī hán
359 伤寒本自寒下，医复吐下之，寒
gé gèng nì tù xià ruò shí rù kǒu jí tù gān jiāng huáng qín
格，更逆吐下，若食入口即吐，干姜黄芩
huáng lián rén shēn tāng zhǔ zhī
黄连人参汤主之。

xià lì yǒu wēi rè ér kě mài ruò zhě jīn
360 下利，有微热而渴，脉弱者，今

zì yù
自愈。

xià lì mài shuò yǒu wēi rè hàn chū jīn zì
361 下利，脉数，有微热汗出，今自
yù shè fù jǐn wéi wèi jiě
愈；设复紧，为未解。

xià lì shǒu zú jué lěng wú mài zhě jiǔ zhī bù
362 下利，手足厥冷，无脉者，灸之不
wēn ruò mài bù huán fǎn wēi chuǎn zhě sǐ shào yīn fù fū
温，若脉不还，反微喘者，死；少阴负趺
yáng zhě wéi shùn yě
阳者，为顺也。

xià lì cùn mài fǎn fú shuò chǐ zhōng zì sè zhě
363 下利，寸脉反浮数，尺中自涩者，
bì qīng nóng xuè
必清脓血。

xià lì qīng gǔ bù kě gōng biǎo hàn chū bì
364 下利清谷，不可攻表，汗出必
zhàng mǎn
胀满。

xià lì mài chén xián zhě xià zhòng yě mài dà
365 下利，脉沉弦者，下重也；脉大
zhě wéi wèi zhǐ mài wēi ruò shuò zhě wéi yù zì zhǐ suī fā
者，为未止；脉微弱数者，为欲自止，虽发
rè bù sǐ
热不死。

xià lì mài chén ér chí qí rén miàn shǎo chì
366 下利，脉沉而迟，其人面少赤，
shēn yǒu wēi rè xià lì qīng gǔ zhě bì yù mào hàn chū ér jiě
身有微热，下利清谷者，必郁冒汗出而解，

bìng rén bì wēi jué suǒ yǐ rán zhě qí miàn dài yáng xià xū
病人必微厥。所以然者，其面戴阳，下虚
gù yě
故也。

xià lì mài shuò ér kě zhě jīn zì yù shè bú
367 下利，脉数而渴者，今自愈；设不
chài bì qīng nóng xuè yǐ yǒu rè gù yě
差，必清脓血，以有热故也。

xià lì hòu mài jué shǒu zú jué lěng zuì shí mài
368 下利后脉绝，手足厥冷，晬时脉
huán shǒu zú wēn zhě shēng mài bù huán zhě sǐ
还，手足温者生，脉不还者死。

shāng hán xià lì rì shí yú xíng mài fǎn shí
369 伤寒，下利日十余行，脉反实
zhě sǐ
者，死。

xià lì qīng gǔ lǐ hán wài rè hàn chū ér jué
370 下利清谷，里寒外热，汗出而厥
zhě tōng mài sì nì tāng zhǔ zhī
者，通脉四逆汤主之。

rè lì xià zhòng zhě bái tóu wēng tāng zhǔ zhī
371 热利下重者，白头翁汤主之。

xià lì fù zhàng mǎn shēn tǐ téng tòng zhě xiān
372 下利腹胀满，身体疼痛者，先
wēn qí lǐ nǎi gōng qí biǎo wēn lǐ yí sì nì tāng gōng
温其里，乃攻其表。温里宜四逆汤，攻
biǎo yí guì zhī tāng
表宜桂枝汤。

xià lì yù yǐn shuǐ zhě yǐ yǒu rè gù yě bái tóu
373 下利欲饮水者，以有热故也，白头

wēng tāng zhǔ zhī
翁汤主之。

xià lì zhān yǔ zhě yǒu zào shǐ yě yí xiǎo chéng qì tāng
374 下利谵语者，有燥屎也，宜小承气汤。

xià lì hòu gèng fán àn zhī xīn xià rú zhě wéi xū fán yě yí zhī zǐ chǐ tāng
375 下利后更烦，按之心下濡者，为虚烦也，宜栀子豉汤。

ǒu jiā yǒu yōng nóng zhě bù kě zhì ǒu nóng jìn zì yù
376 呕家有痈脓者，不可治呕，脓尽自愈。

ǒu ér mài ruò xiǎo biàn fù lì shēn yǒu wēi rè jiàn jué zhě nán zhì sì nì tāng zhǔ zhī
377 呕而脉弱，小便复利，身有微热，见厥者难治，四逆汤主之。

gān ǒu tù xián mò tóu tòng zhě wú zhū yú tāng zhǔ zhī
378 干呕，吐涎沫，头痛者，吴茱萸汤主之。

ǒu ér fā rè zhě xiǎo chái hú tāng zhǔ zhī
379 呕而发热者，小柴胡汤主之。

shāng hán dà tù dà xià zhī jí xū fù jí hàn zhě qí rén wài qì fú yù fù yǔ zhī shuǐ yǐ fā qí hàn yīn dé yuě suǒ yǐ rán zhě wèi zhōng hán lěng gù yě
380 伤寒，大吐大下之，极虚，复极汗者，其人外气怫郁，复与之水，以发其汗，因得哕。所以然者，胃中寒冷故也。

shāng hán yuě ér fù mǎn shì qí qián hòu zhī
381 伤寒，哕而腹满，视其前后，知
hé bù bú lì lì zhī jí yù
何部不利，利之即愈。

biàn huò luàn bìng mài zhèng bìng zhì
辨霍乱病脉证并治

wèn yuē bìng yǒu huò luàn zhě hé dá yuē ǒu tù
382 问曰：病有霍乱者何？答曰：呕吐
ér lì cǐ míng huò luàn
而利，此名霍乱。

wèn yuē bìng fā rè tóu tòng shēn téng wù hán
383 问曰：病发热头痛，身疼恶寒，
tù lì zhě cǐ shǔ hé bìng dá yuē cǐ míng huò luàn huò
吐利者，此属何病？答曰：此名霍乱。霍
luàn zì tù xià yòu lì zhǐ fù gèng fā rè yě
乱自吐下，又利止，复更发热也。

shāng hán qí mài wēi sè zhě běn shì huò luàn
384 伤寒，其脉微涩者，本是霍乱，
jīn shì shāng hán què sì wǔ rì zhì yīn jīng shàng zhuǎn rù
今是伤寒。却四五日，至阴经上，转入
yīn bì lì běn ǒu xià lì zhě bù kě zhì yě yù sì dà biàn
阴必利。本呕下利者，不可治也；欲似大便，
ér fǎn shǐ qì réng bú lì zhě cǐ shǔ yáng míng yě biàn bì
而反矢气，仍不利者，此属阳明也，便必
yìng shí sān rì yù suǒ yǐ rán zhě jīng jìn gù yě xià lì
硬，十三日愈。所以然者，经尽故也。下利

hòu dāng biàn yìng yìng zé néng shí zhě yù jīn fǎn bù néng
后，当便硬，硬则能食者愈。今反不能

shí dào hòu jīng zhōng pō néng shí fù guò yì jīng néng shí guò
食，到后经中颇能食，复过一经能食，过

zhī yí rì dāng yù bú yù zhě bù shǔ yáng míng yě
之一日当愈；不愈者，不属阳明也。

wù hán mài wēi ér fù lì lì zhǐ wáng xuè
385 恶寒，脉微而复利，利止，亡血

yě sì nì jiā rén shēn tāng zhǔ zhī
也，四逆加人参汤主之。

huò luàn tóu tòng fā rè shēn téng tòng rè duō
386 霍乱，头痛发热，身疼痛，热多

yù yǐn shuǐ zhě wǔ líng sǎn zhǔ zhī hán duō bú yòng shuǐ zhě
欲饮水者，五苓散主之；寒多不用水者，

lǐ zhōng wán zhǔ zhī
理中丸主之。

tù lì zhǐ ér shēn tòng bù xiū zhě dāng xiāo xī hé
387 吐利止而身痛不休者，当消息和

jiě qí wài yí guì zhī tāng xiǎo hé zhī
解其外，宜桂枝汤小和之。

tù lì hàn chū fā rè wù hán sì zhī jū jí
388 吐利汗出，发热恶寒，四肢拘急，

shǒu zú jué lěng zhě sì nì tāng zhǔ zhī
手足厥冷者，四逆汤主之。

jì tù qiě lì xiǎo biàn fù lì ér dà hàn chū xià
389 既吐且利，小便复利而大汗出，下

lì qīng gǔ nèi hán wài rè mài wēi yù jué zhě sì nì tāng
利清谷，内寒外热，脉微欲绝者，四逆汤

zhǔ zhī
主之。

tù yǐ xià duàn hàn chū ér jué sì zhī jū jí bú
390 吐已下断，汗出而厥，四肢拘急不
jiě mài wēi yù jué zhě tōng mài sì nì jiā zhū dǎn zhī tāng
解，脉微欲绝者，通脉四逆加猪胆汁汤
zhǔ zhī
主之。

tù lì fā hàn mài píng xiǎo fán zhě yǐ xīn xū
391 吐利发汗，脉平，小烦者，以新虚
bú shèng gǔ qì gù yě
不胜谷气故也。

biàn yīn yáng yì chài hòu láo fù bìng mài zhèng bìng zhì
辨阴阳易差后劳复病脉证并治

shāng hán yīn yáng yì zhī wéi bìng qí rén shēn tǐ
392 伤寒，阴阳易之为病，其人身体
zhòng shǎo qì shào fù lǐ jí huò yǐn yīn zhōng jū luán
重，少气，少腹里急，或引阴中拘挛，
rè shàng chōng xiōng tóu zhòng bú yù jǔ yǎn zhōng shēng huā
热上冲胸，头重不欲举，眼中生花，
xī jìng jū jí zhě shāo kūn sǎn zhǔ zhī
膝胫拘急者，烧裈散主之。

dà bìng chài hòu láo fù zhě zhǐ shí zhī zǐ chǐ tāng
393 大病差后劳复者，枳实栀子豉汤
zhǔ zhī
主之。

shāng hán chài yǐ hòu gèng fā rè xiǎo chái hú
394 伤寒差以后，更发热，小柴胡

tāng zhǔ zhī　mài fú zhě　yǐ hàn jiě zhī　mài chén shí zhě　yǐ
汤主之。脉浮者，以汗解之；脉沉实者，以
xià jiě zhī
下解之。

dà bìng chài hòu　cóng yāo yǐ xià yǒu shuǐ qì zhě
395 大病差后，从腰以下有水气者，
mǔ lì zé xiè sǎn zhǔ zhī
牡蛎泽泻散主之。

dà bìng chài hòu　xǐ tuò　jiǔ bù liǎo liǎo　xiōng
396 大病差后，喜唾，久不了了，胸
shàng yǒu hán　dāng yǐ wán yào wēn zhī　yí lǐ zhōng wán
上有寒，当以丸药温之，宜理中丸。

shāng hán jiě hòu　xū léi shǎo qì　qì nì yù tù
397 伤寒解后，虚羸少气，气逆欲吐，
zhú yè shí gāo tāng zhǔ zhī
竹叶石膏汤主之。

bìng rén mài yǐ jiě　ér rì mù wēi fán　yǐ bìng xīn
398 病人脉已解，而日暮微烦，以病新
chài　rén qiǎng yǔ gǔ　pí wèi qì shàng ruò　bù néng xiāo gǔ
差，人强与谷，脾胃气尚弱，不能消谷，
gù lìng wēi fán　sǔn gǔ zé yù
故令微烦，损谷则愈。

金匮要略

zàng fǔ jīng luò xiān hòu bìng mài zhèng zhì dì yī
脏腑经络先后病脉证治第一

wèn yuē shàng gōng zhì wèi bìng hé yě shī yuē
1 问曰：上工治未病，何也？师曰：
fú zhì wèi bìng zhě jiàn gān zhī bìng zhī gān chuán pí dāng
夫治未病者，见肝之病，知肝传脾，当
xiān shí pí sì jì pí wàng bú shòu xié jí wù bǔ zhī zhōng
先实脾，四季脾旺不受邪，即勿补之。中
gōng bù xiǎo xiāng chuán jiàn gān zhī bìng bù jiě shí pí wéi
工不晓相传，见肝之病，不解实脾，惟
zhì gān yě
治肝也。

fú gān zhī bìng bǔ yòng suān zhù yòng jiāo kǔ yì yòng
夫肝之病，补用酸，助用焦苦，益用
gān wèi zhī yào tiáo zhī suān rù gān jiāo kǔ rù xīn gān rù
甘味之药调之。酸入肝，焦苦入心，甘入
pí pí néng shāng shèn shèn qì wēi ruò zé shuǐ bù xíng
脾。脾能伤肾，肾气微弱，则水不行；
shuǐ bù xíng zé xīn huǒ qì shèng xīn huǒ qì shèng zé shāng
水不行，则心火气盛；心火气盛，则伤
fèi fèi bèi shāng zé jīn qì bù xíng jīn qì bù xíng zé
肺，肺被伤，则金气不行；金气不行，则
gān qì shèng gù shí pí zé gān zì yù cǐ zhì gān bǔ pí zhī
肝气盛。故实脾则肝自愈。此治肝补脾之
yào miào yě gān xū zé yòng cǐ fǎ shí zé bú zài yòng zhī
要妙也。肝虚则用此法，实则不在用之。

jīng yuē xū xū shí shí bǔ bù zú sǔn yǒu yú shì qí yì
经曰：虚虚实实，补不足，损有余，是其义

yě yú zàng zhǔn cǐ
也。余脏准此。

fú bìng gù jí jiā yǐ cù bìng dāng xiān zhì qí cù
15 夫病痼疾，加以卒病，当先治其卒

bìng hòu nǎi zhì qí gù jí yě
病，后乃治其痼疾也。

jìng shī yē bìng mài zhèng zhì dì èr
痉湿暍病脉证治第二

tài yáng bìng qí zhèng bèi shēn tǐ jiàng shū shū
11 太阳病，其证备，身体强，几几

rán mài fǎn chén chí cǐ wéi jìng guā lóu guì zhī tāng zhǔ zhī
然，脉反沉迟，此为痉，栝蒌桂枝汤主之。

tài yáng bìng wú hàn ér xiǎo biàn fǎn shǎo qì shàng
12 太阳病，无汗而小便反少，气上

chōng xiōng kǒu jìn bù dé yǔ yù zuò gāng jìng gě gēn tāng
冲胸，口噤不得语，欲作刚痉，葛根汤

zhǔ zhī
主之。

jìng wéi bìng xiōng mǎn kǒu jìn wò bù zhuó xí
13 痉为病，胸满，口噤，卧不着席，

jiǎo luán jí bì yín chǐ kě yǔ dà chéng qì tāng
脚挛急，必龂齿，可与大承气汤。

tài yáng bìng guān jié téng tòng ér fán mài chén ér
14 太阳病，关节疼痛而烦，脉沉而

xì zhě cǐ míng shī bì shī bì zhī hòu xiǎo biàn bú lì dà
细者，此名湿痹。湿痹之候，小便不利，大
biàn fǎn kuài dàn dāng lì qí xiǎo biàn
便反快，但当利其小便。

bìng zhě yì shēn jìn téng fā rè rì bū suǒ jù
21 病者一身尽疼，发热，日晡所剧
zhě míng fēng shī cǐ bìng shāng yú hàn chū dāng fēng huò jiǔ
者，名风湿。此病伤于汗出当风，或久
shāng qǔ lěng suǒ zhì yě kě yǔ má huáng xìng rén yì yǐ gān
伤取冷所致也，可与麻黄杏仁薏苡甘
cǎo tāng
草汤。

fēng shī mài fú shēn zhòng hàn chū wù fēng zhě
22 风湿，脉浮，身重，汗出恶风者，
fáng jǐ huáng qí tāng zhǔ zhī
防己黄芪汤主之。

shāng hán bā jiǔ rì fēng shī xiāng bó shēn tǐ
23 伤寒八九日，风湿相搏，身体
téng fán bù néng zì zhuǎn cè bù ǒu bù kě mài fú xū ér
疼烦，不能自转侧，不呕不渴，脉浮虚而
sè zhě guì zhī fù zǐ tāng zhǔ zhī ruò dà biàn jiān xiǎo biàn zì
涩者，桂枝附子汤主之；若大便坚，小便自
lì zhě qù guì jiā bái zhú tāng zhǔ zhī
利者，去桂加白术汤主之。

fēng shī xiāng bó gǔ jié téng fán chè tòng bù dé
24 风湿相搏，骨节疼烦掣痛，不得
qū shēn jìn zhī zé tòng jù hàn chū duǎn qì xiǎo biàn bú
屈伸，近之则痛剧，汗出短气，小便不
lì wù fēng bú yù qù yī huò shēn wēi zhǒng zhě gān cǎo fù
利，恶风不欲去衣，或身微肿者，甘草附

zǐ tāng zhǔ zhī
子汤主之。

tài yáng zhòng rè zhě yē shì yě hàn chū wù hán
26 太阳中热者，暍是也。汗出恶寒，
shēn rè ér kě bái hǔ jiā rén shēn tāng zhǔ zhī
身热而渴，白虎加人参汤主之。

bǎi hé hú huò yīn yáng dú bìng mài zhèng zhì dì sān
百合狐惑阴阳毒病脉证治第三

lùn yuē bǎi hé bìng zhě bǎi mài yì zōng xī zhì qí
1 论曰：百合病者，百脉一宗，悉致其
bìng yě yì yù shí fù bù néng shí cháng mò mò yù wò
病也。意欲食，复不能食，常默默，欲卧
bù néng wò yù xíng bù néng xíng yù yǐn shí huò yǒu měi shí
不能卧，欲行不能行，欲饮食，或有美时，
huò yǒu bú yòng wén shí xiù shí rú hán wú hán rú rè wú rè
或有不用闻食臭时，如寒无寒，如热无热，
kǒu kǔ xiǎo biàn chì zhū yào bù néng zhì dé yào zé jù tù
口苦，小便赤，诸药不能治，得药则剧吐
lì rú yǒu shén líng zhě shēn xíng rú hé qí mài wēi shuò
利，如有神灵者，身形如和，其脉微数。

bǎi hé bìng bù jīng tù xià fā hàn bìng xíng rú
5 百合病，不经吐、下、发汗，病形如
chū zhě bǎi hé dì huáng tāng zhǔ zhī
初者，百合地黄汤主之。

zhòng fēng lì jié bìng mài zhèng bìng zhì dì wǔ

中风历节病脉证并治第五

zhū zhī jié téng tòng shēn tǐ wāng léi jiǎo zhǒng rú
8 诸肢节疼痛，身体尪羸，脚肿如
tuō tóu xuàn duǎn qì wēn wēn yù tù guì zhī sháo yào zhī mǔ
脱，头眩短气，温温欲吐，桂枝芍药知母
tāng zhǔ zhī
汤主之。

bìng lì jié bù kě qū shēn téng tòng wū tóu tāng
10 病历节不可屈伸，疼痛，乌头汤
zhǔ zhī
主之。

xuè bì xū láo bìng mài zhèng bìng zhì dì liù

血痹虚劳病脉证并治第六

xuè bì yīn yáng jù wēi cùn kǒu guān shàng wēi chǐ
2 血痹阴阳俱微，寸口关上微，尺
zhōng xiǎo jǐn wài zhèng shēn tǐ bù rén rú fēng bì zhuàng
中小紧，外证身体不仁，如风痹状，
huáng qí guì zhī wǔ wù tāng zhǔ zhī
黄芪桂枝五物汤主之。

fú shī jīng jiā shào fù xián jí yīn tóu hán mù xuàn
8 夫失精家少腹弦急，阴头寒，目眩，

fà luò mài jí xū kōu chí wéi qīng gǔ wáng xuè shī jīng
发落，脉极虚芤迟，为清谷，亡血，失精。

mài dé zhū kōu dòng wēi jǐn nán zǐ shī jīng nǚ zǐ mèng jiāo
脉得诸芤动微紧，男子失精，女子梦交，

guì zhī jiā lóng gǔ mǔ lì tāng zhǔ zhī
桂枝加龙骨牡蛎汤主之。

xū láo lǐ jí jì nǜ fù zhōng tòng mèng
13 虚劳里急，悸，衄，腹中痛，梦

shī jīng sì zhī suān téng shǒu zú fán rè yān gān kǒu zào
失精，四肢酸疼，手足烦热，咽干口燥，

xiǎo jiàn zhōng tāng zhǔ zhī
小建中汤主之。

xū láo yāo tòng shào fù jū jí xiǎo biàn bú lì
15 虚劳腰痛，少腹拘急，小便不利

zhě bā wèi shèn qì wán zhǔ zhī
者，八味肾气丸主之。

xū láo zhū bù zú fēng qì bǎi jí shǔ yù wán
16 虚劳诸不足，风气百疾，薯蓣丸

zhǔ zhī
主之。

xū láo xū fán bù dé mián suān zǎo rén tāng zhǔ zhī
17 虚劳虚烦不得眠，酸枣仁汤主之。

wǔ láo xū jí léi shòu fù mǎn bù néng yǐn shí shí
18 五劳虚极羸瘦，腹满不能饮食，食

shāng yōu shāng yǐn shāng fáng shì shāng jī shāng láo
伤、忧伤、饮伤、房室伤、饥伤、劳

shāng jīng luò yíng wèi qì shāng nèi yǒu gān xuè jī fū jiǎ
伤、经络营卫气伤，内有干血，肌肤甲

cuò liǎng mù àn hēi huǎn zhōng bǔ xū dà huáng zhè chóng
错，两目黯黑。缓中补虚，大黄䗪虫

wán zhǔ zhī
丸主之。

fèi wěi fèi yōng ké sòu
肺痿肺痈咳嗽
shàng qì bìng mài zhèng zhì dì qī
上气病脉证治第七

yuē cùn kǒu mài shuò qí rén ké kǒu zhōng fǎn yǒu
1 曰：寸口脉数，其人咳，口中反有
zhuó tuò xián mò zhě hé shī yuē wéi fèi wěi zhī bìng ruò kǒu
浊唾涎沫者何？师曰：为肺痿之病。若口
zhōng pì pì zào ké jí xiōng zhōng yǐn yǐn tòng mài fǎn huá
中辟辟燥咳，即胸中隐隐痛，脉反滑
shuò cǐ wéi fèi yōng ké tuò nóng xuè
数，此为肺痈，咳唾脓血。

mài shuò xū zhě wéi fèi wěi shuò shí zhě wéi fèi yōng
脉数虚者为肺痿，数实者为肺痈。

fèi wěi tù xián mò ér bù ké zhě qí rén bù kě bì
5 肺痿吐涎沫而不咳者，其人不渴，必
yí niào xiǎo biàn shuò suǒ yǐ rán zhě yǐ shàng xū bù néng
遗尿，小便数。所以然者，以上虚不能
zhì xià gù yě cǐ wéi fèi zhōng lěng bì xuàn duō xián tuò
制下故也。此为肺中冷，必眩，多涎唾，
gān cǎo gān jiāng tāng yǐ wēn zhī ruò fú tāng yǐ kě zhě shǔ
甘草干姜汤以温之。若服汤已渴者，属
xiāo kě
消渴。

ké ér shàng qì hóu zhōng shuǐ jī shēng shè gān má
6 咳而上气，喉中水鸡声，射干麻

huáng tāng zhǔ zhī
黄汤主之。

huǒ nì shàng qì yān hóu bú lì zhǐ nì xià qì zhě mài mén dōng tāng zhǔ zhī
10 火逆上气，咽喉不利，止逆下气者，麦门冬汤主之。

fèi yōng chuǎn bù dé wò tíng lì dà zǎo xiè fèi tāng zhǔ zhī
11 肺痈，喘不得卧，葶苈大枣泻肺汤主之。

ké ér xiōng mǎn zhèn hán mài shuò yān gān bù kě shí chū zhuó tuò xīng chòu jiǔ jiǔ tù nóng rú mǐ zhōu zhě wéi fèi yōng jié gěng tāng zhǔ zhī
12 咳而胸满，振寒脉数，咽干不渴，时出浊唾腥臭，久久吐脓如米粥者，为肺痈，桔梗汤主之。

ké ér shàng qì cǐ wéi fèi zhàng qí rén chuǎn mù rú tuō zhuàng mài fú dà zhě yuè bì jiā bàn xià tāng zhǔ zhī
13 咳而上气，此为肺胀，其人喘，目如脱状，脉浮大者，越婢加半夏汤主之。

fèi zhàng ké ér shàng qì fán zào ér chuǎn mài fú zhě xīn xià yǒu shuǐ xiǎo qīng lóng jiā shí gāo tāng zhǔ zhī
14 肺胀，咳而上气，烦躁而喘，脉浮者，心下有水，小青龙加石膏汤主之。

xiōng bì xīn tòng duǎn qì bìng mài zhèng zhì dì jiǔ
胸痹心痛短气病脉证治第九

xiōng bì zhī bìng chuǎn xī ké tuò xiōng bèi tòng
3 胸痹之病，喘息咳唾，胸背痛，

duǎn qì cùn kǒu mài chén ér chí guān shàng xiǎo jǐn shuò guā
短气，寸口脉沉而迟，关上小紧数，栝
lóu xiè bái bái jiǔ tāng zhǔ zhī
蒌薤白白酒汤主之。

xiōng bì bù dé wò xīn tòng chè bèi zhě guā lóu xiè
4 胸痹不得卧，心痛彻背者，栝蒌薤
bái bàn xià tāng zhǔ zhī
白半夏汤主之。

xiōng bì xīn zhōng pǐ liú qì jié zài xiōng xiōng
5 胸痹心中痞，留气结在胸，胸
mǎn xié xià nì qiāng xīn zhǐ shí xiè bái guì zhī tāng zhǔ zhī
满，胁下逆抢心，枳实薤白桂枝汤主之；
rén shēn tāng yì zhǔ zhī
人参汤亦主之。

xiōng bì xiōng zhōng qì sāi duǎn qì fú líng xìng
6 胸痹，胸中气塞，短气，茯苓杏
rén gān cǎo tāng zhǔ zhī jú zhǐ jiāng tāng yì zhǔ zhī
仁甘草汤主之；橘枳姜汤亦主之。

xiōng bì huǎn jí zhě yì yǐ fù zǐ sǎn zhǔ zhī
7 胸痹缓急者，薏苡附子散主之。

xīn zhōng pǐ zhū nì xīn xuán tòng guì zhī shēng jiāng
8 心中痞，诸逆心悬痛，桂枝生姜
zhǐ shí tāng zhǔ zhī
枳实汤主之。

xīn tòng chè bèi bèi tòng chè xīn wū tóu chì shí zhī
9 心痛彻背，背痛彻心，乌头赤石脂
wán zhǔ zhī
丸主之。

fù mǎn hán shàn sù shí bìng mài zhèng zhì dì shí

腹满寒疝宿食病脉证治第十

bìng fù mǎn fā rè shí rì mài fú ér shuò yǐn

9 病腹满，发热十日，脉浮而数，饮

shí rú gù hòu pò qī wù tāng zhǔ zhī

食如故，厚朴七物汤主之。

fù zhōng hán qì léi míng qiè tòng xiōng xié nì

10 腹中寒气，雷鸣切痛，胸胁逆

mǎn ǒu tù fù zǐ jīng mǐ tāng zhǔ zhī

满，呕吐，附子粳米汤主之。

tòng ér bì zhě hòu pò sān wù tāng zhǔ zhī

11 痛而闭者，厚朴三物汤主之。

àn zhī xīn xià mǎn tòng zhě cǐ wéi shí yě dāng xià

12 按之心下满痛者，此为实也，当下

zhī yí dà chái hú tāng

之，宜大柴胡汤。

fù mǎn bù jiǎn jiǎn bù zú yán dāng xū xià zhī

13 腹满不减，减不足言，当须下之，

yí dà chéng qì tāng

宜大承气汤。

xīn xiōng zhōng dà hán tòng ǒu bù néng yǐn shí fù

14 心胸中大寒痛，呕不能饮食，腹

zhōng hán shàng chōng pí qǐ chū xiàn yǒu tóu zú shàng xià

中寒，上冲皮起，出见有头足，上下

tòng ér bù kě chù jìn dà jiàn zhōng tāng zhǔ zhī

痛而不可触近，大建中汤主之。

xié xià piān tòng fā rè qí mài jǐn xián cǐ hán
15 胁下偏痛，发热，其脉紧弦，此寒
yě yǐ wēn yào xià zhī yí dà huáng fù zǐ tāng
也，以温药下之，宜大黄附子汤。

fù tòng mài xián ér jǐn xián zé wèi qì bù xíng jí
17 腹痛，脉弦而紧，弦则卫气不行，即
wù hán jǐn zé bú yù shí xié zhèng xiāng bó jí wéi hán shàn
恶寒，紧则不欲食，邪正相搏，即为寒疝。
hán shàn rào qí tòng ruò fā zé bái hàn chū shǒu zú jué
寒疝绕脐痛，若发则白汗出，手足厥
lěng qí mài chén jǐn zhě dà wū tóu jiān zhǔ zhī
冷，其脉沉紧者，大乌头煎主之。

hán shàn fù zhōng tòng jí xié tòng lǐ jí zhě dāng
18 寒疝腹中痛，及胁痛里急者，当
guī shēng jiāng yáng ròu tāng zhǔ zhī
归生姜羊肉汤主之。

tán yǐn ké sòu bìng mài zhèng bìng zhì dì shí èr
痰饮咳嗽病脉证并治第十二

wèn yuē sì yǐn hé yǐ wéi yì shī yuē qí rén sù
2 问曰：四饮何以为异？师曰：其人素
shèng jīn shòu shuǐ zǒu cháng jiān lì lì yǒu shēng wèi zhī tán
盛今瘦，水走肠间，沥沥有声，谓之痰
yǐn yǐn hòu shuǐ liú zài xié xià ké tuò yǐn tòng wèi zhī xuán
饮；饮后水流在胁下，咳唾引痛，谓之悬
yǐn yǐn shuǐ liú xíng guī yú sì zhī dāng hàn chū ér bú hàn
饮；饮水流行，归于四肢，当汗出而不汗

chū shēn tǐ téng zhòng wèi zhī yì yǐn ké nì yǐ xī duǎn
出，身体疼重，谓之溢饮；咳逆倚息，短
qì bù dé wò qí xíng rú zhǒng wèi zhī zhī yǐn
气不得卧，其形如肿，谓之支饮。

bìng tán yǐn zhě dāng yǐ wēn yào hé zhī
15 病痰饮者，当以温药和之。

xīn xià yǒu tán yǐn xiōng xié zhī mǎn mù xuàn líng
16 心下有痰饮，胸胁支满，目眩，苓
guì zhú gān tāng zhǔ zhī
桂术甘汤主之。

fú duǎn qì yǒu wēi yǐn dāng cóng xiǎo biàn qù zhī
17 夫短气有微饮，当从小便去之，
líng guì zhú gān tāng zhǔ zhī shèn qì wán yì zhǔ zhī
苓桂术甘汤主之；肾气丸亦主之。

bìng zhě mài fú qí rén yù zì lì lì fǎn kuài
18 病者脉伏，其人欲自利，利反快，
suī lì xīn xià xù jiān mǎn cǐ wéi liú yǐn yù qù gù yě gān
虽利，心下续坚满，此为留饮欲去故也，甘
suì bàn xià tāng zhǔ zhī
遂半夏汤主之。

bìng yì yǐn zhě dāng fā qí hàn dà qīng lóng tāng
23 病溢饮者，当发其汗，大青龙汤
zhǔ zhī xiǎo qīng lóng tāng yì zhǔ zhī
主之；小青龙汤亦主之。

gé jiān zhī yǐn qí rén chuǎn mǎn xīn xià pǐ jiān
24 膈间支饮，其人喘满，心下痞坚，
miàn sè lí hēi qí mài chén jǐn dé zhī shù shí rì yī tù xià
面色黧黑，其脉沉紧，得之数十日，医吐下
zhī bú yù mù fáng jǐ tāng zhǔ zhī xū zhě jí yù shí zhě sān
之不愈，木防己汤主之。虚者即愈，实者三

rì fù fā hòu yǔ bú yù zhě yí mù fáng jǐ tāng qù shí gāo jiā
日复发，后与不愈者，宜木防己汤去石膏加

fú líng máng xiāo tāng zhǔ zhī
茯苓芒硝汤主之。

xīn xià yǒu zhī yǐn qí rén kǔ mào xuàn zé xiè tāng
25 心下有支饮，其人苦冒眩，泽泻汤

zhǔ zhī
主之。

zhī yǐn xiōng mǎn zhě hòu pò dà huáng tāng zhǔ zhī
26 支饮胸满者，厚朴大黄汤主之。

zhī yǐn bù dé xī tíng lì dà zǎo xiè fèi tāng zhǔ zhī
27 支饮不得息，葶苈大枣泻肺汤主之。

ǒu jiā běn kě kě zhě wéi yù jiě jīn fǎn bù kě
28 呕家本渴，渴者为欲解，今反不渴，

xīn xià yǒu zhī yǐn gù yě xiǎo bàn xià tāng zhǔ zhī
心下有支饮故也，小半夏汤主之。

fù mǎn kǒu shé gān zào cǐ cháng jiān yǒu shuǐ qì
29 腹满，口舌干燥，此肠间有水气，

jǐ jiāo lì huáng wán zhǔ zhī
己椒苈黄丸主之。

cù ǒu tù xīn xià pǐ gé jiān yǒu shuǐ xuàn jì
30 卒呕吐，心下痞，膈间有水，眩悸

zhě xiǎo bàn xià jiā fú líng tāng zhǔ zhī
者，小半夏加茯苓汤主之。

jiǎ lìng shòu rén qí xià yǒu jì tù xián mò ér diān
31 假令瘦人脐下有悸，吐涎沫而癫

xuàn cǐ shuǐ yě wǔ líng sǎn zhǔ zhī
眩，此水也，五苓散主之。

ké nì yǐ xī bù dé wò xiǎo qīng lóng tāng zhǔ zhī
35 咳逆倚息不得卧，小青龙汤主之。

xiāo kě xiǎo biàn bú lì lín bìng mài zhèng bìng zhì dì shí sān
消渴小便不利淋病脉证并治第十三

nán zǐ xiāo kě xiǎo biàn fǎn duō yǐ yǐn yì dǒu xiǎo biàn yì dǒu shèn qì wán zhǔ zhī

3 男子消渴，小便反多，以饮一斗，小便一斗，肾气丸主之。

xiǎo biàn bú lì zhě yǒu shuǐ qì qí rén ruò kě guā lóu qú mài wán zhǔ zhī

10 小便不利者，有水气，其人若渴，栝蒌瞿麦丸主之。

kě yù yǐn shuǐ kǒu gān shé zào zhě bái hǔ jiā rén shēn tāng zhǔ zhī

12 渴欲饮水，口干舌燥者，白虎加人参汤主之。

mài fú fā rè kě yù yǐn shuǐ xiǎo biàn bú lì zhě zhū líng tāng zhǔ zhī

13 脉浮发热，渴欲饮水，小便不利者，猪苓汤主之。

shuǐ qì bìng mài zhèng bìng zhì dì shí sì
水气病脉证并治第十四

shī yuē bìng yǒu fēng shuǐ yǒu pí shuǐ yǒu zhèng

1 师曰：病有风水、有皮水、有正

shuǐ yǒu shí shuǐ yǒu huáng hàn fēng shuǐ qí mài zì fú
水、有石水、有黄汗。风水，其脉自浮，
wài zhèng gǔ jié téng tòng wù fēng pí shuǐ qí mài yì fú
外证骨节疼痛，恶风；皮水，其脉亦浮，
wài zhèng fú zhǒng àn zhī mò zhǐ bú wù fēng qí fù rú
外证胕肿，按之没指，不恶风，其腹如
gǔ bù kě dāng fā qí hàn zhèng shuǐ qí mài chén chí
鼓，不渴，当发其汗。正水，其脉沉迟，
wài zhèng zì chuǎn shí shuǐ qí mài zì chén wài zhèng fù
外证自喘；石水，其脉自沉，外证腹
mǎn bù chuǎn huáng hàn qí mài chén chí shēn fā rè
满，不喘。黄汗，其脉沉迟，身发热，
xiōng mǎn sì zhī tóu miàn zhǒng jiǔ bú yù bì zhì
胸满，四肢头面肿，久不愈，必致
yōng nóng
痈脓。

lǐ shuǐ zhě yì shēn miàn mù huáng zhǒng qí mài
5 里水者，一身面目黄肿，其脉
chén xiǎo biàn bú lì gù lìng bìng shuǐ jiǎ rú xiǎo biàn zì
沉，小便不利，故令病水。假如小便自
lì cǐ wáng jīn yè gù lìng kě yě yuè bì jiā zhú tāng zhǔ zhī
利，此亡津液，故令渴也。越婢加术汤主之。

fú shuǐ bìng rén mù xià yǒu wò cán miàn mù xiān
11 夫水病人，目下有卧蚕，面目鲜
zé mài fú qí rén xiāo kě bìng shuǐ fù dà xiǎo biàn bú
泽，脉伏，其人消渴。病水腹大，小便不
lì qí mài chén jué zhě yǒu shuǐ kě xià zhī
利，其脉沉绝者，有水，可下之。

shī yuē zhū yǒu shuǐ zhě yāo yǐ xià zhǒng dāng
18 师曰：诸有水者，腰以下肿，当

lì xiǎo biàn yāo yǐ shàng zhǒng dāng fā hàn nǎi yù
利小便；腰以上肿，当发汗乃愈。

fēng shuǐ mài fú shēn zhòng hàn chū wù fēng zhě
22 风水，脉浮身重，汗出恶风者，
fáng jǐ huáng qí tāng zhǔ zhī fù tòng jiā sháo yào
防己黄芪汤主之。腹痛加芍药。

fēng shuǐ wù fēng yì shēn xī zhǒng mài fú bù
23 风水，恶风，一身悉肿，脉浮不
kě xù zì hàn chū wú dà rè yuè bì tāng zhǔ zhī
渴，续自汗出，无大热，越婢汤主之。

pí shuǐ wéi bìng sì zhī zhǒng shuǐ qì zài pí fū
24 皮水为病，四肢肿，水气在皮肤
zhōng sì zhī niè niè dòng zhě fáng jǐ fú líng tāng zhǔ zhī
中，四肢聂聂动者，防己茯苓汤主之。

lǐ shuǐ yuè bì jiā zhú tāng zhǔ zhī gān cǎo má
25 里水，越婢加术汤主之；甘草麻
huáng tāng yì zhǔ zhī
黄汤亦主之。

wèn yuē huáng hàn zhī wéi bìng shēn tǐ zhǒng
28 问曰：黄汗之为病，身体肿，
fā rè hàn chū ér kě zhuàng rú fēng shuǐ hàn zhān yī sè
发热汗出而渴，状如风水，汗沾衣，色
zhèng huáng rú bò zhī mài zì chén hé cóng dé zhī shī yuē
正黄如柏汁，脉自沉，何从得之？师曰：
yǐ hàn chū rù shuǐ zhōng yù shuǐ cóng hàn kǒng rù dé zhī yí
以汗出入水中浴，水从汗孔入得之，宜
qí sháo guì jiǔ tāng zhǔ zhī
芪芍桂酒汤主之。

qì fēn xīn xià jiān dà rú pán biān rú xuán bēi
31 气分，心下坚，大如盘，边如旋杯，

shuǐ yǐn suǒ zuò guì zhī qù sháo yào jiā má xīn fù zǐ tāng zhǔ zhī
水饮所作，桂枝去芍药加麻辛附子汤主之。

xīn xià jiān dà rú pán biān rú xuán pán shuǐ yǐn suǒ zuò zhǐ zhú tāng zhǔ zhī
32 心下坚，大如盘，边如旋盘，水饮所作，枳术汤主之。

huáng dǎn bìng mài zhèng bìng zhì dì shí wǔ
黄疸病脉证并治第十五

gǔ dǎn zhī wéi bìng hán rè bù shí shí jí tóu xuàn xīn xiōng bù ān jiǔ jiǔ fā huáng wéi gǔ dǎn yīn chén hāo tāng zhǔ zhī
13 谷疸之为病，寒热不食，食即头眩，心胸不安，久久发黄，为谷疸，茵陈蒿汤主之。

huáng jiā rì bū suǒ fā rè ér fǎn wù hán cǐ wéi nǚ láo dé zhī páng guāng jí shào fù mǎn shēn jìn huáng é shàng hēi zú xià rè yīn zuò hēi dǎn qí fù zhàng rú shuǐ zhuàng dà biàn bì hēi shí táng cǐ nǚ láo zhī bìng fēi shuǐ yě fù mǎn zhě nán zhì xiāo shí fán shí sǎn zhǔ zhī
14 黄家日晡所发热，而反恶寒，此为女劳得之；膀胱急，少腹满，身尽黄，额上黑，足下热，因作黑疸，其腹胀如水状，大便必黑，时溏，此女劳之病，非水也。腹满者难治。硝石矾石散主之。

jiǔ huáng dǎn xīn zhōng ào náo huò rè tòng zhī
15 酒黄疸，心中懊憹，或热痛，栀

zǐ dà huáng tāng zhǔ zhī
子大黄汤主之。

zhū bìng huáng jiā dàn lì qí xiǎo biàn jiǎ lìng mài
16 诸病黄家，但利其小便；假令脉

fú dāng yǐ hàn jiě zhī yí guì zhī jiā huáng qí tāng zhǔ zhī
浮，当以汗解之，宜桂枝加黄芪汤主之。

huáng dǎn bìng yīn chén wǔ líng sǎn zhǔ zhī
18 黄疸病，茵陈五苓散主之。

huáng dǎn fù mǎn xiǎo biàn bú lì ér chì zì hàn
19 黄疸腹满，小便不利而赤，自汗

chū cǐ wéi biǎo hé lǐ shí dāng xià zhī yí dà huáng xiāo
出，此为表和里实，当下之，宜大黄硝

shí tāng
石汤。

zhū huáng fù tòng ér ǒu zhě yí chái hú tāng
21 诸黄，腹痛而呕者，宜柴胡汤。

jīng jì tù nǜ xià xuè xiōng mǎn yū xuè bìng
惊悸吐衄下血胸满瘀血病
mài zhèng zhì dì shí liù
脉证治第十六

bìng rén xiōng mǎn chún wěi shé qīng kǒu zào dàn
10 病人胸满，唇痿舌青，口燥，但

yù shù shuǐ bú yù yàn wú hán rè mài wēi dà lái chí fù bù
欲漱水不欲咽，无寒热，脉微大来迟，腹不

mǎn qí rén yán wǒ mǎn wéi yǒu yū xuè
满，其人言我满，为有瘀血。

bìng zhě rú rè zhuàng fán mǎn kǒu gān zào ér kě
11 病者如热状，烦满，口干燥而渴，

qí mài fǎn wú rè cǐ wéi yīn fú shì yū xuè yě dāng
其脉反无热，此为阴伏，是瘀血也，当
xià zhī
下之。

tù xuè bù zhǐ zhě bǎi yè tāng zhǔ zhī
14 吐血不止者，柏叶汤主之。

xià xuè xiān biàn hòu xuè cǐ yuǎn xuè yě huáng
15 下血，先便后血，此远血也，黄
tǔ tāng zhǔ zhī
土汤主之。

xià xuè xiān xuè hòu biàn cǐ jìn xuè yě chì xiǎo
16 下血，先血后便，此近血也，赤小
dòu dāng guī sǎn zhǔ zhī
豆当归散主之。

xīn qì bù zú tù xuè nǜ xuè xiè xīn tāng
17 心气不足，吐血，衄血，泻心汤
zhǔ zhī
主之。

ǒu tù yuě xià lì bìng mài zhèng zhì dì shí qī
呕吐哕下利病脉证治第十七

ǒu ér xiōng mǎn zhě zhū yú tāng zhǔ zhī
8 呕而胸满者，茱萸汤主之。

gān ǒu tù xián mò tóu tòng zhě zhū yú tāng
9 干呕，吐涎沫，头痛者，茱萸汤
zhǔ zhī
主之。

ǒu ér cháng míng xīn xià pǐ zhě bàn xià xiè xīn
10 呕而肠鸣，心下痞者，半夏泻心
tāng zhǔ zhī
汤主之。

gān ǒu ér lì zhě huáng qín jiā bàn xià shēng jiāng
11 干呕而利者，黄芩加半夏生姜
tāng zhǔ zhī
汤主之。

zhū ǒu tù gǔ bù dé xià zhě xiǎo bàn xià tāng
12 诸呕吐，谷不得下者，小半夏汤
zhǔ zhī
主之。

wèi fǎn ǒu tù zhě dà bàn xià tāng zhǔ zhī
16 胃反呕吐者，大半夏汤主之。

shí yǐ jí tù zhě dà huáng gān cǎo tāng zhǔ zhī
17 食已即吐者，大黄甘草汤主之。

gān ǒu tù nì tù xián mò bàn xià gān jiāng sǎn
20 干呕，吐逆，吐涎沫，半夏干姜散
zhǔ zhī
主之。

bìng rén xiōng zhōng sì chuǎn bù chuǎn sì ǒu bù
21 病人胸中似喘不喘，似呕不
ǒu sì yuě bù yuě chè xīn zhōng kuì kuì rán wú nài zhě shēng
呕，似哕不哕，彻心中愦愦然无奈者，生
jiāng bàn xià tāng zhǔ zhī
姜半夏汤主之。

xià lì hòu gèng fán àn zhī xīn xià rú zhě wéi xū
44 下利后更烦，按之心下濡者，为虚
fán yě zhī zǐ chǐ tāng zhǔ zhī
烦也，栀子豉汤主之。

fù rén rèn shēn bìng mài zhèng bìng zhì dì èr shí

妇人妊娠病脉证并治第二十

shī yuē fù rén yǒu lòu xià zhě yǒu bàn chǎn hòu yīn

4 师曰：妇人有漏下者，有半产后因

xù xià xuè dōu bù jué zhě yǒu rèn shēn xià xuè zhě jiǎ lìng rèn

续下血都不绝者，有妊娠下血者，假令妊

shēn fù zhōng tòng wéi bāo zǔ jiāo ài tāng zhǔ zhī

娠腹中痛，为胞阻，胶艾汤主之。

fù rén huái rèn fù zhōng tòng dāng guī sháo yào sǎn

5 妇人怀妊，腹中痛，当归芍药散

zhǔ zhī

主之。

rèn shēn ǒu tù bù zhǐ gān jiāng rén shēn bàn xià wán

6 妊娠呕吐不止，干姜人参半夏丸

zhǔ zhī

主之。

fù rén chǎn hòu bìng mài zhèng zhì dì èr shí yī

妇人产后病脉证治第二十一

chǎn hòu zhòng fēng fā rè miàn zhèng chì chuǎn

9 产后中风，发热，面正赤，喘

ér tóu tòng zhú yè tāng zhǔ zhī

而头痛，竹叶汤主之。

fù rén zá bìng mài zhèng bìng zhì dì èr shí èr
妇人杂病脉证并治第二十二

fù rén yān zhōng rú yǒu zhì luán bàn xià hòu pò tāng
5 妇人咽中如有炙脔，半夏厚朴汤
zhǔ zhī
主之。

fù rén zàng zào xǐ bēi shāng yù kū xiàng rú shén
6 妇人脏躁，喜悲伤欲哭，象如神
líng suǒ zuò shuò qiàn shēn gān mài dà zǎo tāng zhǔ zhī
灵所作，数欠伸，甘麦大枣汤主之。

wèn yuē fù rén nián wǔ shí suǒ bìng xià lì shù
9 问曰：妇人年五十所，病下利，数
shí rì bù zhǐ mù jí fā rè shào fù lǐ jí fù mǎn shǒu
十日不止，暮即发热，少腹里急，腹满，手
zhǎng fán rè chún kǒu gān zào hé yě shī yuē cǐ bìng shǔ
掌烦热，唇口干燥，何也？师曰：此病属
dài xià hé yǐ gù céng jīng bàn chǎn yū xuè zài shào fù bú
带下。何以故？曾经半产，瘀血在少腹不
qù hé yǐ zhī zhī qí zhèng chún kǒu gān zào gù zhī zhī
去。何以知之？其证唇口干燥，故知之。
dāng yǐ wēn jīng tāng zhǔ zhī
当以温经汤主之。

fù rén fù zhōng zhū jí tòng dāng guī sháo yào sǎn
17 妇人腹中诸疾痛，当归芍药散
zhǔ zhī
主之。

温热论

wēn xié shàng shòu shǒu xiān fàn fèi nì chuán xīn
1 温邪上受，首先犯肺，逆传心
bāo fèi zhǔ qì shǔ wèi xīn zhǔ xuè shǔ yíng biàn yíng wèi qì
包。肺主气属卫，心主血属营。辨营卫气
xuè suī yǔ shāng hán tóng ruò lùn zhì fǎ zé yǔ shāng hán dà
血虽与伤寒同，若论治法，则与伤寒大
yì yě
异也。

gài shāng hán zhī xié liú liàn zài biǎo rán hòu huà rè rù
2 盖伤寒之邪留恋在表，然后化热入
lǐ wēn xié zé rè biàn zuì sù wèi chuán xīn bāo xié shàng
里，温邪则热变最速。未传心包，邪尚
zài fèi fèi zhǔ qì qí hé pí máo gù yún zài biǎo zài biǎo
在肺，肺主气，其合皮毛，故云在表。在表
chū yòng xīn liáng qīng jì jiā fēng zé jiā rù bò hé niú bàng zhī
初用辛凉轻剂，夹风则加入薄荷、牛蒡之
shǔ jiā shī jiā lú gēn huá shí zhī liú huò tòu fēng yú rè
属，夹湿加芦根、滑石之流。或透风于热
wài huò shèn shī yú rè xià bù yǔ rè xiāng bó shì bì
外，或渗湿于热下，不与热相搏，势必
gū yǐ
孤矣。

bù ěr fēng jiā wēn rè ér zào shēng qīng qiào bì
3 不尔，风夹温热而燥生，清窍必
gān wèi shuǐ zhǔ zhī qì bù néng shàng róng liǎng yáng xiāng jié
干，谓水主之气不能上荣，两阳相劫
yě shī yǔ wēn hé zhēng yù ér méng bì yú shàng qīng qiào
也。湿与温合，蒸郁而蒙蔽于上，清窍
wéi zhī yōng sè zhuó xié hài qīng yě qí bìng yǒu lèi shāng hán
为之壅塞，浊邪害清也。其病有类伤寒，

qí yàn zhī zhī fǎ shāng hán duō yǒu biàn zhèng wēn rè suī jiǔ
其验之之法，伤寒多有变证，温热虽久，
zài yì jīng bù yí yǐ cǐ wéi biàn
在一经不移，以此为辨。

qián yán xīn liáng sàn fēng gān dàn qū shī ruò bìng réng
4 前言辛凉散风，甘淡驱湿，若病仍
bù jiě shì jiàn yù rù yíng yě yíng fèn shòu rè zé xuè yè
不解，是渐欲入营也。营分受热，则血液
shòu jié xīn shén bù ān yè shèn wú mèi huò bān diǎn yǐn
受劫，心神不安，夜甚无寐，或斑点隐
yǐn jí chè qù qì yào rú cóng fēng rè xiàn rù zhě yòng xī
隐，即撤去气药。如从风热陷入者，用犀
jiǎo zhú yè zhī shǔ rú cóng shī rè xiàn rù zhě xī jiǎo huā
角、竹叶之属；如从湿热陷入者，犀角、花
lù zhī pǐn cān rù liáng xuè qīng rè fāng zhōng ruò jiā fán zào
露之品，参入凉血清热方中。若加烦躁，
dà biàn bù tōng jīn zhī yì kě jiā rù lǎo nián huò píng sù yǒu
大便不通，金汁亦可加入，老年或平素有
hán zhě yǐ rén zhōng huáng dài zhī jí jí tòu bān wéi yào
寒者，以人中黄代之，急急透斑为要。

ruò bān chū rè bù jiě zhě wèi jīn wáng yě zhǔ yǐ
5 若斑出热不解者，胃津亡也。主以
gān hán zhòng zé rú yù nǚ jiān qīng zé rú lí pí zhè jiāng
甘寒，重则如玉女煎，轻则如梨皮、蔗浆
zhī lèi huò qí rén shèn shuǐ sù kuī suī wèi jí xià jiāo xiān zì
之类。或其人肾水素亏，虽未及下焦，先自
páng huáng yǐ bì yàn zhī yú shé rú gān hán zhī zhōng jiā rù
彷徨矣，必验之于舌，如甘寒之中加入
xián hán wù zài xiān ān wèi shòu xié zhī dì kǒng qí xiàn rù yì
咸寒，务在先安未受邪之地，恐其陷入易

yì ěr

易耳。

zài lùn qì bìng yǒu bù chuán xuè fèn ér xié liú sān

7 再论气病有不传血分，而邪留三

jiāo yì rú shāng hán zhōng shào yáng bìng yě bǐ zé hé jiě biǎo

焦，亦如伤寒中少阳病也。彼则和解表

lǐ zhī bàn cǐ zé fēn xiāo shàng xià zhī shì suí zhèng biàn fǎ

里之半，此则分消上下之势，随证变法，

rú jìn shí xìng pò líng děng lèi huò rú wēn dǎn tāng zhī zǒu

如近时杏、朴、苓等类，或如温胆汤之走

xiè yīn qí réng zài qì fèn yóu kě wàng qí zhàn hàn zhī mén

泄。因其仍在气分，犹可望其战汗之门

hù zhuǎn nüè zhī jī kuò

户，转疟之机括。

dà fán kàn fǎ wèi zhī hòu fāng yán qì yíng zhī hòu

8 大凡看法，卫之后方言气，营之后

fāng yán xuè zài wèi hàn zhī kě yě dào qì cái kě qīng qì rù

方言血。在卫汗之可也，到气才可清气，入

yíng yóu kě tòu rè zhuǎn qì rú xī jiǎo xuán shēn líng yáng

营犹可透热转气，如犀角、玄参、羚羊

jiǎo děng wù rù xuè jiù kǒng hào xuè dòng xuè zhí xū liáng xuè

角等物，入血就恐耗血动血，直须凉血

sàn xuè rú shēng dì dān pí ē jiāo chì sháo děng wù

散血，如生地、丹皮、阿胶、赤芍等物。

fǒu zé qián hòu bù xún huǎn jí zhī fǎ lǜ qí dòng shǒu biàn cuò

否则前后不循缓急之法，虑其动手便错，

fǎn zhì huāng zhāng yǐ

反致慌张矣。

zài lùn sān jiāo bù dé cóng wài jiě bì zhì chéng lǐ

10 再论三焦不得从外解，必致成里

jié lǐ jié yú hé zài yáng míng wèi yǔ cháng yě yì xū yòng
结。里结于何？在阳明胃与肠也。亦须用
xià fǎ bù kě yǐ qì xuè zhī fēn jiù bù kě xià yě dàn shāng
下法，不可以气血之分，就不可下也。但伤
hán xié rè zài lǐ jié shuò jīn yè xià zhī yí měng cǐ duō
寒邪热在里，劫烁津液，下之宜猛；此多
shī xié nèi bó xià zhī yí qīng shāng hán dà biàn táng wéi xié yǐ
湿邪内搏，下之宜轻。伤寒大便溏为邪已
jìn bù kě zài xià shī wēn bìng dà biàn táng wéi xié wèi jìn
尽，不可再下；湿温病大便溏为邪未尽，
bì dà biàn yìng shèn bù kě zài gōng yě yǐ fèn zào wéi wú
必大便硬，慎不可再攻也，以粪燥为无
shī yǐ
湿矣。

温病条辨

shàng jiāo piān

上焦篇

wēn bìng zhě yǒu fēng wēn yǒu wēn rè yǒu wēn
1 温病者，有风温，有温热，有温
yì yǒu wēn dú yǒu shǔ wēn yǒu shī wēn yǒu qiū zào yǒu
疫，有温毒，有暑温，有湿温，有秋燥，有
dōng wēn yǒu wēn nüè
冬温，有温疟。

fán wēn bìng zhě shǐ yú shàng jiāo zài shǒu tài yīn
2 凡温病者，始于上焦，在手太阴。

tài yīn fēng wēn wēn rè wēn yì dōng wēn chū
4 太阴风温、温热、温疫、冬温，初
qǐ wù fēng hán zhě guì zhī tāng zhǔ zhī dàn rè bú wù hán ér kě
起恶风寒者，桂枝汤主之；但热不恶寒而渴
zhě xīn liáng píng jì yín qiáo sǎn zhǔ zhī wēn dú shǔ wēn
者，辛凉平剂银翘散主之。温毒、暑温、
shī wēn wēn nüè bú zài cǐ lì
湿温、温疟，不在此例。

tài yīn fēng wēn dàn ké shēn bú shèn rè wēi kě
6 太阴风温，但咳，身不甚热，微渴
zhě xīn liáng qīng jì sāng jú yǐn zhǔ zhī
者，辛凉轻剂桑菊饮主之。

tài yīn wēn bìng mài fú hóng shé huáng kě shèn
7 太阴温病，脉浮洪、舌黄、渴甚、
dà hàn miàn chì wù rè zhě xīn liáng zhòng jì bái hǔ tāng
大汗、面赤、恶热者，辛凉重剂白虎汤

zhǔ zhī
主之。

tài yīn wēn bìng mài fú dà ér kōu hàn dà chū
8 太阴温病，脉浮大而芤，汗大出，
wēi chuǎn shèn zhì bí kǒng shān zhě bái hǔ jiā rén shēn tāng zhǔ
微喘，甚至鼻孔扇者，白虎加人参汤主
zhī mài ruò sǎn dà zhě jí yòng zhī bèi rén shēn
之。脉若散大者，急用之，倍人参。

tài yīn wēn bìng qì xuè liǎng fán zhě yù nǚ jiān qù
10 太阴温病，气血两燔者，玉女煎去
niú xī jiā yuán shēn zhǔ zhī
牛膝加元参主之。

tài yīn wēn bìng xuè cóng shàng yì zhě xī jiǎo dì
11 太阴温病，血从上溢者，犀角地
huáng tāng hé yín qiáo sǎn zhǔ zhī yǒu zhōng jiāo bìng zhě yǐ
黄汤合银翘散主之。有中焦病者，以
zhōng jiāo fǎ zhì zhī ruò tù fěn hóng xuè shuǐ zhě sǐ bú zhì
中焦法治之。若吐粉红血水者，死不治。
xuè cóng shàng yì mài qī bā zhì yǐ shàng miàn fǎn hēi zhě
血从上溢，脉七八至以上，面反黑者，
sǐ bú zhì kě yòng qīng luò yù yīn fǎ
死不治。可用清络育阴法。

tài yīn wēn bìng cùn mài dà shé jiàng ér gān fǎ
15 太阴温病，寸脉大，舌绛而干，法
dāng kě jīn fǎn bù kě zhě rè zài yíng zhōng yě qīng yíng
当渴，今反不渴者，热在营中也，清营
tāng qù huáng lián zhǔ zhī
汤去黄连主之。

tài yīn wēn bìng bù kě fā hàn fā hàn ér hàn bù
16 太阴温病，不可发汗。发汗而汗不

chū zhě bì fā bān zhěn hàn chū guò duō zhě bì shén hūn zhān
出者，必发斑疹；汗出过多者，必神昏谵
yǔ fā bān zhě huà bān tāng zhǔ zhī fā zhěn zhě yín qiáo
语。发斑者，化斑汤主之。发疹者，银翘
sǎn qù dòu chǐ jiā xì shēng dì dān pí dà qīng yè bèi
散去豆豉，加细生地、丹皮、大青叶，倍
yuán shēn zhǔ zhī jìn shēng má chái hú dāng guī fáng
元参主之。禁升麻、柴胡、当归、防
fēng qiāng huó bái zhǐ gě gēn sān chūn liǔ shén hūn
风、羌活、白芷、葛根、三春柳。神昏
zhān yǔ zhě qīng gōng tāng zhǔ zhī niú huáng wán zǐ xuě dān
谵语者，清宫汤主之，牛黄丸、紫雪丹、
jú fāng zhì bǎo dān yì zhǔ zhī
局方至宝丹亦主之。

xíng sì shāng hán dàn yòu mài hóng dà ér shuò zuǒ
22 形似伤寒，但右脉洪大而数，左
mài fǎn xiǎo yú yòu kǒu kě shèn miàn chì hàn dà chū zhě
脉反小于右，口渴甚，面赤，汗大出者，
míng yuē shǔ wēn zài shǒu tài yīn bái hǔ tāng zhǔ zhī mài kōu
名曰暑温，在手太阴，白虎汤主之；脉芤
shèn zhě bái hǔ jiā rén shēn tāng zhǔ zhī
甚者，白虎加人参汤主之。

jīn guì wèi tài yáng zhòng yē fā rè wù hán
23《金匮》谓太阳中暍，发热恶寒，
shēn zhòng ér téng tòng qí mài xián xì kōu chí xiǎo biàn yǐ
身重而疼痛，其脉弦细芤迟，小便已，
sǎ rán máo sǒng shǒu zú nì lěng xiǎo yǒu láo shēn jí rè
洒然毛耸，手足逆冷，小有劳，身即热，
kǒu kāi qián bǎn chǐ zào ruò fā qí hàn zé wù hán shèn jiā
口开前板齿燥。若发其汗，则恶寒甚；加

wēn zhēn zé fā rè shèn shù xià zé lín shèn kě yǔ dōng
温针，则发热甚；数下，则淋甚。可与东
yuán qīng shǔ yì qì tāng
垣清暑益气汤。

shǒu tài yīn shǔ wēn rú shàng tiáo zhèng dàn hàn
24 手太阴暑温，如上条证，但汗
bù chū zhě xīn jiā xiāng rú yǐn zhǔ zhī
不出者，新加香薷饮主之。

shǒu tài yīn shǔ wēn huò yǐ jīng fā hàn huò wèi fā
26 手太阴暑温，或已经发汗，或未发
hàn ér hàn bù zhǐ fán kě ér chuǎn mài hóng dà yǒu lì zhě
汗，而汗不止，烦渴而喘，脉洪大有力者，
bái hǔ tāng zhǔ zhī mài hóng dà ér kōu zhě bái hǔ jiā rén shēn
白虎汤主之；脉洪大而芤者，白虎加人参
tāng zhǔ zhī shēn zhòng zhě shī yě bái hǔ jiā cāng zhú tāng
汤主之；身重者，湿也，白虎加苍术汤
zhǔ zhī hàn duō mài sǎn dà chuǎn hē yù tuō zhě shēng mài
主之；汗多，脉散大，喘喝欲脱者，生脉
sǎn zhǔ zhī
散主之。

mài xū yè mèi bù ān fán kě shé chì shí yǒu
30 脉虚，夜寐不安，烦渴舌赤，时有
zhān yǔ mù cháng kāi bú bì huò xǐ bì bù kāi shǔ rù shǒu
谵语，目常开不闭，或喜闭不开，暑入手
jué yīn yě shǒu jué yīn shǔ wēn qīng yíng tāng zhǔ zhī shé bái
厥阴也。手厥阴暑温，清营汤主之。舌白
huá zhě bù kě yǔ yě
滑者，不可与也。

tài yīn fú shǔ shé bái kǒu kě wú hàn zhě yín
38 太阴伏暑，舌白，口渴，无汗者，银

qiáo sǎn qù niú bàng yuán shēn jiā xìng rén huá shí zhǔ zhī
翘散去牛蒡、元参，加杏仁、滑石主之。

tài yīn fú shǔ shé chì kǒu kě wú hàn zhě yín
39 太阴伏暑，舌赤，口渴，无汗者，银
qiáo sǎn jiā shēng dì dān pí chì sháo mài dōng zhǔ zhī
翘散加生地、丹皮、赤芍、麦冬主之。

tài yīn fú shǔ shé bái kǒu kě yǒu hàn huò dà
40 太阴伏暑，舌白，口渴，有汗，或大
hàn bù zhǐ zhě yín qiáo sǎn qù niú bàng zǐ yuán shēn jiè
汗不止者，银翘散去牛蒡子、元参、芥
suì jiā xìng rén shí gāo huáng qín zhǔ zhī mài hóng dà
穗，加杏仁、石膏、黄芩主之；脉洪大，
kě shèn hàn duō zhě réng yòng bái hǔ fǎ mài xū dà ér kōu
渴甚，汗多者，仍用白虎法；脉虚大而芤
zhě réng yòng rén shēn bái hǔ fǎ
者，仍用人参白虎法。

tài yīn fú shǔ shé chì kǒu kě hàn duō jiā jiǎn
41 太阴伏暑，舌赤，口渴，汗多，加减
shēng mài sǎn zhǔ zhī
生脉散主之。

fú shǔ shǔ wēn shī wēn zhèng běn yì yuán
42 伏暑、暑温、湿温，证本一源，
qián hòu hù cān bù kě piān zhí
前后互参，不可偏执。

tóu tòng wù hán shēn zhòng téng tòng shé bái bù
43 头痛，恶寒，身重疼痛，舌白不
kě mài xián xì ér rú miàn sè dàn huáng xiōng mèn bù jī
渴，脉弦细而濡，面色淡黄，胸闷不饥，
wǔ hòu shēn rè zhuàng ruò yīn xū bìng nán sù yǐ míng yuē
午后身热，状若阴虚，病难速已，名曰

shī wēn hàn zhī zé shén hūn ěr lóng shèn zé mù míng bú yù
湿温。汗之则神昏耳聋，甚则目瞑不欲
yán xià zhī zé dòng xiè rùn zhī zé bìng shēn bù jiě zhǎng
言；下之则洞泄；润之则病深不解。长
xià shēn qiū dōng rì tóng fǎ sān rén tāng zhǔ zhī
夏、深秋、冬日同法，三仁汤主之。

shī wēn hóu zǔ yān tòng yín qiáo mǎ bó sǎn
45 湿温，喉阻咽痛，银翘马勃散
zhǔ zhī
主之。

tài yīn shī wēn qì fèn bì yù ér yuě zhě sú míng
46 太阴湿温，气分痹郁而哕者（俗名
wéi è xuān bì tāng zhǔ zhī
为呃），宣痹汤主之。

qiū gǎn zào qì yòu mài shuò dà shāng shǒu tài yīn
54 秋感燥气，右脉数大，伤手太阴
qì fèn zhě sāng xìng tāng zhǔ zhī
气分者，桑杏汤主之。

gǎn zào ér ké zhě sāng jú yǐn zhǔ zhī
55 感燥而咳者，桑菊饮主之。

zào shāng fèi wèi yīn fèn huò rè huò ké zhě shā
56 燥伤肺胃阴分，或热或咳者，沙
shēn mài dōng tāng zhǔ zhī
参麦冬汤主之。

zào qì huà huǒ qīng qiào bú lì zhě qiáo hé tāng
57 燥气化火，清窍不利者，翘荷汤
zhǔ zhī
主之。

zhū qì fèn yù zhū wěi chuǎn ǒu zhī yīn yú zào zhě
58 诸气膹郁，诸痿喘呕之因于燥者，

yù shì qīng zào jiù fèi tāng zhǔ zhī
喻氏清燥救肺汤主之。

zhōng jiāo piān
中焦篇

miàn mù jù chì yǔ shēng zhòng zhuó hū xī jù cū
1 面目俱赤，语声重浊，呼吸俱粗，
dà biàn bì xiǎo biàn sè shé tāi lǎo huáng shèn zé hēi yǒu
大便闭，小便涩，舌苔老黄，甚则黑有
máng cì dàn wù rè bú wù hán rì bū yì shèn zhě chuán
芒刺，但恶热，不恶寒，日晡益甚者，传
zhì zhōng jiāo yáng míng wēn bìng yě mài fú hóng zào shèn zhě
至中焦，阳明温病也。脉浮洪躁甚者，
bái hǔ tāng zhǔ zhī mài chén shuò yǒu lì shèn zé mài tǐ fǎn
白虎汤主之；脉沉数有力，甚则脉体反
xiǎo ér shí zhě dà chéng qì tāng zhǔ zhī shǔ wēn shī wēn
小而实者，大承气汤主之。暑温、湿温、
wēn nüè bú zài cǐ lì
温疟，不在此例。

wēn bìng sān jiāo jù jí dà rè dà kě shé zào
10 温病，三焦俱急，大热大渴，舌燥，
mài bù fú ér zào shèn shé sè jīn huáng tán xián yōng shèn
脉不浮而躁甚，舌色金黄，痰涎壅甚，
bù kě dān xíng chéng qì zhě chéng qì hé xiǎo xiàn xiōng tāng
不可单行承气者，承气合小陷胸汤
zhǔ zhī
主之。

yáng míng wēn bìng　wú shàng jiāo zhèng　shù rì bú
11 阳明温病，无上焦证，数日不

dà biàn　dāng xià zhī　ruò qí rén yīn sù xū　bù kě xíng chéng
大便，当下之。若其人阴素虚，不可行承

qì zhě　zēng yè tāng zhǔ zhī　fú zēng yè tāng yǐ　zhōu shí èr
气者，增液汤主之。服增液汤已，周十二

shí guān zhī　ruò dà biàn bú xià zhě　hé tiáo wèi chéng qì tāng wēi
时观之，若大便不下者，合调胃承气汤微

hé zhī
和之。

yáng míng wēn bìng　xià hòu hàn chū　dāng fù qí
12 阳明温病，下后汗出，当复其

yīn　yì wèi tāng zhǔ zhī
阴，益胃汤主之。

yáng míng wēn bìng　xià zhī bù tōng　qí zhèng yǒu
17 阳明温病，下之不通，其证有

wǔ　yīng xià shī xià　zhèng xū bù néng yùn yào　bú yùn yào zhě
五：应下失下，正虚不能运药，不运药者

sǐ　xīn jiā huáng lóng tāng zhǔ zhī　chuǎn cù bù níng　tán xián
死，新加黄龙汤主之。喘促不宁，痰涎

yōng zhì　yòu cùn shí dà　fèi qì bú jiàng zhě　xuān bái chéng qì
壅滞，右寸实大，肺气不降者，宣白承气

tāng zhǔ zhī　zuǒ chǐ láo jiān　xiǎo biàn chì tòng　shí fán kě shèn
汤主之。左尺牢坚，小便赤痛，时烦渴甚，

dǎo chì chéng qì tāng zhǔ zhī　xié bì xīn bāo　shén hūn shé duǎn
导赤承气汤主之。邪闭心包，神昏舌短，

nèi qiào bù tōng　yǐn bù jiě kě zhě　niú huáng chéng qì tāng zhǔ
内窍不通，饮不解渴者，牛黄承气汤主

zhī　jīn yè bù zú　wú shuǐ zhōu tíng zhě　jiàn fú zēng yè　zài
之。津液不足，无水舟停者，间服增液，再

bú xià zhě zēng yè chéng qì tāng zhǔ zhī
不下者，增液承气汤主之。

yáng míng wēn bìng wú hàn shí zhèng wèi jù bù
29 阳明温病，无汗，实证未剧，不
kě xià xiǎo biàn bú lì zhě gān kǔ hé huà dōng dì sān huáng
可下，小便不利者，甘苦合化，冬地三黄
tāng zhǔ zhī
汤主之。

wēn bìng xiǎo biàn bú lì zhě dàn shèn bù kě yǔ
30 温病，小便不利者，淡渗不可与
yě jì wǔ líng bā zhèng bèi
也，忌五苓、八正辈。

wēn bìng zào rè yù jiě zào zhě xiān zī qí gān
31 温病燥热，欲解燥者，先滋其干，
bù kě chún yòng kǔ hán yě fú zhī fǎn zào shèn
不可纯用苦寒也，服之反燥甚。

yáng míng wēn bìng xià hòu rè tuì bù kě jí shí
32 阳明温病，下后热退，不可即食，
shí zhě bì fù zhōu shí èr shí hòu huǎn huǎn yǔ shí xiān qǔ
食者必复。周十二时后，缓缓与食，先取
qīng zhě wù lìng bǎo bǎo zé bì fù fù bì zhòng yě
清者，勿令饱，饱则必复，复必重也。

mài huǎn shēn tòng shé dàn huáng ér huá kě bù
63 脉缓，身痛，舌淡黄而滑，渴不
duō yǐn huò jìng bù kě hàn chū rè jiě jì ér fù rè nèi
多饮，或竟不渴，汗出热解，继而复热。内
bù néng yùn shuǐ gǔ zhī shī wài fù gǎn shí lìng zhī shī fā biǎo
不能运水谷之湿，外复感时令之湿，发表
gōng lǐ liǎng bù kě shī wù rèn shāng hán bì zhuǎn huài
攻里，两不可施，误认伤寒，必转坏

zhèng tú qīng rè zé shī bú tuì tú qù shī zé rè yù chì
证。徒清热则湿不退，徒祛湿则热愈炽，
huáng qín huá shí tāng zhǔ zhī
黄芩滑石汤主之。

shī jù rè zhēng yùn yú jīng luò hán zhàn rè chì
65 湿聚热蒸，蕴于经络，寒战热炽，
gǔ jiè fán téng shé sè huī zhì miàn mù wěi huáng bìng míng
骨骱烦疼，舌色灰滞，面目痿黄，病名
shī bì xuān bì tāng zhǔ zhī
湿痹，宣痹汤主之。

xià jiāo piān
下焦篇

fēng wēn wēn rè wēn yì wēn dú dōng wēn
1 风温、温热、温疫、温毒、冬温，
xié zài yáng míng jiǔ jī huò yǐ xià huò wèi xià shēn rè miàn
邪在阳明久羁，或已下，或未下，身热面
chì kǒu gān shé zào shèn zé chǐ hēi chún liè mài chén shí zhě
赤，口干舌燥，甚则齿黑唇裂，脉沉实者，
réng kě xià zhī mài xū dà shǒu zú xīn rè shèn yú shǒu zú bèi
仍可下之；脉虚大，手足心热甚于手足背
zhě jiā jiǎn fù mài tāng zhǔ zhī
者，加减复脉汤主之。

xià hòu dà biàn táng shèn zhōu shí èr shí sān sì xíng
9 下后大便溏甚，周十二时三四行，
mài réng shuò zhě wèi kě yǔ fù mài tāng yī jiǎ jiān zhǔ zhī
脉仍数者，未可与复脉汤，一甲煎主之；

fú yī èr rì dà biàn bù táng zhě kě yǔ yī jiǎ fù mài tāng
服一二日，大便不溏者，可与一甲复脉汤。

xià jiāo wēn bìng dàn dà biàn táng zhě jí yǔ yī jiǎ
10 下焦温病，但大便溏者，即与一甲
fù mài tāng
复脉汤。

shào yīn wēn bìng zhēn yīn yù jié zhuàng huǒ fù
11 少阴温病，真阴欲竭，壮火复
chì xīn zhōng fán bù dé wò zhě huáng lián ē jiāo tāng
炽，心中烦，不得卧者，黄连阿胶汤
zhǔ zhī
主之。

yè rè zǎo liáng rè tuì wú hàn rè zì yīn lái zhě
12 夜热早凉，热退无汗，热自阴来者，
qīng hāo biē jiǎ tāng zhǔ zhī
青蒿鳖甲汤主之。

rè xié shēn rù xià jiāo mài chén shuò shé gān chǐ
13 热邪深入下焦，脉沉数，舌干齿
hēi shǒu zhǐ dàn jué rú dòng jí fáng jìng jué èr jiǎ fù mài
黑，手指但觉蠕动，急防痉厥，二甲复脉
tāng zhǔ zhī
汤主之。

xià jiāo wēn bìng rè shēn jué shèn mài xì cù xīn
14 下焦温病，热深厥甚，脉细促，心
zhōng dàn dàn dà dòng shèn zé xīn zhōng tòng zhě sān jiǎ fù mài
中憺憺大动，甚则心中痛者，三甲复脉
tāng zhǔ zhī
汤主之。

jì jué qiě yuě sú míng è tè mài xì ér jìng
15 既厥且哕（俗名呃忒），脉细而劲，

xiǎo dìng fēng zhū zhǔ zhī
小定风珠主之。

rè xié jiǔ jī xī shuò zhēn yīn huò yīn wù biǎo huò yīn wàng gōng shén juàn chì zòng mài qì xū ruò shé jiàng tāi shǎo shí shí yù tuō zhě dà dìng fēng zhū zhǔ zhī
16 热邪久羁，吸烁真阴，或因误表，或因妄攻，神倦瘛疭，脉气虚弱，舌绛苔少，时时欲脱者，大定风珠主之。

zhuàng huǒ shàng shèng zhě bù dé yòng dìng fēng zhū fù mài xié shǎo xū duō zhě bù dé yòng huáng lián ē jiāo tāng yīn xū yù jìng zhě bù dé yòng qīng hāo biē jiǎ tāng
17 壮火尚盛者，不得用定风珠、复脉。邪少虚多者，不得用黄连阿胶汤。阴虚欲痉者，不得用青蒿鳖甲汤。

shào fù jiān mǎn xiǎo biàn zì lì yè rè zhòu liáng dà biàn bì mài chén shí zhě xù xuè yě táo rén chéng qì tāng zhǔ zhī shèn zé dǐ dāng tāng
21 少腹坚满，小便自利，夜热昼凉，大便闭，脉沉实者，蓄血也。桃仁承气汤主之，甚则抵当汤。

shǔ xié shēn rù shào yīn xiāo kě zhě lián méi tāng zhǔ zhī rù jué yīn má bì zhě lián méi tāng zhǔ zhī xīn rè fán zào shén mí shèn zhě xiān yǔ zǐ xuě dān zài yǔ lián méi tāng
36 暑邪深入少阴消渴者，连梅汤主之；入厥阴麻痹者，连梅汤主之；心热烦躁神迷甚者，先与紫雪丹，再与连梅汤。